中药材GAP操作实务

（药用植物类）

姜程曦　李校堃　主编

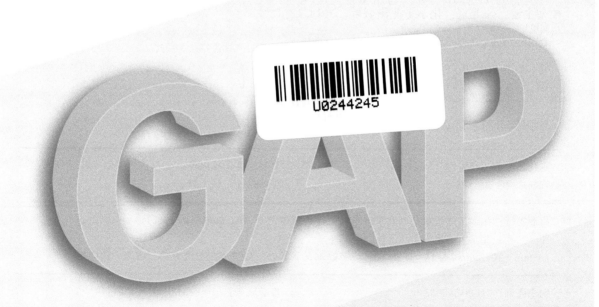

化学工业出版社

·北京·

本书以《中药材生产质量管理规范》要求的"建设基地、制定规程、组织实施、做好记录、文件管理"的编写形式，从可操作性和实践导向性出发，对植物类中药材GAP实施和认证过程中的操作细节和具体落实范例等进行了翔实说明和进一步细化，针对中药材企业进行认证的需要，对认证检查需要的各类工作记录以表格化进行了体现。

本书对从事中药材生产、经营、管理、科研的相关人员和中医药院校师生都具有切实的参考价值。

图书在版编目（CIP）数据

中药材GAP操作实务（药用植物类）/姜程曦，李校堃主编. —北京：化学工业出版社，2014.12（2025.2重印）
ISBN 978-7-122-22279-4

Ⅰ.①中… Ⅱ.①姜…②李… Ⅲ.①中药材-产品质量-质量管理-中国②药用植物-产品质量-质量管理-中国 Ⅳ.①R282

中国版本图书馆CIP数据核字（2014）第258630号

责任编辑：陈小滔　　　　　　　　　　文字编辑：孙凤英
责任校对：边　涛　　　　　　　　　　装帧设计：张　辉

出版发行：化学工业出版社（北京市东城区青年湖南街13号　邮政编码100011）
印　　装：北京天宇星印刷厂
787mm×1092mm　1/16　印张18¼　字数475千字　2025年2月北京第1版第2次印刷

购书咨询：010-64518888　　　　　　售后服务：010-64518899
网　　址：http://www.cip.com.cn
凡购买本书，如有缺损质量问题，本社销售中心负责调换。

定　　价：78.00元　　　　　　　　　　　　　　　　　版权所有　违者必究

编写人员名单

主　编：姜程曦　李校堃

副主编：卢向红　崔　友　赵国利　耿国河

编　委（按姓氏笔画排序）：

甘国峰　卢向红　叶红喜　冯　卫　冯治国

刘　敏　汤盛杰　李校堃　邹济高　宋　娇

林良义　赵国利　柯云武　姜程曦　洪　涛

耿国河　徐向东　徐红珍　崔　友　鄢连和

楚生辉　黎家检

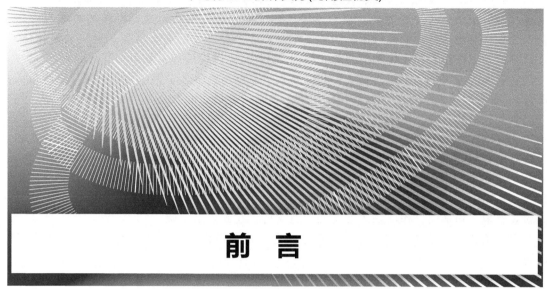

前　言

　　伴随着我国农村产业结构的调整和中药工业的飞速发展，中药材需求量不断增大，中药材在规范化和规模化种植方面取得重要进展，中药材种植达到历史新高，截至 2013 年年末，我国中药材种植面积已经达到 200 万公顷，在 500 多种常用中药材中，200 多种已经开始人工种植或养殖，当归、甘草、大黄、金银花等一些中药材连片种植达 6000 公顷以上。但是按照 GAP 要求规范化种植中药材的比例仍然较小。所谓中药材 GAP，特指 2002 年 6 月国家食品药品监督管理局颁布的《中药材生产质量管理规范》，该规范涉及从种植资源选择、种植基地选择、中药材的播种、田间管理、采购、产地初加工、包装运输以及入库整个过程的规范化管理，规范明确，条理清晰，对后来的中药材生产起到了引领的作用。自 2003 年11 月起，国家食品药品监督管理局开始受理中药材生产企业申报 GAP 认证。

　　应该说，正是因为 GAP 的颁布施行，促进了规范化药材基地的形成和发展，改变了中药农业的生产结构，对中药现代化的进程起到了巨大的推动作用。十几年来，GAP 实施对中药材生产的成果是明显的，其一，中药材规模化面积不断扩大。其二，广大中药材生产企业和药农规范化种植中药材的意识不断增强，他们已经在自觉地接受和认同中药材 GAP 的实施。其三，形成了一大批中药材生产的 GAP 基地。这些基地处在中药材生产的源头，它们对于保证我国中药材的质量、继续推进 GAP 实施起到了不可替代的作用。

　　截至 2014 年 6 月，国家食品药品监督管理局共发布中药材 GAP 检查公告 22 个，共有140 余家企业、152 个基地、70 多个中药材品种通过了国家中药材 GAP 认证。其中 2014 年1～6 月通过认证的企业数量就超过前三年的总和，从生产企业、市场和上述通过认证的数据可以看出，中药材 GAP 的实施和认证已经逐步被生产企业和中药材市场所接受，有无通过认证已经成为中药材市场的一个重要指标。但是由于各方面条件的制约，规范化种植在国内中药材种植总面积中的占比仍较小，GAP 基地的数量还远远不能满足中药材市场需求，所以全力推动中药材按照 GAP 要求规范化种植任务依然严峻，但十分必要！

　　与此同时，广大中药材生产企业和药农在政府和市场的双重推动作用下，按 GAP 要求规范化种植中药材的要求也更加迫切，积极要求实施 GAP 种植和通过 GAP 认证的愿望更加强烈，为促进我国中药材事业的发展，同时满足广大中药材生产企业的需要，我们组织有关科研人员编写了这本《中药材 GAP 操作实务（药用植物类）》，力求能够对广大中药材生产企业有所帮助。本书严格按照规范的要求，采取规范要求的"建设基地、制定规程、组织实施、做好记录、文件管理"的编写形式，不仅将植物类中药材规范种植的方法进一步细化，而且针对中药材企业进行认证的需要，对认证检查需要的各类工作记录以表格化体现，让认证准备工作趋于程序化和简单化，确保 GAP 实施过程的规范和申报认证的有序。

在本书的编写过程中，得到了温州医科大学、温州医科大学第六附属医院（丽水市人民医院）、安徽农业大学、安徽省池州市九华山黄精研究所、浙江省丽水市畬药研究所、安徽天品堂生态科技有限公司、浙江天瑞药业有限公司、瑞安市温医沙洲温莪术技术服务有限公司、无锡济民可信山禾药业股份有限公司、安徽圣丹方农业生态发展有限公司、温州赛嘉德生物技术有限公司等各编写者所在单位的大力支持，本书的出版得到了国家科技部"十二五"科技支撑计划项目（2011BAI04B04）、浙江省自然基金项目（y2100765）、丽水市重点科技创新团队项目（2012cxtd09-01）、无锡济民可信山禾药业股份有限公司和安徽天品堂生态科技有限公司横向合作课题等经费的大力支持，在此表示感谢。

限于编者水平，书中难免存在诸多不足之处，敬请读者和专家批评、指导，以便及时改正。

编　者

2014 年 8 月

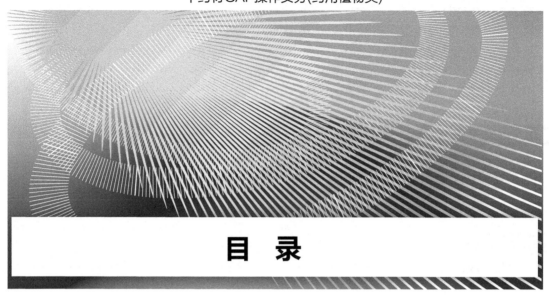

中药材GAP操作实务(药用植物类)

目 录

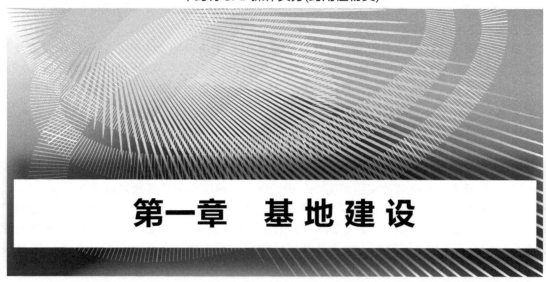

第一章　基地建设

为突破传统中药发展的瓶颈，探索在种植、加工、销售各环节全程推进标准化，国家有关部门在中药材种植、加工、经营领域引入了生产质量管理规范中药材 GAP。中药材 GAP 是实施 GMP（《药品生产质量管理规范》）和 GSP（《药品经营质量管理规范》）的基础，它为 GMP 的实施提供了质量稳定的道地原材料，保证了药材中有效成分的可控和指标成分的清晰表达，为 GMP 的过程提供准确的成分和含量指标，是确保中药质量的一项绿色工程和阳光工程。中药材 GAP 从保证中药材的质量出发，控制影响药材生产质量的各种因子，规范药材生产各环节及至全过程，以保证中药材的真实、安全、有效和质量稳定，也进一步保障了 GSP 的实施。中药材生产企业实施 GAP 规范化种植的第一步就是要选择好生产基地，良好的生产基地也是保证中药材质量的基础。因此，选择好生产基地十分重要也十分必要！

第一节　中药材生产基地选择

中药材 GAP 认证的品种，需要完成一个种植生产周期。因此，通过调研评估选择合适的中药材 GAP 基地，关系到未来几年 GAP 基地的发展以及后期的经济效益、投资回报。做好前期调研工作，能够减少投入，加大回报，同时也能大大缩短认证的时间。为此，我们在选择基地前必须做好相关的调研和评估工作。

在选择基地前，必须要对相关情况展开调研和评估，调研和评估主要从两方面入手，一是对药材品种展开调研和评估，为选择合适的药材品种实施 GAP 做准备，二是对基地的自然环境和生态环境开展前期的调研和评估，只有确定了基地环境符合国家实施 GAP 的标准，才能在这个基地组织实施 GAP。

1. 对药材品种的调研

① 对公司拟进行规范化种植的品种进行供求关系、市场行情、未来发展情况、种植历

史、种植规模以及公司自身的需求欲望等进行客观调研和科学评估，形成评估报告，确定种植药材品种。

② 对确定的药材品种进行资源分布情况（野生资源分布及栽培情况、野生变家种情况）、种质资源（种子、种苗、繁殖材料等）情况、该药用植物的分类情况等进行考察分析，确定合理的药用植物类型。

③ 对药材道地产区、采收加工方式、病虫害的发生情况防治方法，农业耕作制度及作物栽培情况，包括三年来化肥、农药使用情况等进行考察，进一步确定药材品种情况。

④ 根据公司的需求量并结合以上分析，形成可行性报告，递交公司确定基地药材种植品种和规模。

2. 对生产基地的调研

① 结合药材品种的资源分布地、道地产区情况对确定的药材品种进行基地情况考察。

② 初步评估产地的生态环境、社会环境等综合因素，确定基地的建设区域。

③ 根据所选定的基地的实际情况，分析、评估、确定合理的基地建设模式。

④ 了解备选地域自然环境特征，如气象、地貌、土壤肥力、水文、植被等；产地及产地周围污染源的调查，包括工业污染源、生活污染源及交通污染调查等；收集产地土壤、水体和大气的有关原始监测资料，检测选择区域的大气、土壤、灌溉水是否符合中药材 GAP 的标准。

⑤ 根据国家相关法规，对药材的种子或其繁殖材料须经过检疫才能调运；同时考虑到新建良种场、种质资源圃、原种场、苗圃等因素，所以在选址以前，应征求当地植物检疫机构的意见。

3. 对基地生态环境的评估

药用植物的生态环境是与植物活动直接有关的空气、水、土壤、光照等生态因子的总称。药材的产地生态环境与药材的质量、产量密切相关。产地的生态环境因子主要包括大气、水、土壤等。按照《中药材生产质量管理规范》（GAP）中第 9 条规定，绿色中药材产地应选择在空气清新、水质纯净、土壤未受污染、农业生态环境质量良好的地区，所以生产企业在调研工作中必须牢牢把握好这一规定以上生态环境，选址工作的重点就是完成对这些环境因子的考察。以下我们就对这些生态因子逐个分析。

（1）大气　根据《中药材生产质量管理规范》的规定，中药材生产基地以及基地周围都不得有大气污染的企业存在，如化工厂、钢铁厂、水泥厂等，同时特别明确在基地的上风口不得有上述污染源的施工和经营，而且不得有有毒有害气体排放，也不得有烟尘和粉尘。

（2）水　根据《中药材生产质量管理规范》的要求，基地的生产和生活用水必须进行检测，保证其不含污染物，尤其是不能含有部分重金属，如汞、铅、铬、镉、酚、苯、氰等，同时生产生活用水中也不能含有其他有毒有害物质。生产基地的选择必须要远离对水可能会造成污染的企业、工厂、矿山等。规范同时指出，中药材生产基地的位置应该是位于地表水、地下水的上游，不在某些因地质形成原因而致使水中有害物质（如氟）超标的地区建设生产基地。

（3）土壤　《中药材生产质量管理规范》对土壤的相关要求是土壤元素背景值和土壤pH 值都必须在正常范围内，要尽量达到绿色食品的土壤质量要求。不在有金属或非金属矿山的周围建设中药材生产基地，所选择的生产基地应当未受到人为污染。其土壤中无农药残留，土壤肥力必须符合中药材生产要求。为了适应生产和运输的需要，基地距主干公路线50～100m 以上。

4. 对基地环境的检测

（1）范围　所选择的基地应当是一个符合当地经济发展规划，具有中药材种植历史的中药材生产区、准中药材生产区或规划中的中药材生产区，包括需要在近期进行轮作的土地。

（2）时间　对基地环境检测的时间安排上，一般分三个阶段，即在中药材种植前进行检测；种植期间进行定期监测，直至产品收获；收获前的检测，确保一个完整生产周期甚至两三个生产周期的检测记录。

（3）指标　影响基地环境的指标主要有五大生态要素，即地形、土壤、气候、生物、人为因素，在选择基地前必须对当地的这些因素进行确定并作出相应的分析。进行系统分析的重点是按照 GAP 规定指标、国家的相应的标准和检测方法进行检测和监测。首先必须了解基地整个区域内的农业、林业、草场生产管理中对农药使用的情况，其次要通过具有相关资质的权威部门进行取样检测并出具相应的检测报告。对基地大气监测的重点是确定其附近有无产生污染源的工厂、矿区等。对生产水源的监测重点也是察看有无污染源，同时检测其重金属含量是否超标。

（4）监控　需要说明的是，即使基地运作生产后，对基地环境的监测也不能放松，对基地环境的监控必须是动态的，必须随时跟踪有关环境指标的变化，并根据指标的变化采取相应的应对措施。

（5）检测报告的认定　根据国家有关部门和相关法律法规的规定，同时按照《中药材生产质量管理规范》的要求，对基地土壤、空气和水源的检测评价的标准的认定，以省级或具有相应资质的检测单位出具的检测报告为认定结论。

总之，中药材 GAP 基地建设中的产地生态环境安全是基地建设成败的重中之重，虽然确定生态安全的难度较大，但也必须迎难而上，做好基础工作，才能为基地建设带来良好的开局，为确保中药材生产的质量夯实基础。

第二节　生产基地的建设

一、基地建设内容

完成了基地的调研和评估工作，确定了中药材的品种和基地建设区域、基地建设面积后，就可以进行生产基地的建设了。基地建设的工作主要包括以下内容。

（1）种植品种鉴定　明确该种中药材的植物类型，确定该中药材品种基源正确性，是《中国药典》所收载正品。一般选择两名副高以上职称，具有药用植物鉴定专业的专家进行原植物鉴定，出具报告并由所在单位盖章确认。

（2）建立种植资源圃　将该品种中药材的野生资源、栽培品种收集于种植资源圃中，为以后种植选育优良品种提供种植资源。

（3）建立良种繁育基地　良种繁育基地提供的繁殖材料能够满足大田生产用种。

（4）种植基地建设　与农户签订土地流转协议后，将土地整改划分为几个大区，方便管理规划，在基地修建指导站，建设小气象观测站。购买生产必须生产工具和生产资料。

（5）初加工场地建设　初加工场地要做好防潮防湿、防鼠防虫等措施。

二、基地的建设步骤和具体建设内容

1. 基地环境监测

委托（一般多采取该模式）或自己公司（必须有相应的监测资质）对基地土壤、大气、水质（包括灌溉用水和加工用水）情况布局取样，进行检测。形成相关报告留存。

2. 基地初加工生产线

中药材 GAP 基地要建立初加工厂，这基本上是 GAP 基地通过认证的必备条件。有条件的，可结合中药材饮片加工，建立 GMP 生产车间，提高基地加工厂设备的利用率。至少应包括：鲜品库、净选车间、烘干车间、包装车间、成品库、更衣室、洁具室、工具室等。根据品种和加工工艺的不同，还可以建设切制车间、炮制车间、提取车间等。

3. 办公楼

应在基地附近设立办公场所，至少应有检测室、标本室、留样室、档案室、生产管理部、质量管理部等职能部门。还可以设立组培室、会议室、生活区等。

4. 各类物料存贮区

根据公司和基地实际情况，在基地设立生产资料库：种子等繁殖材料库、肥料贮存库、农药贮存库、辅料库（如硫黄）、包装材料库、各类生产工具贮存室等。

5. 购置必要的工具、设备

（1）生产用具（根据需要选择）　拖拉机、播种机、犁地机、旋耕机、喷雾机、抽水机、收割机、锄头、铁锹等。

（2）生产资料　农用地膜、遮荫网、竹竿（搭架用）、水管、胶鞋、工衣等。

（3）包装材料　麻袋、纸箱、纸盒等。

（4）采收加工设备和仓贮设备　药材盛装容器、晾晒膜、防雨膜、遮阳网、挡鼠板、垫仓板等。切片机、脱皮机、粉碎机、淘洗机、提取机、烘干机、打包机等加工设备。

6. 气象设备

风速表、温度计、量雨器、地温表、气压表、百叶箱等。

7. 生产计量用具

天平、台秤、磅秤、烧杯、量筒等。

8. 检测仪器

高效液相色谱仪、天平、显微镜、快速水分测定仪、烘箱、干燥器、土壤养分测定仪等仪器；粉碎机、振荡器、水浴锅等前处理设备和仪器。

9. 各类辅料、试剂

硫黄、保鲜剂、防腐剂等。乙醇、甲醇等各类试验化学试剂；标准试剂；对照品及对照药材等。

10. 标本采集、压制工具

采集桶、标本夹、枝剪、标本纸、绳子等。

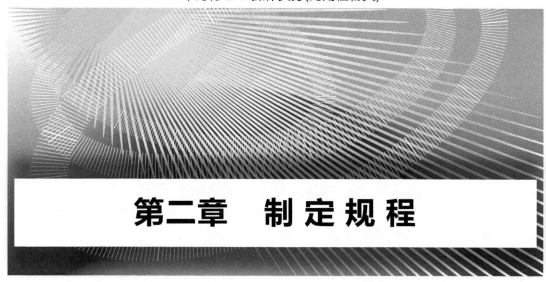

第二章 制定规程

　　由于药材品种的不同，各种药材的生产操作规程也不可能完全相同，本书编写的规程主要针对植物类中药材，部分规程为了编写的方便，一般以温郁金（温莪术）为例加以说明，各单位在生产实际中可以结合自己的实践决定取舍。

　　确定并建设好了基地，下一步就是生产了，按照《中药材生产质量管理规范》（GAP）的要求，中药材的生产必须按照标准操作规程SOP实施，而由于中药材GAP是指导性文件，对于具体栽培的药材而言，没有具体的指导价值，同时由于中药材品种多，种植地的生态环境各异，故针对不同的品种，为了发挥道地药材的特色和优势，各生产基地就必须根据各自的生产品种、环境特点、技术状态、经济实力和科研条件，制订出切实可行的、达到GAP要求的方法和措施，这就是我们所说GAP标准操作规程SOP。

　　SOP的内容必须涵盖药材从种到收以及初加工的一系列标准操作，是确保所生产的药材"真实、安全、有效和质量稳定"的关键措施。国家实施GAP认证后，没有按照GAP和SOP生产的药材将会受到限制，甚至可能不允许销售。

　　2005年浙江省温州市瑞安沙洲温郁金（温莪术）开始实施GAP基地建设，我们全过程参与了温郁金（温莪术）GAP实施，从生产基地的选择到最后认证的通过，历时数年。在推进实施和通过认证的工作中，我们深深体会到，该项工作是巨大且零碎的，一个对GAP实施和认证都不熟悉的企业想要做好全部工作并顺利通过认证存在着诸多的难点，为了帮助更多的企业顺利实施和通过认证，我们从自身的实施实践中总结出了诸多的标准操作规程，包括生产操作规程、质量管理规程等，供相关单位在实施和认证工作中参考，自行决定取舍。

第一节　基地管理规程

一、基地种源区域划分管理规程

1. 目的

根据种源基地不同、田块其种源繁育目的不同，划分区域以方便管理。

2. 范围

温郁金生产良种繁育生产区域田块。

3. 职责

生产部。

4. 内容

(1) 划分方法　依据生产田块种源繁育目的不同划分区域。

(2) 区域内容　实验区、单株选育区、混合株系选育区、种姜提纯复壮选育区。

(3) 区分方法　编号对应平面图。

二、基地生产区域划分管理规程

1. 目的

区分生产基地不同田块的生产目的，方便管理。

2. 范围

中药材 GAP 生产基地所有田块。

3. 职责

生产部。

4. 内容

(1) 划分方法　依据生产田块种植目的不同划分区域。

(2) 区域内容　实验区、核心示范区、良种繁育区、推广区。

(3) 区分方法　编号对应平面图。

三、基地生态环境保护管理规程

1. 目的

保护基地生态环境，最大限度地保证基地生产的中药材质量。

2. 范围

基地及基地周边。

3. 职责

质量部，生产部，QA 人员，基地管理人员。

4. 内容

① 基地应当加强管理并切实根据生产需要，采取有效措施，确保生产基地的生态环境质量不被污染并在此基础上得到不断改良。

② 基地应当和当地政府保持通畅的沟通渠道，杜绝污染企业在基地周边落户上马，同时还应当和基地周围有关单位保持沟通，积极宣传中药材基地生态环境保护的意义。

③ 在基地范围内，严禁销售高残毒农药，对基地农户严格其农药、化肥的使用量，推

行多施用农家肥、有机肥的耕作技术。

④ 基地在生产过程中，必须在有关人技术员的指导下，方可进行对所有可能会对生态环境产生污染的操作以及相关设施的建造。

⑤ 妥善处理基地内农户所产生的生产生活垃圾、生活污水等，确保类似活动不对基地生态环境产生不利的影响。

⑥ 基地内不得随意焚烧秸秆等植物残体。

⑦ 加强企业内部管理，同时经常对周边群众开展保护环境的宣传工作，确保企业内部人员及周边群众不在基地及基地水源附近倾倒、堆放、处理固体废弃物。确保工业废水、城镇生活污水、剧毒废液、含病原体废水不会流向基地；浸泡、清洗装贮过油类、农药、有病毒污染物的车辆和容器等可能会污染环境的行为不得在农用水体中进行。

⑧ 基地内若有对大气、土壤、灌溉水等产生污染的事件发生，应该及时向公司领导及相关的政府部门报告，以便及时处理，及时采取措施，防止污染面的扩大。

⑨ 按照 GAP 的要求定期对基地内的大气、土壤及灌溉水进行检测，并形成检测记录和检测报告留存被查。在基地内及周边对环境进行监测，促进环境的优化。

四、基地环境监测制度

1. 目的

加强中药材规范化种植基地的环境保护，切实保证基地生产的温郁金（温莪术）达到要求。

2. 范围

GAP 基地。

3. 职责

生产部。

4. 内容

① 生产基地选择要求生产基地要选择无污染和生态条件良好的地区。基地选点要远离工矿企业，避开工业和城市污染源的影响，并要求温郁金（温莪术）基地有可持续生产能力。环境因子、空气、灌溉水、土壤环境质量要符合国家要求。

② 建立基地保护区，即基地保护区不得在方圆 5km 和上风向 20km 范围内建有污染的工矿企业，防止工业"三废"污染基地。

③ 加强基地生态建设，基地内加强山、水、林、田、路综合治理，改善基地生产、生态环境，加强基地保护区植被保护，防止水土流失，切实保护生态环境。

④ 生产投入品使用要求，禁止使用化学合成的生产资料，大力推广有机腐熟肥、生物肥，合理施用化肥、农药。

⑤ 环境监测：产地灌溉水、环境空气、土壤质量指标由温州市环境监测中心组织定期和不定期监测，尤其是周边的产业结构、地质结构等发生变化，有可能对温郁金（温莪术）生产环境产生不利影响，应及时进行水、土、气质量指标检测。

五、基地消防安全管理规程

1. 目的

建立中药材生产基地消防安全规程，规范中药材生产基地的消防安全，防止事故发生，保证安全生产。

2. 范围

GAP 生产基地。

3. 职责

GAP 生产基地消防员。

4. 内容

参照一般工业企业的消防管理制度拟定即可。

六、基地环境质量监测管理规程

1. 目的

为了保证温郁金（温莪术）的生产质量，生长环境，特建立生产基地环境质量监测管理规程，以规范质量监测制度。

2. 范围

温郁金中药材生产基地。

3. 职责

生产部、质量部。

4. 内容

① 建立基地保护区。不得在基地方圆 5km 和上风向 20km 范围内新建有污染源的工矿企业，防止工业"三废"污染基地。政府在以后的工业、企业用地的规划应远离基地范围。

② 在绿色食品原料的生产过程中，合理施用有机肥和化肥，杜绝将不合格化肥、农药施入基地。基地内的畜禽养殖场粪水要经过无害化处理，施用的农家肥必须经高温发酵，确保无害。

③ 基地领导小组委托环境监测部门对基地环境进行环境评价。逐步建立检验检测体系或依托具有资质的检测机构，对基地投入品、基地产品进行检验检测。

④ 各基地加强基地内山、水、林、田、路综合治理，不断改善和提高基地的生产条件和环境质量。

⑤ 杜绝污染源的产生，保护好灌溉水源的源头，禁止开设有污染的生产项目，控制生活污水的随意排放，禁止使用对环境有严重影响的化学制剂等。

⑥ 禁止向基地排放含重金属、硝酸盐、油类、酸液、碱液、剧毒废液、放射性废水和未经处理含病原体的污水，或者倾倒、填埋有害废弃物和生活垃圾。

⑦ 基地责任人和基地工作人员每月向基地办公室汇报基地环境情况，发现问题及时汇报，基地办负责人及时组织协调处理。

第二节　生产操作规程

一、中药材基源鉴定（以温郁金为例）

1. 目的

中药材基源品种的再认定，是实现中药现代化的首要问题，中药材基源品种的真伪、正宗与否，关系到该味中药的确切疗效和疗效的重现性，进而直接影响到中药制剂的质量。因此，特建立温郁金（温莪术）的中药材基源鉴定规程，为温郁金（温莪术）的良种生产提供良好的基础条件。

2. 范围

温郁金（温莪术）生产基地。

3. 职责

生产部、质量部。

4. 内容

（1）基原植物考证 对于温郁金植物来源，查阅有关文献可以发现，历代本草对其均有记载，其名称大部分为姜黄、莪术。《唐本草》中关于姜黄的描述如下："叶根都似郁金，花春生于根，与苗并出，夏花烂，无子。根有黄、青、白三色，其作之方法，与郁金同尔"。由此可见，姜黄基原植物包含姜黄属的多种植物，其中"花春生于根"排除姜黄（*C. longa* L.），"根呈黄色"实际上描述的就包括了当代的温郁金。《本草图经》的莪术项记载的温郁金植物特征也比较详细："蓬莪茂生西戎及广南诸州，今江、浙或有之，三月生苗在田野中，其茎如钱大，高二三尺，叶青白色，长一二尺，大五寸已来，颇类蘘荷，五月有花，作穗，黄色，头微紫，根如生姜而茂在根下，似鸡鸭卵，大小不常"。《本草图经》同时附上了"温州蓬莪茂"和"端州蓬莪茂"图例。其后的本草著述包括《本草纲目》等对温郁金的描述基本上都采用了以上的说法。其中的温州蓬莪茂也就是当今的温郁金。可见，温郁金这种药用植物在唐代就被发现，宋代对其的描述则更加详细，而且已经附有详图。

（2）药材使用考证 编者通过查阅文献得知，温郁金作为3种药材的使用，经历了漫长的历史演变过程。

① 莪术。唐代开元中的陈藏器《本草拾遗》曰："一名蓬莪，黑色；二名莛，黄色；三名波杀，味甘有大毒"。根据其描述，我们可以推测，"莛"极可能是指温郁金（因温郁金的根茎是黄色的），由此可见，唐代文献对温郁金根茎是否作为莪术药用并不明确。到了宋代，《本草图经》对温郁金的记载已很详细：蓬莪茂生西戎及广南诸州，今江、浙或有之，并已经附有"温州蓬莪茂"图。其中北宋政和年唐慎微《重修政和经史证类备用本草》记载蓬莪茂时，更冠以"温州"二字，以示道地。可以肯定的是温郁金在宋代已明确作为莪术药用了，并显示温州是莪术重要道地产区。

② 片姜黄。2005年版《中国药典》规定温郁金只作为郁金、莪术、片姜黄基原植物，而非姜黄基原植物。但编者通过查阅《唐本草》的记载如下："叶根都似郁金，花春生于根，夏花烂，无子，根有黄、青、白三色，西戎人谓之莛药"，这类描述其实反映了当时温郁金有作为姜黄药用，但同时有与莪术混淆现象的存在。宋代《本草图经》中更能明确这一点，其对姜黄注解如下："姜黄旧不载所出州郡，今江、浙或有之，叶青绿，长一二尺许，阔三四寸，有斜文如红蕉叶而小，花红白色，至中秋渐凋，春末方生，其花先生，次方生叶，不结实。根盘屈，黄色，类生姜而圆，有节，八月采根，片切暴干"。以上特征和附图对姜黄的描绘可以看出，在宋代姜黄药用的主流品种应是当今温郁金，而非现在的姜黄，肖培根在《新编中药志》中也得出同样的结论。时至明代，《本草纲目》对姜黄描述并没有很大改变，仍引用《唐本草》、《本草图经》说法。但在清代姜黄记载则出现了变化。《本草正义》在论姜黄时说："按今市肆姜黄，确有2种，名片姜黄者，是本已切为厚片，而后晒干形如姜干，色不黄质亦不坚，治风寒湿者即此"。且曹炳章著《增订伪药条辨》曰："片姜黄与子姜黄，大小块色皆不同，片姜黄比子姜黄大六七倍，切厚片，色淡黄兼黑，边有须根，浙江温州、广东潮州均出"。表明当时分片姜黄和子姜黄两种，而古之片姜黄正是当今的片姜黄。因此，温郁金根茎作片姜黄用最早在清代。而温郁金是否在清代仍作为姜黄用，由清末吴其浚《植物名实图考》可得知："今江西南城县栽种之姜黄贩他处染黄，其形状似美人蕉而根如姜，色极黄，气亦微辛"，确指 *C. longa* L. 为姜黄。

③ 郁金。唐代《新修本草》、宋代的《本草衍义》及《本草图经》、明代的《本草蒙荃》

及《本草纲目》等本草文献中对郁金均描述："郁金生蜀地及西戎，花白质红，末秋出茎心而无实，色赤黄可染色、体圆有横纹如蝉腹状"等特征。以上描述和现在姜黄属植物姜黄极为相似，"色赤黄"表明药用部位并非现在的块根。因此，明代以前关于郁金记载均为姜黄根茎。但从清代的《植物名实图考》："生蜀地者为川郁金，以根如螳螂肚者为真，其用以染黄者则姜黄也"。改用"螳螂肚"作为郁金鉴别要点，可见当时郁金药用部位已改为姜黄属植物块根了，根茎则作姜黄用。《本草逢原》载："郁金，蜀产者，体圆尾尖"，"体圆尾尖"，更说明郁金药用部位已是块根。但是否包括温郁金块根并不明确。当时只记载："郁金有川产、广产"。

总之，历代本草书籍考证结果证明，"温郁金"在唐代始见，苏敬的《唐本草》把其归类在姜黄条中。到宋代则有"今江、浙或有之"、"三月生苗"、"茎如钱大"、"五月有花，作穗，黄色，头微紫"、"根如生姜而茂在根下"等温郁金植株形态的描述，且有"温州蓬莪茂"之说话，足以证明现今温郁金来源于当时所称"温州蓬莪茂"。

温郁金随朝代变迁而异。唐代至明代即作莪术又作姜黄用，宋代"温州蓬莪茂"、"姜黄今江、浙或有之"、"八月采根，片切暴干"等描述可说明；清代温郁金已不作姜黄，但却作片姜黄使用，曹炳章"浙江温州产出"片姜黄有记载。温郁金何时作为郁金，从历代书籍中无法得知，至少明代以后，明代以前郁金为今之姜黄根茎。从历代文献及产地原植物考证，证明古今温郁金药用情况基本相似。由此可以得出结论，莪术、片姜黄分别在宋、清两代确立温州的道地地位。

二、种质资源保护管理规程

1. 目的
建立种质资源保护管理规程，规范种质资源的保护，为生产提供良种，保证生产质量。

2. 范围
种质资源保护。

3. 职责
生产部相关工作人员。

4. 内容
（1）种质资源保存应掌握一定的原则　种质资源经过保存后，必须保持各样本的生活力；保持原有的遗传变异度；维持样本的一定数量。

（2）保存的方式　种质资源保存需要注意两点：a. 种植条件尽可能与原产地条件相似，以减少由于生态条件的改变而引起变异；b. 尽可能避免和减少天然杂交和人为混杂，以保持原品种或类型的遗传特点和群体结构。

贮藏保存：用控制贮藏条件（温度和湿度）的方法保持种质资源的生活力。温度 10～5℃，种子含水量 10%～4%。

（3）材料整理记录　挑选对当地自然条件和生态特点具有高度适应性，并具有独特的优良性状，抗旱耐风，产量高，抗病性较好的品种。

三、繁殖材料管理规程

1. 目的
建立繁殖材料管理规程，规范温莪术繁殖材料的管理制度，为温莪术良好种源提供保障。

2. 范围

温郁金（温莪术）生产基地。

3. 职责

生产部。

4. 内容

（1）种姜收获　必须按《种姜采收操作规程》的要求适时收获。收获前割掉地上部茎叶，及时运出田间，以减少块茎感病和加速幼嫩根茎木栓化。收获时应防止机械损伤，避免霜冻。

从原种圃和良种繁育地挖起植株后，分离根茎，抖去根茎上附泥，保留根茎上须根，剔除不合规格的根茎后即为下一年度播种用"种姜"。

（2）种姜贮藏　种姜按不同品种（原种或良种）分别贮藏，防止混杂。要预防鼠害，减少损失。

麻袋室内贮藏法：将带根种姜装入麻袋或透气编织袋中存放于室内通风处。种姜贮藏期间注意发热发芽，要求播前种子达到保持新鲜、芽短、芽壮状态。

（3）包装运输　种姜应采用筐、箱、袋等容器装运，包装物上应有标签（标签上写明：品种名称、数量、原种或良种级别）。使用旧容器包装时，必须用肥皂水或磷酸皂药剂消毒。运输时避免机械损伤、混杂。注意防雨、防热。

四、药种处理操作规程（以温郁金为例）

1. 目的

建立姜种处理操作规程，规范姜种处理操作。

2. 范围

姜种处理。

3. 职责

生产部相关工作人员。

4. 内容

（1）姜种选择　在姜种选择上，应当根据栽培目的和市场需求尽可能选择优质、丰产、抗逆性强、耐贮运的优良品种。具体选择时，首选皮色光亮、姜块肥大饱满、不干裂、不腐烂、未受冻、质地硬、无病虫害和无机械损伤的姜块留种。

（2）姜种处理　晒姜：播种前30d左右，将姜种平摊在背风向阳的草席上，晾晒2～3d。傍晚收进室内或进行遮盖，以防夜间受冻。

催芽：将晾晒好的姜种堆于室内并盖上草帘，堆放2～3d困姜，同时剔除瘦弱干瘪、质软变褐的劣质姜种。在相对湿度80%～85%、温度22～28℃条件下变温催芽。即前期25～28℃，中后期22～23℃。

掰姜种（切姜种）：将姜掰（或用刀切）成35～75g重的姜块，每块姜种上保留一个壮芽（少数姜块也可保留两个壮芽），其余幼芽全部掰除。

五、温郁金选地、整地标准操作规程

1. 目的

根据温郁金的生物学特性和它对环境条件的要求，以及土壤的实际状况，挑选最合适于种植的土地进行栽培，从而为获得高产和品质打下良好的基础。

2. 范围

温郁金（温莪术）GAP基地。

3. 职责

生产部。

4. 内容

温郁金的种植，第一个环节就是正确选地与整地。应该按照 GAP 规范化要求，在符合 GAP 种植要求的生态环境下选地进行种植。

（1）选地　在基地范围内，宜选上一年度没有种过温郁金的轮作土地，此外少数连作 1～2 年，土壤肥力较高、病虫害发生较轻微的地块也可选用。

最好选择土质疏松、肥沃、土层深厚的河滩地砂质壤土，河滩地最佳，此外轻黏土也可。土壤 pH 值中性或微酸性。

地势过低，容易积水的地块不宜种植温郁金。

附近有污染源的地块不宜种植温郁金。

连续种植温郁金 3 年以上的地块，不能种植温郁金。

（2）整地　整地时间：3 月下旬。耕作方式：牛耕或机耕。

翻地后打碎大土块，捡出杂草、草根、直径 4cm 以上的石块等田间杂物，连作地块要将"老头"捡出。杂草、草根和"老头"挖坑深埋，以减少病虫害传播。

六、温郁金（温莪术）栽种标准操作规程

1. 目的

根据各自的生产品种、环境特点、技术状态、经济实力和科研条件，制订出切实可行的、达到 GAP 要求的方法和措施。

2. 范围

温郁金（温莪术）GAP 基地。

3. 职责

生产部。

4. 内容

（1）种姜准备　播种前挑选二头、三头等直根茎作种姜。碰伤发霉的根茎不能作种姜。

（2）播种期　温郁金适宜播种期为清明前后。

（3）播种方法　放种：在厢面中心开浅沟，将种姜平放于播种沟内，种姜的芽朝向两侧。

底肥：将底肥均匀撒于种姜之间空隙。

盖土、起垄：覆土起垄。

七、药用植物除草标准操作规程

1. 目的

建立药用植物的除草标准操作规程，规范除草过程。

2. 范围

中药材 GAP 基地。

3. 职责

生产部。

4. 内容

（1）除草次数　植物药材在生长过程中，视杂草长势安排田间除草 3～4 次，同时与培土相结合。一定不能施用化学除草剂，否则其一会造成环境污染，其二会对植物的植株产生伤害。

垄面覆盖法防止杂草生长：药材生长早期，可以利用覆盖方法限制杂草生长。出苗后，可将用稻草等覆盖于垄面，防止和减少杂草生长。

（2）人工除草结合培土　第一次除草，一般在 5 月上旬至 6 月上旬，杂草生长旺盛期人工除草。培土结合除草进行。用锄头铲除杂草，注意不要伤及药用植物的地上茎和地下根茎和根系。每次除草后将垄沟中泥土提到垄面培土，培土厚度 7～10cm。如果需要追肥的话，应当先施追肥再培土。

第二次除草，在 7 月中下旬至 8 月中下旬，用锄头铲除杂草，同样注意不要伤及药用植物的地上茎和地下根茎和根系。在每次除草后都应将垄沟中泥土提到垄面培土，培土厚度依然在 7～10cm。如需要追肥，先施追肥再培土。

第三次除草，在 9 月中下旬视杂草生长情况进行人工除草。同时注意培土和追肥。

除草培土的同时注意拔除病虫害发生严重的植株。

（3）杂草与病虫害的植株处理　普通阔叶类的杂草可以堆在垄面，利用培土覆盖让其腐烂成为肥料。

禾本科宿根性的牛筋草等必须要移出田间深埋。

对于已经感染病虫害的杂草植株就必须要移出田间深埋或者直接烧毁。

至于没有感染病虫害的杂草，可以循环利用，用于喂养鱼类、家禽或家畜。

八、中药材施肥操作规程（以温郁金为例）

1. 目的
根据药用植物的营养特点及土壤的供肥能力，确定施肥种类、时间和数量。
2. 范围
温郁金（温莪术）GAP 基地。
3. 职责
生产部。
4. 内容
温郁金是喜肥作物，施肥不但影响温郁金的产量，亦影响到药材的质量。在温郁金产区，有机肥施用量严重不足，因此要特别注意增加有机肥的施用。

（1）底肥　结合播种，将底肥均匀撒在摆放的种姜之间，不能盖在种姜上面，以免肥料烧根。

（2）追肥　温郁金吸肥力强，需肥量大，不但要施足基肥，还要施足追肥。温郁金追肥占总施肥量的1/3左右，以速效肥料为主，配合除草培土。

温郁金生长期间用腐熟人畜粪肥作追肥更佳。

九、中药材种植中的灌溉、排水操作规程（以温郁金为例）

1. 目的
合理安排灌溉与排水的时间和数量。
2. 范围
温郁金（温莪术）GAP 基地。
3. 职责
生产部、质量管理部。
4. 内容
根据温郁金不同生长发育时期的吸水规律及气候条件、土壤水分状况，适时、合理灌溉和排水，保持土壤的良好透气条件。灌溉与排水是田间管理的一个重要环节，而且田间水分管理的好坏不但直接影响到药材的产量和品质，还与病虫害的发生密切相关。`

（1）灌溉　温郁金生长期一般宜保持土壤湿润，特别在生长旺盛期需要水分较多，如干旱、土壤水分不足、土壤表面发白超过 5d 以上时，应及时在早晨或傍晚灌水。

（2）灌溉时间　7～9 月温郁金生长旺盛需水量较大，如连续高温晴朗天气则需及时灌水。

10 月后一般不再灌水，保持田间干燥，利于收获。

（3）灌溉量　灌水以灌跑马水最为经济实用，灌水后 1h 以垄沟不积水为度。如果出现连续长期干旱情况，可增加灌水次数。

（4）灌水质量　灌溉应注重水质，抽井水或未污染的河水灌溉。灌溉用水应符合国家关于农田灌溉水质二级标准（GB 5084）。不能用已经被污染的河水灌溉。

（5）灌溉方法　跑马水：有灌溉设施的地块，土壤表面发白超过 5d 以上时，应及时在早晨或傍晚灌跑马水。

浇淋：没有灌溉设施的地块，在早晨或傍晚用水浇淋（水内掺少量人畜粪水），使土壤保持湿润。

（6）排水　温郁金喜湿润，但长时间田间积水容易诱发根腐病，积水不能超过 2d。

排水准备工作：a. 耕地以前（3 月中下旬）整修排水设施；b. 中耕培土时，清除垄沟中杂物使垄沟畅通，为雨季田间排水顺畅打下良好基础。

雨季排水：雨季注意疏通排水沟及时排除田间积水，田间积水不能超过 2d。

十、肥料无害化处理操作规程

1. 目的

确保肥料正确合理使用，最大限度减小肥料使用对环境的污染

2. 范围

温郁金（温莪术）GAP 基地。

3. 职责

生产部。

4. 内容

肥料使用控制是 GAP 的重要环节之一，必须严格按照本操作规程进行管理。

（1）肥料的选用　尽量多使用有机肥料，促进土壤理化性质的改善。

可以使用不含有害元素，对土壤理化性质破坏较少的化学肥料，如尿素、碳酸氢铵、磷酸二氢钾等。

禁止使用的肥料：按照 GAP 的要求，禁止使用生活垃圾和含有硝态氮的化学肥料。

（2）肥料的使用方法　无机化学肥料应该与有机肥料配合使用，不宜单一使用一种肥料。

肥料使用分成播种时使用的底肥和生长前中期使用的追肥两部分。

底肥以有机肥为主，配合少量速效化肥（约占化肥总量的 1/3）；追肥以速效化肥为主，约占化肥总量的 2/3，可以分 1～2 次追施。经过充分腐熟的有机肥料也可以作追肥使用。

家畜粪肥、家禽粪肥等农家肥料必须经过无害化处理方能使用。菜籽饼、植物茎叶农家肥料等也最好先经过发酵处理提高肥料的速效性，杀灭病菌虫卵。

（3）农家肥料的无害化处理方法与技术要求　农家肥料的无害化处理采用腐化池堆腐发

酵的方法处理。腐化池规格：长 4m，宽 2.5m，深 1.5m。放入农家肥料以后覆盖塑料薄膜，四周用土压紧。

腐化处理时间：作为底肥使用的农家有机肥在 1～3 月进行堆腐，堆腐 60～70d。作为追肥使用的农家有机肥在 5～6 月进行堆腐，堆腐 40～50d。

农家肥料腐熟质量标准：达到要求的腐熟时间以后，取样分析肥料中的病菌和虫卵，达到相应指标方可使用。（注：目前 GAP 只是要求对农家肥料进行无害化处理，处理标准并没有发布，只能参照绿色农业的相关标准执行。）

十一、病虫害综合防治技术规程（以温郁金为例）

1. 目的

减小植物病虫害对植物生长的破坏，保证植物生长。

2. 范围

温郁金（温莪术）GAP 基地。

3. 职责

生产部。

4. 内容

病虫害防治是田间管理的一个重要环节，关系到药材的产量和质量。过去主要采用化学保护措施（施用化学农药）杀灭害虫和病菌，虽然起到了植物保护的效果，但是带来了严重的化学污染和农药残留问题，破坏了生态环境。根据 GAP 的要求，病虫害防治的原则是采用综合防治为主，优先采用农业防治法和物理机械防治法，化学防治法作为最后的措施。

以下为温郁金生长中常见病虫害的识别特征、发生规律以及防治方法。

（1）根结线虫病　根结线虫病是温郁金的主要病害之一。

① 发生时间：7～11 月。

② 识别特征：为害根部，根上形成瘤状结节，药农称为"猫爪爪"。被害初期，心叶退绿失色，中期叶片由下而上逐渐变黄，边缘焦枯，后期严重者则提前倒苗，药农称为"地火"。严重者地下块根绝收。

③ 防治方法。农业防治法：a. 实行轮作，最好与根结线虫不寄生的禾本科作物甘蔗和西瓜等作物轮作，与水稻进行水旱轮作更好；不与容易感染根结线虫的根性蔬菜、紫云英、花生、薯类、白术等作物轮作或间套作；b. 选育抗病品种，选用无病根茎作种姜；c. 增施磷钾肥。

生物防治法：a. 施用淡紫拟青霉（线虫清）防治；b. 采集具有杀线虫作用的鱼藤、烟草、夹竹桃、柑橘等植物的根或地上部煎水灌窝或捣烂埋于植株旁边。

化学防治法：a. 5％石灰水灌窝；b. 播种前 1 个月每亩（1 亩＝666.7m^2）用 10％克线磷 2～4kg 处理土壤；c. 大量发生时沟施 98％棉隆每株 5～10g。

（2）根腐病

① 发生时间：发生在 6～7 月。

② 识别特征：发病初期侧根呈水渍状，后黑褐霉烂，并导致地上部发黄，最后全株枯死。

③ 防治方法。农业防治法：a. 雨季注意田间排水，保持地内无积水；b. 与禾本科作物和油菜等作物轮作；c. 冬季翻晒土地，高垄栽培；d. 11～12 月植株自然枯萎时及时采挖。

生物防治法：a. 5406 菌粉或木霉制剂 1500～2000 倍液灌窝；b. 用根复特 1000 倍液灌窝。

化学防治法：a. 零星发现病株及时挖出烧毁，病穴用 5％石灰水灌窝；b. 大量发生时用 50％退菌特 1000 倍液或 50％多菌灵 800 倍液灌窝消毒，并每亩用 20～25kg 石灰粉撒于垄面。

（3）姜弄蝶

① 发生时间：7～8 月为其为害盛期。

② 识别特征：又名苞叶虫，幼虫为害叶片，造成缺刻和孔洞，外观形态可见幼虫标本。

③ 防治方法。农业防治法：a. 如果生长季节大量发生，则采收后清洁田园，烧毁枯枝落叶消灭越冬虫卵，减少虫口基数；b. 人工捕杀虫苞。

物理防治法：100～150m 距离设置黑光灯诱杀成虫。

化学防治法：幼虫发生初期用 90％敌百虫 800～1000 倍液喷雾毒杀。

（4）玉米螟

① 发生时期：为害幼苗。

② 识别特征：害虫在心叶中咬食，幼叶出现孔洞和断裂。

③ 防治方法。农业防治法：地四周种植玉米诱集带，并及时人工消灭玉米上幼虫。

物理防治法：5～7 月份，100～150m 距离设置黑光灯诱杀成虫。

生物防治法：每亩用生物杀虫剂 Bt 乳剂 200～300g 兑水 80kg 喷幼苗和叶心。

化学防治法：大量发生期，每亩用 50％杀螟松 1000 倍液喷雾淋心或 90％敌百虫 500 倍液灌心。

（5）地老虎与蛴螬等地下害虫

① 发生时期：幼苗期。

② 识别特征：害虫咬食须根或幼叶，使块根不能成型，使幼苗从近地面断裂，造成减产。

③ 防治方法。农业防治法：a. 实施水旱轮作；b. 清晨人工捕杀幼虫；c. 有机肥充分腐熟；d. 人工诱集扑杀，利用杨柳枝把、泡桐叶诱集地老虎幼虫；种植蓖麻毒杀多种金龟子；在药材地四周或行间种植芝麻诱集地老虎成虫产卵并烧掉；挖直径 30～40cm 的坑穴堆未腐熟的马粪诱集蝼蛄；每亩用茶籽饼 15～20kg 捣成细粉加水沤烂约一星期，再加草木灰 50kg，播种前作基肥施用，杀蛴螬效果良好。

十二、采收标准操作规程（以温郁金为例）

1. 目的

合理确定采收期，保证药材质量。

2. 范围

温郁金（温莪术）GAP 基地。

3. 职责

生产部、质量管理部。

4. 内容

中药材质量的好坏，与其所含有效成分的多少密切相关。有效物质含量的高低除取决于药用植物种类、药用部位、产地、生产技术外，采收的时间、方法等直接影响药材的质量、产量和收获率。因此，应该严格按照本操作规程进行采收工作。

（1）适宜采收期　冬至左右，地上部位枯萎完全倒苗时进行采挖。

（2）采收方法　人工采挖：温郁金除根茎入药外，其块根也是药材。为合理利用资源，采挖时先拔除地上干枯叶片，应尽量深挖，防止损伤根茎和块根，并注意采尽块根。

除去杂质：将挖起的温郁金地下部分，除去附带泥土，捡出"老头"、染病根茎，移出田间集中深埋和销毁，防止传病。摘下块根，与根茎分开装运。

将温郁金叶堆积贮藏于田间，下一年用于覆盖垄面或放入有机肥料腐化池腐烂成有机肥料返还土壤。

（3）运输与存放 运输方法：将挖起的根茎和块根用编织袋分开装运，做好标牌，标牌上写明采收日期、地块、品种等。

存放：暂不加工的药材，可将装满药材的编织袋扎紧存放于通风条件良好的仓库或室内。块根含水量高，不宜久放，应及时晾晒。

十三、中药材初加工操作规程（以温郁金为例）

1. 目的

按药典规定进行加工或修制，保证药材质量。使药材尽快灭活、干燥，以保存药效。

2. 范围

温郁金（温莪术）GAP基地。

3. 职责

生产部。

4. 内容

（1）清洁 将挖出的莪术用清水将表面泥土清洗干净。

（2）除杂 除去须根、杂质及霉烂、腐烂的根茎。

（3）蒸煮 将莪术置煮制容器内，加水浸过药材面，加热至沸，保持微沸状态煮制熟透；或将莪术置蒸制容器内，加热至圆汽后，保持微沸状态蒸制熟透；用铁扦或竹木扦穿刺，以能刺穿药材而无硬心感为宜。

（4）干燥 晒干：药材外观质量好，为目前产地常用的干燥方法。

低温烘干：采用烘房进行干燥，具有干燥时间短、外观质量好的优点。

十四、物料（产品）出入库搬运操作规程

1. 目的

对GAP整个基地的物料（产品）出入库搬运有一个标准，保证物料的不流失。

2. 范围

GAP仓库。

3. 职责

物控部。

4. 内容

（1）物料入库流程图

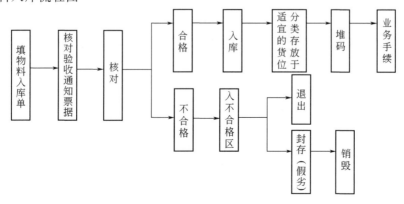

（2）物料出库流程图

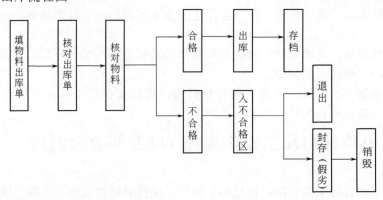

十五、库房盘存操作规程

1. 目的

建立一个物料盘点管理规程。

2. 范围

仓贮库房。

3. 职责

业务部负责人、保管员、负责物料资产的财务人员对本规程的实施负责。

4. 内容

① 仓贮保管员要严格执行盘点制度。

② 部门一年一次盘点，在盘点中要根据盘点情况写出分析后，按手续进行处理（报损或报益）。

③ 盘点的具体日期由库组确定后，上报部门主管，通知财务部门，自觉接受财务监督。

④ 盘点必须实事求是，不得弄虚作假。

⑤ 保管人员在盘点时如发现账货不符及某种原因损失，在月末填写单据时注明原因，部门主管签字后，对账目进行调整，找不出原因时严禁更改账目。

⑥ 定期盘点根据实际情况填写亏溢转账单，经主管部长、科技质量部和财会部同意后方能报损、报溢。

⑦ 盘点必须在相关人员到齐后逐品种进行。

⑧ 保管员每月自行盘点一次，将盘点中所遇到的问题以书面形式上报部门主管。

十六、库房温湿度控制操作规程

1. 目的

建立库房温湿度控制操作规程，规范库房温湿度控制操作规程，并进行相应记录。

2. 范围

库房温湿度控制操作。

3. 职责

库房管理员。

4. 内容

（1）温湿度控制范围 根据公司产品的特点和检验仪器与设备的要求，库房的温度控制在（25±2）℃，相对湿度（RH）控制在（70±5）%。

（2）观测频次与记录 每日四次，第一次 9：00，第二次 12：00，第三次 15：00，第四次 17：00，每次观测时应填写《温湿度记录表》，记录人和监督人签名。

（3）温湿度计的校准 温湿度计每年应进行一次校准，经校准后的温湿度计方可使用。

（4）纠正措施 当温度低于所设定的温度范围时，开启红外线加热器加热升温，当温度高于设定的温度范围时，开启库房内的空调机降温。

当湿度低于所设定的湿度范围时，可对库房内进行喷雾加水；当湿度高于设定的控制范围时，可开启抽湿机和空调机抽湿。

（5）注意事项 温湿度计应挂置在通风良好处，不得装在阳光直射的墙面和空调机出气口，且 30min 后可指示正确值。

实验室温湿度监测值为静态指示值。

温湿度计外形结构完好，无明显机械机械损伤，表面无划痕和锈蚀，无影响计量性能的缺陷。

（6）相关文件 温湿度计校准作业指导书。

（7）温湿度记录表

时间　　　　星期	周一	周二	周三	周四	周五	周六	周日
09：00	℃	℃	℃	℃	℃	℃	℃
	％	％	％	％	％	％	％
12：00	℃	℃	℃	℃	℃	℃	℃
	％	％	％	％	％	％	％
15：00	℃	℃	℃	℃	℃	℃	℃
	％	％	％	％	％	％	％
17：00	℃	℃	℃	℃	℃	℃	℃
	％	％	％	％	％	％	％

十七、中药材包装操作规程

1. 目的

规范中药材的包装，确保中药材质量。

2. 范围

基地生产的中药材。

3. 职责

生产部、QA 人员。

4. 内容

① 中药材包装前，包装场地应当进行清洁，待包装场地卫生达到《中药材质量管理规范》的要求后方可进行包装操作。

② 中药材在包装前应当检查并清除劣质品及异物，并有批包装记录，批包装的内容应包括品名、规格、产地、批号、重量、包装工号、包装日期等。

③ 所使用的包装材料（如编织袋）应当是清洁、干燥、无污染、无破损，并符合药材质量要求的材料。

④ 同时必须在每件药材包装上，注明品名、规格、产地、批号、包装日期、生产单位，并附有质量合格的标志。

⑤ 按药材品种不同执行相应的国家标准。

第三节　生产管理操作规程

一、生产指令管理规程

1. 目的

建立一个生产指令的标准工作程序，确保生产过程的指令信息系统畅通无误。

2. 范围

药材生产的全过程。

3. 职责

生产部负责生产指令的下达，公司负责人负责生产指令的审核、生产人员按生产指令执行。

4. 内容

（1）生产指令的内容　生产指令单、生产记录、配料指令单。

（2）生产指令的下达程序

① 生产部根据生产计划，开具生产指令单，于生产执行日期前 3 日报送质量部审核。

② 公司负责人负责逐项复核审定，并签名，审定工作于 4h 完成。

③ 审核过的生产指令应及时返回生产部，在生产执行日期前 2 日下发给生产负责人。

④ 生产指令一经生效下发，即为生产人员进行操作的标准文件，任何人不得任意变更或修改，必须严格遵照执行。

（3）生产指令的使用与复核

① 生产技术员根据生产指令单，立即填写领料单，经生产部负责人审核，到仓库领相关生产材料。

② 各生产流程的生产记录及生产指令在生产操作结束后，经质量部人员复核签字，并归档。

（4）生产指令变更　因特殊情况需变更批生产指令时，由生产负责人填写生产指令变更申请单，经生产部负责人审核、公司领导批准，下发生产指令变更申请单给生产负责人，再由生产部负责人新签发配料单，并在备注中注明前配制指令单作废，并将上述指令单附入批生产记录中。

二、生产过程管理规程

1. 目的

建立生产管理的标准，保证生产秩序良好，符合 GAP 要求。

2. 范围

药材的生产管理过程。

3. 职责

生产部、质量部。

4. 内容

（1）生产过程基本技术文件的准备

① 文件项目：生产指令，生产记录。

② 文件的复制与发布。

a. 生产技术部下达生产指令后，由生产技术员按生产操作要求复制产品的基准文件。

复印件（打印件）与基准文件复核无误后由生产管理员签字，交生产部负责人复核签字。

b. 文件一经发布，就必须严格执行，不得随意变更，对违反文件的指令，操作人员应拒绝执行。

（2）设备、物料的准备　生产管理员按生产需要开具设备、物料单，经生产部负责人复核后，交仓库备料。

（3）生产开工准备　下列各项齐备，符合标准方可进行下一步的生产操作。

① 生产现场卫生达到"卫生管理规程"的标准，有"清洁合格证"（或"清场合格证"）。

② 设备清洁完好，有"设备完好证"（合格证）。

③ 计量器具与称量范围相符，清洁完好，有"合格证"，并在有效期内。

④ 所用各种物料有"合格证"。

（4）依"法"操作　各操作人员要严格执行生产记录指令与生产指令，其所规定的标准操作程序文本不得随意变更。QA人员要随时监控，确保各项指令的严格执行。

（5）生产过程中要真实、详细、准确、及时地做好记录，生产管理员要及时复核，签字，并对发生的异常和偏差做出调查、解释和处理，详细记录在案。

（6）各生产记录要严格按照规定的要求进行，认真核对，不能遗漏。

（7）生产结束要严格执行结退料、设备程序，认真核对无误，双方办理交接手续并详细记录。

三、生产试验管理制度

1. 目的

保证生产试验的合理科学进行，防止盲目试验，提高试验成功率。

2. 范围

适用于生产试验的管理。

3. 职责

试验设计人、试验操作人、质量管理负责人。

4. 内容

① 生产试验包括：种植模式、田间管理试验、采收加工、包装贮藏等。

② 所有试验在试验前由技术人员提出方案，方案内容包括试验目的意义、试验方案、规模、安排、预算、技术经济指标分析等。

③ 经生产部门负责人签署意见后，交公司负责人审核批准后方可进行试验，试验工作由生产部技术人员组织实施。

④ 试验过程应做好原始记录，试验完毕后，由试验设计人员写出书面总结报告，试验技术负责人审核签名后上报生产部。整套试验资料必须上交质量部存档。

⑤ 凡未经批准不得进行生产试验。

四、生产记录管理制度

1. 目的

建立一个生产记录管理制度，使每批生产记录得以规范整理、归档保存，保证每批生产记录完整，利于质量分析跟踪。

2. 范围

批生产记录填写整理、归档、保存。

3. 职责

生产操作人员负责生产原始记录及时、正确填写，生产部负责批记录的审核，质量部档案管理员负责及时生产记录的归档。

4. 内容

① 生产记录应依据 SOP 来设计和编号，且生产记录的设计应有连贯性，质量、数量具有可追踪性。

② 生产全过程均应详细记录，包括中药材繁殖材料的来源、生产技术与过程、育苗、移栽、肥料（种类、施用时间、施用量、施用方法）、农药（包括杀虫剂、杀菌剂的种类、施用量、施用时间等）；中药材药用部位的采收时间、采收量、鲜种和干燥、加工、运输、贮藏等；气象资料及小气候的记录；产品的品质评价、性状及各项检测的结果。

③ 生产记录应保持整洁，不得撕毁，无空白项，不得任意涂改，确需变动处应签名或签章注明变改日期，并使原记录内容可辨认。

④ 保存：各生产记录均应专人、专柜保存，保存期为 5 年。

⑤ 查阅：未经质量部批准，无关人员不可查阅批生产记录。

⑥ 销毁：生产记录超过保存期限后，由档案员取出，经质量部负责人批准同意后，方可以销毁，并填写"生产记录销毁记录"。

五、生产工具管理规定

1. 目的

规范基地生产工具的管理。

2. 范围

基地所有生产工具。

3. 职责

生产部、物控部、QA 人员。

4. 内容

① 生产工具是指由基地保管、使用，用于田间及进行相关生产、操作的设备。

② 建立登记制度，由公司统一办理登记手续，实行按使用部门分级管理，妥善保管，合理使用。

③ 各部门因工作需要而需添置生产工具的，须预先做好计划向公司申报，由总经理批准后才能购买，并做好生产工具登记工作。

④ 实行转移、报废审批制度，各部门因工作关系进行设备调整、转移或报废注销须经总经理批准，并办理相关手续。

⑤ 各部门要指定专人负责做好本部门生产设备的管理和使用工作，同时积极配合公司做好资产登记工作。

⑥ 公司每年组织进行生产工具清点工作。

⑦ 各部门要认真做好增减记录工作，做到账卡物相符。

⑧ 生产工具要求及时清洁，清洁经 QA 人员检查合格后，挂"清洁合格状态牌"。

⑨ 本规定由通过之日执行，解释权在公司。

六、生产安全管理规程

1. 目的

建立一个生产安全管理规程，确保国家财产和职工的安全和健康。

2. 范围

生产车间。

3. 职责

① 全体员工在各自的岗位上认真履行安全职责，做好安全工作。

② 生产各级管理员在各自业务范围内对实现安全生产和文明生产负责。

③ 车间主任是车间安全生产的第一责任者，对车间安全负全面责任。

4. 内容

（1）车间各级人员的安全职责（详见人员管理规程），安全生产的必须和禁令（详见生产安全管理规程）。

（2）安全教育

① 新工人进厂必须进行三级安全教育。

a. 厂级教育由行政部负责教育，内容为生产区公用设施的安全使用。

b. 车间级教育由车间主任负责，由车间安全员进行教育，内容为本车间生产特点，产品工艺特点和安全生产规程等。

c. 班组教育由班组长负责，内容为岗位标准操作规程，岗位职责，事故案例、预防措施、安全装置及个人防护用具和消防器材的性能、用法。经三级教育后，必须进行考核，考核成绩归档保存。

② 特殊教育。

a. 特种作业人员（如电梯工、焊工、电工等）须经规定部门进行专业培训、考核，取到安全作业证方可操作。

b. 新设备、新产品、新工艺投产前，按新的岗位操作法对有关人员进行专门教育（至考试合格后，方可独立操作）。

③ 日常教育。

a. 车间领导对职工进行经常性的安全思想、安全技术、工艺纪律、劳动纪律和法制教育。每周一次的调度会必须有安全教育的内容。

b. 中、大修前，必须进行专门的安全教育。

c. 人员违章及重大事故责任者根据情节进行离岗安全教育，复工时进行安全考核，并将事故性质和责任记入安全档案。

（3）安全技术考核　每年对全车间管理员和工人进行一次安全技术考核，考核成绩予以公布并记入人员培训档案。

（4）安全检查

① 安全检查是安全生产工作中的重要环节，其任务是发现和查明各种危险和隐患，进行防范和整改，监督各项安全规章的实施，制止违章作业。

② 各级人员安全检查范围。

a. 车间安全员每周组织有关人员对全车间进行一次安全检查，发现问题，填写安全隐患整改台账，限期整改。

b. 班组安全员每周车间检查以前对本组安全进行自查一次，发现时，及时组织整改或上报。

c. 班组长和生产工人必须履行交接班检查和生产过程检查，认真填写检查记录，发现问题及时报告并整改。

（5）整改

① 各级检查人员对查出的隐患及时上报车间，车间主任根据隐患情况组织有关人员或

会议进行逐项分析研究。制订隐患整改计划，建立安全隐患整改台账，做到定措施、定时间、定人员，凡班组能整改的不交车间，车间能整改的不交厂部。

② 所有隐患都必须立即整改，暂不能解决的，应采取临时安全措施，并制订出整改计划，限期解决。

（6）检修安全

① 车间大修时，必须成立大修领导小组，对大修全过程安全负责。

② 制订检修计划和方案时必须有安全要求、措施具体，责任明确。大、中修必须执行检修申请单，制订明确的安全措施。

③ 检修人员在检修中，必须遵守检修规程和本工种的安全技术操作规程，穿戴劳动保护用品，凡是有两人以上的检修项目，必须指派一人负责安全。

④ 传动设备和电气设备检修时，必须切断电源，卸下传动皮带，并悬挂"禁止合闸"警告牌。

⑤ 检修使用的行灯必须采用低压36V。槽罐装置、沟道、潮湿场所为12V，检修现场的电气设备要有可靠的接零、接地。手持电动工具必须配备触电保护器，各种导线绝缘要良好。

⑥ 事故抢修时要做好监护，备好防护器具，以便应急之用。

⑦ 检修中要统一指挥。

a. 四不施工，即没有检修申请书不施工；检修安全措施不落实不施工；起重设备工具不合格不施工；高空作业和多层交叉作业无防护措施不施工。

b. 四不拆，即设备带压不拆；传动设备电源未断不拆；设备高温、过冷不拆；工具不合格不拆。

⑧ 检修现场的器材物品要堆放整齐、稳固，保持消防通道畅通，预留孔洞、坑沟要设护栏或盖板，夜间设警示红灯。因施工需要，被破坏的安全防护装置及其他设施要及时修复。

七、生产过程偏差处理管理规程

1. 目的

建立生产过程偏差处理的工作标准，在保证产品质量的情况下，对偏差做出正确处理。

2. 范围

生产过程中的一切偏差。

3. 职责

车间主任、车间管理员、操作人员、质管部负责人、QA人员。

4. 内容

（1）偏差范围

① 物料平衡超出收率的合格范围。

② 生产过程时间控制超出工艺规定范围。

③ 生产过程工艺条件发生偏移、变化。

④ 生产过程中设备突发异常，可能影响产品质量。

⑤ 产品质量（含量、外观工序加工）发生偏移。

⑥ 跑料。

⑦ 标签实用数与领用数发生差额。

⑧ 水、电、气供应不正常。

⑨ 计量器具的校验不符合规定。

⑩ 生产中一切异常。

（2）偏差处理原则　确认不能影响最终产品的质量，符合标准，安全、有效，应及时对"偏差处理单"进行审批，有关部门应将填写后的处理单亲自送往下一部门。相关部门或人员在收到"偏差处理单"后，须立即填写相应内容，如果需要调查或取样检验时，须通知QA人员。

（3）偏差处理程序

① 凡发生偏差时，必须由发现人填写偏差通知单，写明品名、规格、批号、批量、工序偏差的内容，发生的过程及原因、地点、填表人签字、日期。将偏差通知单交给车间管理员，并通知车间主任及 QA 人员和质管部负责人。

② 车间主任及车间管理员会同有关人员进行调查，根据调查结果提出处理措施。

a. 确认不影响产品最终质量的情况下继续加工。

b. 确认不影响产品质量的情况下进行返工，或采取补救措施。

c. 确认不影响产品质量的情况下采取再回收、再利用措施。

d. 认为可能影响产品质量，应报废或销毁。

③ 车间管理员将上述调查结果（必要时应检验）及需采取的措施（详细叙述，必要时应经过验证），写出书面报告，一式两份，经车间主任签字后附于偏差通知单之后，上报质管部。经质管部负责人审核、批准、签字，一份留质管部，一份送回车间。

④ 车间按批准的措施组织实施。措施实施过程要在车间管理员和 QA 人员的控制下进行，并详细记入批记录，同时将偏差报告单及调查报告和处理措施报告附于批记录之后。

（4）相关事宜　若调查发现有可能与本批次前后生产批次的产品有关联，则必须立即通知质管部负责人，采取措施停止相关批次的放行。直至调查确认与之无关方可放行。

八、批记录的管理规程

1. 目的

为使出入库原料及产品实行有序管理，特制订此规程，各部门及相关人员必须严格遵照执行。

2. 范围

批记录。

3. 职责

批记录员。

4. 内容

（1）物资采购记录管理

① 按实际需要，由经营部负责采购。

② 经营部采购提运回公司的物资，交保管员验收数量，化验室验质量，做入库登记，详细填写入库清单（包括品种、数量、供货方生产厂家和生产批次等）。

（2）库房记录管理

① 做到"三清二齐"，即仓库贮备的材料做到材质清、规格清、数量清、库房整齐、堆放整齐。

② 记录管理做到"三一致"，即物资（产品）账目、签（卡）、实物三者一致。

③ 出入库产品的出入库单记录完整，内容齐全、准确。

（3）生产加工记录管理

① 每班次的生产数量、生产批号、入库时间的生产记录。

② 生产记录有车间主任、班组长签字，并注明时间。

③ 对不合格品，要标明数量及产生的原因，并单独存放，报公司统一处理。

（4）销售记录管理

① 对出库的合格产品标明出厂日期，生产批次、销售地。以供质量追溯。

② 经营部经理对售出产品在出库单上签字，保管员签字。

③ 质检部和检验员核对产品合格证，对出厂的产品抽检留样。并在产品出库单上签字。

九、生产标识管理操作规程

1. 目的

对加工产品进行唯一性标识，确保产品在有要求可追溯场合中实现可追溯性目的。

2. 范围

本规程适用于产品实现全过程中对标识的控制与管理活动。

3. 职责

① 供应部负责将原料标识正确无误地传递给原料检验人员。

② 生产管理人员负责对在加工品进行标识。

③ 品质管理人员负责对在加工品标识进行监督检查，确保标识准确有效。

4. 操作内容

（1）原料标识传递　供应部在购买原料时，应同时确认原料的标识并作记录，原料到厂后，应将此标识传递给原料检验人员，由原料检验人员依据接到的标识填写标识牌，并将标识牌挂于明显能看到的原料处，不同标识的原料不得混放，标识牌上应注明检验状态。

（2）生产加工标识传递

① 初加工标识传递。

a. 初加工在对原料处理前，应当由当班生产管理人员与品质管理人员首先对原料标识进行确认并作记录（为防止不同标识的产品混淆，原则上同一班不得同时生产加工不同标识的原料）。

b. 初加工完成的半成品，由当班生产管理人员依据原料标识填写标识牌，并挂于半成品区的明显位置，由当班品质管理人员填写产品检验状态，应对半成品标识进行记录。

② 精加工标识传递。精加工在对半成品加工时，当班生产管理人员应确认半成品标识内容，并合理安排生产加工顺序，确保不同标识的产品不被混合加工，精加工的产成品分以下几种情况进行标识。

情况一：产成品直接入库——直接入库的产成品应挂标签并注明标识编号，当班品质管理人员要对产成品的标识进行监督，确认标识是否正确无误，应对所作标识进行记录。

情况二：产成品直接进入包装车间包装——产成品直接进入包装车间包装时，精加工生产管理人员应将进入包装车间产成品的标识正确无误地传递给包装车间生产管理人员和品质管理人员，必要时应对产成品挂标签或标识牌，应对产成品的标识进行记录。

情况三：产成品直接入速冻间——直接入速冻间的产成品应挂标识牌，标识牌应挂在明显位置，当班品质管理人员应该监督标识的正确性与有效性，应对所作标识进行记录。从速冻间出库的产品标识按情况一或情况二进行。

③ 包装成品标识。包装车间在包装产品时，应依据标识进行包装，不得将两个（包括两个）以上标识的同种产品混合包装，每一标识的包装原料在包装时，对应的成品包装袋上都要有相应的标记号与之相对应，生产管理人员要直接参与标识的控制管理，确保标识正确

无误，品质管理人员要对标识的操作过程进行监督，确保成品标识可以实现追溯目的。要记录成品标识情况，以便实现可追溯性。

④ 以上加工过程中，必要时要加贴标签以示区分。

（3）标识方法

① 产品标识。产品标识是指用于识别产品的产品代码、产品名称、出厂编号。即一件产品的产品标识由产品的基本代码、产品名称、出厂编号三部分组成。中药材的产品标识同样执行国家相关的法律法规，具体可以采用以下模式设定（供参考）。

标识模式：

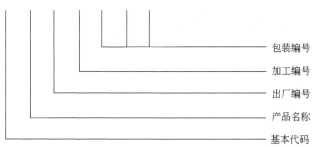

包装编号
加工编号
出厂编号
产品名称
基本代码

标识及其代码说明：

假设原料标识为 AA00305L28，由初加工 A 班加工，则初加工 A 班生产的半成品标识为 AA00305L28A。

若精加工这一标识的班组为 C 班，则精加工生产的产成品标识为 AA00305L28AC。

若包装车间 D 班使用此标识的原料包装时，则成品的标识为 AA00305L28ACD。

② 包装袋标记号。由于标识传递至包装时，产品编号过长，不可能在包装袋上标记太长的编号，采取以下方法解决。

a. 重新设定标记号，这一标记号可随机由大写英文字母产生（A、B、C……），同一货柜的同一产品不同标识对应的标记号不可重复。

b. 将包装产品标识编号与这一随机产生的标识号一一对应，并记录于《标识追踪明细表中》。

c. 将随机产生的标记号与产品包装袋上的生产日期一起盖印，盖印要清晰可见，不得出现模糊现象。

（4）记录　在整个生产加工过程中，每一工序中因每种产品产生的所有生产记录、品质记录、管理监控记录，都要有相对应于这一产品的标识记录，记录方法为：在对应于产品记录的右上角填写本产品的标识代码。

（5）注意事项

① 仓库在保存产品时应严格将不同标识的同一种产品区分开，出库时应出完同一标识的产品再出库下一标识的产品。

② 产品标识的整个过程中，标识管理人员要严格控制，保证标识正确有效。

③ 记录产品标识时，应保证标识记录准确有效。

十、产品零头包装管理规程

1. 目的

加强产品零头管理，规范产品包装操作。

2. 范围

所有产品的零头外包装管理。

3. 职责

① 岗位操作人员对本规程的实施负责。

② QA 人员、车间主任对本规程的实施监督负责。

4. 内容

① 产品零头指不足一个装箱单位的成品。

② 不足最小单位包装的产品零头，送质管部留样观察，不得混合包装，并做好相应记录。

③ 不足一件的入成品零头库。

十一、生产过程物料交接管理规程

1. 目的

建立生产过程物料交接管理规程，保证物料的不流失。

2. 范围

物料交接。

3. 职责

生产部相关工作人员。

4. 内容

（1）进料必须填写清楚《进料表格》五联单　第一联发票、第二联仓库、第三联检验、第四联会计、第五联采购供应商。

（2）点收

① 送至暂存区，仓库核对订单及点收。

② 若数量正确于验收单上签收。

③ 销订单档，编号登入进货日报表。

④ 验收单：第四联厂商存底，余送质管。

（3）检验

① 质管依进料检验规格表抽验。

② 进料检验规格表：质管自存。

（4）记录

① 抽验结果记于物料入厂检验表，物料入厂检验表质管自存。

② 允收签章。

③ 贴绿色允收票签。

十二、生产技术保密制度

1. 目的

建立生产技术保密制度，维护公司的技术秘密。

2. 范围

所有生产技术及技术资料。

3. 职责

生产技术人员、生产人员、质量管理人员、质量检测人员、档案管理人员。

4. 内容

① 为保守公司生产技术秘密、维护公司的发展和利益，制定本制度。

② 公司生产技术是关系公司的发展和利益，在一定时间内只限一定范围的员工知道的

事项。

③ 公司全体员工都有保守秘密的义务。

④ 属于公司生产技术秘密的文件、资料，应标明"机密"字样，由专人负责印制、收发、传递、保管。

⑤ 在对外交往和合作中，须特别注意不泄露公司技术秘密，更不准出卖公司技术秘密。

⑥ 公司应根据需要，限于一定范围的员工接触。接触公司生产技术秘密的员工，未经批准，不准向他人泄露。非接触基地生产秘密的员工不准打听、刺探公司的生产秘密。

⑦ 非经批准，不准复印、摘抄秘密文件、资料。

⑧ 记载有公司生产秘密事项的工作笔记，持有人必须妥善保管，如有遗失，必须立即报告并采取补救措施。

⑨ 对保守公司生产秘密或防止生产秘密泄密有功的，予以表扬、奖励，违反本规定，故意或过失泄密的，视情节危害后果予以处分或经济处罚，直至予以除名。

⑩ 档案室、文印室、计算机等机要部门和设备，非工作人员不得随便进入和使用。

⑪ 公司生产技术文件的销毁及其起草及打印过程中的修改，一律须经专人作彻底销毁。

十三、生产批号管理规程

1. 目的

建立产品的批号编制标准规程，作为产品批号编制的依据。同时使得批号准确控制以便于使用和追踪。

2. 范围

适用于本企业生产的所有制剂产品批号的管理与控制。

3. 职责

① 制造部对所有批号编制的准确性负责。

② 各车间严格按照已编制的产品批号组织生产并进行控制。

③ 质管部按照批次进行质量控制和检验。

4. 内容

（1）批号的定义　在规定限度内具有同一性质和质量，并在同一连续生产周期中生产出来的一定数量的药品为一生产批，以一组数字（或字母加数字）作为识别标记，谓之"批号"。

（2）批号的用途　药品的每一生产批都有指定的永久批号。药品的批号一旦确定，所有用于生产的原料、包装材料、中间体及质管部的分析、批准都以此作为主要鉴别标志。根据此号，应能查明该批药品的生产时间及批记录，进而追溯该批药品的生产历史。因此，批号应明显标于批记录的每个部分，以及药品的标签和包装物上。

（3）分批原则　批号的划分必须具有质量的代表性，通常按《药品生产质量管理规范》进行产品的分批。

① 颗粒剂以同一生产周期内，在颗粒干燥后使用同一台混合设备生产的一次混合量为一个批号。

② 中药饮片以同一批中药材在同一连续生产周期内，使用同一台混合设备生产的一次混合量为一个批号。

（4）批号的编制方法

① 正常批号：以生产日期为准，用 6 位数字表示。前两位表示生产年度，中间两位表示生产月份，后两位表示生产的流水号（即年 月 流水号）。如："02 01 28" 即 2002 年 1 月生产的第 28 批产品。

② 返工批号：因故返工的产品，返工后原批号不变，只在原批号后加一个代号（可由企业自定）以示区别。

例：020128 批码（原批号），020128（R）[返工后批号，其中"（R）"为返工标记号]。

（5）批流转记录　每批产品必须有批流转记录，详细记录产品在生产过程中各个步骤的批号，随半成品、待包装品移交下工序。当发生下列情况时，必须详细记录批号变化及变化的原因，纳入批生产记录。

① 从中药原料药到制剂，再到包装的生产过程中出现批号转换的情况。

② 生产中因出现返工产品而编制的返工批号。

十四、对照品、对照药材管理规程

1. 目的

建立一个检验分析用对照品、对照药材管理规程，加强对照品、对照药材管理，保证检验工作顺利进行。

2. 范围

对照品、对照药材。

3. 职责

质量部、生产部对照品、对照药材管理员。

4. 内容

检验分析用对照品、对照药材。

（1）对照品、对照药材管理员　质检室需设对照品、对照药材管理员负责对照品、对照药材的管理，该人员由具有一定药学或分析专业知识，熟悉对照品、对照药材的性质和贮存条件，经过专门培训的合格者担任。

（2）对照品、对照药材的年度采购计划　对照品、对照药材管理员每年四季度根据企业生产品种综合计划（下年度）做出品种检验计划和文字说明。内容包括：对照品、对照药材名称、规格、计划购买量、价格、库存量、年需用量、检验品种、备注。由于对照品、对照药材价格较贵，所以计划量要合理，做到既不浪费，又保证正常的检验工作。报质检室主任批准。

（3）简述

① 对照品、对照药材系指用于鉴别、检查、含量测定的标准物质。对照品（不包括色谱用的内标物质）与标准品均应由国务院药品监督管理部门指定的单位制备、标定和供应。对照品除另有规定外，均按干燥品（或无水物）进行计算后使用，标准品按效价单位（或 μg）计。

② 对照品、对照药材的建立或变更原有活性成分的含量，应与原对照品、标准品或国际标准品进行对比，并经过协作标定和一定的工作程序进行技术审定。

③ 对照品、标准品均应附有使用说明书、质量要求、使用期限和装量等。

（4）对照品、对照药材的购买

① 对照品、对照药材使用计划批准后，填写购买计划单，质检室主任签名后，报财务部门做资金预算。

② 国内购买一般到当地药检所或中央药品检定所直接购买或邮购，国外购买可在当地代理处购买或直接求购。

③ 对照品、对照药材购买单，应尽量注明分子式、分子量及结构式，以免发生误购。

④ 因某种原因临时需要购买标准品或对照品时，经质检室主任批准后，对照品、对照药材管理员可直接购买。

（5）对照品、对照药材的接收

① 对照品、对照药材买来后，检查外包装完好、洁净、封口严密、标签完好、清楚。

② 复核后与购买单一致，准确无误。

③ 对购买的对照品、对照药材编号：标准品用"B"表示，对照品用"D"表示；短线连接头两位数字表示年，第三、四位数字表示月，再连接三位数字表示顺序号。如 B-0102003 表示某标准品 2001 年 2 月第 3 次购入；D-0104002 表示某对照品 2001 年 4 月第 2 次购入。

④ 填写"对照品、对照药材入库记录"。内容：品名、规格、数量、编号、来源、购进日期、贮存期、贮存位置、购买者签名等。填好标签，标明名称；标准品编号；开启时间；有效期；管理员签名贴在瓶外。

（6）对照品、对照药材的贮存

① 不同的对照品、对照药材应根据其理化性质、贮存要求的不同选择适宜的贮存环境和条件。

② 贮存环境。贮存室应设置空调设施，保证室内阴凉、干燥、避光、通风，温度在（20±5）℃、相对湿度在低于 75％为宜。特殊品种要严格按照规定的贮存条件妥善保存。

③ 打开后的对照品、对照药材应放在干燥器中保存，每一干燥器外应有区别于对照品、对照药材编号的特殊编码，以示存放位置。

④ 干燥器应置于加锁的柜中，依次排列整齐。

⑤ 管理员每天检查 1 次温、湿度并做记录。凡不符合规定要求的应及时调整。特别是在霉、雨季要增加检查频次。

（7）对照品、对照药材的发放

① 对照品、对照药材管理员负责发放，并填写"对照品、对照药材发放记录"。发放记录内容：品名、规格、数量、领用人、发放人、批准人、领用日期、用途、备注，标准品与对照品的领用发放由质检室主任批准。

② 对照品、对照药材管理员检查即将发放的标准品或对照品与发放记录登记品种一致，无误后签字发放。

（8）对照品、对照药材的剩余退回和销毁

① 对照品、对照药材用多少取多少，已取出的对照品、对照药材严禁倒回原瓶中。

② 剩余的对照品、对照药材应用医用胶布封好口，退回对照品、对照药材管理员。

③ 剩余对照品、对照药材退回时，管理员应检查外瓶完好，封口严密，标签完好、清楚，有编号，检查无误后准许退回。

④ 退回的对照品、对照药材应做记录，双方签字。

⑤ 退回验收不合格或超过贮存期的对照品、对照药材应销毁。

⑥ 销毁应申请，由对照品、对照药材管理员填写"对照品、对照药材销毁申请单"。内容包括品名、规格、数量、销毁原因、购入单位、购入日期、申请人、批准人等。

⑦ 质检室主任根据销毁原因做必要的调查和鉴定试验后，提出处理意见。

⑧ 批准销毁的，对环境、下水无污染的，直接冲入下水；腐蚀性强的，经过规定的处理程序之后，冲入下水；毒性强的，按毒品销毁办法执行，执行销毁应由指定的第二人在场监督执行。

⑨ 销毁应填写"对照品、对照药材销毁记录"，内容：品名、规格、数量、编号、申请人、批准人、销毁日期、销毁地点、销毁原因、销毁人、监销人，对照品、对照药材销毁由质量管理部部长批准。

（9）对照品、对照药材的贮存期　一般按对照品、对照药材的规定贮存期限执行；没有期限的：化学提纯物对照品、对照药材为 3 年，生物试剂和不稳定的为 6～12 个月为宜。

十五、清场管理制度

1. 目的
建立清场工作的管理制度，确保生产药材质量。

2. 范围
中药材初加工、包装、贮藏。

3. 职责
① 生产部负责按此规程实施。

② 生产部负责人、QA 人员负责对此规程的实施进行监督检查。

4. 内容
（1）清场目的　防止不同药材发生混杂，防止药材产生不必要的污染。

（2）清场实施的条件

① 更换批号时。

② 更换品种时。

③ 同一品种更换规格时。

（3）清场要求

① 场地顶棚、墙面、地面应保持干净、整洁，无水迹、霉斑、污垢、蛛网、虫卵、鼠粪等。墙面应及时粉刷，场地应保持干燥。

② 本次中药材生产操作前，应确认场地内无遗留的不同中药材，以免混杂。

③ 本次中药材生产后，应及时将场地打扫干净，并应及时清除中药材残留物、废弃包装物等杂物。

④ 药材生产中，场地、设备、容器不得残留前次加工的中药材，场地内不得同时堆放两种以上的中药材，以免混杂。

⑤ 废弃物不得存放在现场，生产场地内不得堆放与生产无关的物资。

⑥ 生产操作前应再次检查操作现场清场是否合格，如发现有遗漏处应重新清场，经检查合格后才能进行生产。

⑦ 操作现场不得遗留各种物料、生产记录。

⑧ 清场工具应定点存放。

⑨ 清场管理人员负责清场记录的检查。

十六、计量管理制度

1. 目的
根据 GAP 要求，保证基地用于生产过程所用的量器、衡器及产品质量检测的所有仪器、仪表、量器、衡器等的工作状态完好可靠；保证由上述仪器、仪表、量器、衡器等所提供的测量数据、控制参数准确无误。

2．范围

生产所用的量器、衡器及产品质量检测的所有仪器、仪表、量器、衡器等。

3．职责

生产部、质量部、物料部、QC人员、QA人员。

4．内容

（1）量具的购买与保管

① 常用量具应按生产及检测需要编造计划，新增量具必须由相关部门提出申请，经公司领导批准后统一由采购员进行购买，其他任何人不得私自采购。

② 新购量具，尤其是精度较高的，必须经计量员检验合格后，方可登记入库。

③ 量具的保管要防潮、防碰、防压，保持其应有的精度。

（2）量具的领用

① 各部门人员需领用量具时，必须提出申请，按照有关规定和制度方可领取。以旧换新的量具必须经过计量员检验认可后，必须是属于正常才能领取。因保管不善或人为损坏等非正常损坏都必须按价赔偿。

② 各部门领用的量具必须由专人负责保管，正确使用，用后要清理干净。如工具遗失或失窃，由负责人进行赔偿。

③ 凡调离本公司或调换量具，必须列入移交。

（3）量具的修整与检定

① 各种量具，必须定期进行检查，如发现精度偏差，应送交计量员检修。

② 如使用周期未到则需修理的量具，使用人应说明原因，由计量员检定后，方可修理。

③ 修理后的量具必须保证质量，其精度要达到国家检定标准，方可使用。

十七、物料放行管理规程

1．目的

建立物料放行管理规程，防止不合格的物料投入生产。

2．范围

适用于进入基地物料的管理。

3．职责

物控部、办公室、仓库管理员等有关人员。

4．内容

（1）物料的放行

① 物料进库后，由仓库管理员填写物料请检单，交质监科化验室取样检验。

② 检验合格后，由质监科科长签发合格检验报告单。无合格报告单的物料一律不准投入生产。

③ 质监员在物料发放时，核查有无此批物料的合格检验报告单，并在需料领料单上签字放行。

（2）记录

物料放行通知单

通知日期：

品名		批号	
规格		数量	

检验结果：

签发人：	备注：

合格证

合格证

品名：

批号：

规格：

数量：

签发日期：年　月　日

十八、中间产品放行管理规程

1. 目的

建立中间产品放行的管理规程，防止不合格的中间产品流入下工序。

2. 范围

适用于基地车间中间产品的管理。

3. 职责

质监科、生产科、生产车间有关人员。

4. 内容

（1）固体制剂中间产品的放行

① 车间生产的中间产品，应放置于中间站或规定区域，做好待检标识，写明品名、规格、批号、生产日期、数量。

② 车间及时填写中间产品请检单，交质监科化验室取样检验。

③ 待检验结果出来，经化验室主管复核无误后，签发中间产品报告单。

④ 由质监员仔细核查中间产品的标识、中间产品合格报告单等，签字后方可进入下一工序的操作。待包装产品还需由总质监（或其工作代理人）签发产品包装通知单，产品才可进入包装工序。

（2）注射剂中间产品的放行

① 注射剂生产、连续生产，中间产品放行由质监员、总质监完成。

② 质监员、总质监仔细核查中间产品检验结果、监控记录等，在生产记录的放行栏签字放行。

③ 待包装产品需由总质监（或其工作代理人）签发产品包装通知单，产品才可进入包装工序。

④ 对经检验后不合格的中间产品按不合格品的管理制度执行。

（3）记录

中间品放行通知单

通知日期：

品名		批号	
规格		数量	

检验结果：

签发人：　　　　　　　　　　　　　　备注：

合格证

合格证

品名：

批号：

规格：

数量：

　签发日期：年　月　　日

十九、成品放行审核管理规程

1. 目的

建立成品质量审核放行的管理标准。

2. 范围

成品。

3. 职责

质量管理部门负责人、制造部负责人、QA 主管。

4. 内容

① 审核由质管部负责人、制造部负责人、QA 主管担任，负责审核工作。

② 成品须制订"放行审核单"，批准后执行。

③ 审核须严格按"放行审核单"进行审核，审核项目完整、无误。

④ 审核标准。

a. 制造部负责人审核内容：批生产记录；清场记录；物料平衡情况，符合规定限度；偏差及异常情况处理。

b. QA 主管审核内容：配料、称重过程中复核情况；中间产品质量检验（抽查）结果；成品检验结果符合要求；各工序生产检查记录、清场检查记录。

⑤ 放行批准程序：a. 制造部负责人审核无误后，在"放行审核单"上签名，交质管部 QA 主管审核；b. 质管部 QA 主管审核合格后，将审核单与成品检验报告单一并交质管部负责人；c. 质管部负责人对产品"放行审核单"与"成品报告书"进一步审核无误符合规定标准后，在报告书上签名放行。

凡上述各项有误者不准放行。

<h3 style="text-align:center">成品放行审核单</h3>

名称			
数量			
批号			
通知日期		通知人	

项目	审核标准	审核结果	
		合格	不合格原因
领、投料	领、投料相符		
操作过程	符合标准操作规程		
资料审核	批记录完整、内容准确无误，签章齐全		
过程监控	质量检量记录完整		
成品检验	符合质量标准		

审核结论：
同意放行□ 补充资料后放行□ 不同意放行□
审核人： 日期：

车间主任： 审核人：
年 月 日

通知取检验报告日期		接通知人：	

注：1. 合格用合格表示，不合格注明原因。
2. 此表由车间过程控制员填写，生产批号归入批生产记录。

二十、不合格品管理规程

1. 目的
建立不合格品的管理规程，保证不合格品的管理处于受控状态。

2. 范围
不合格药材。

3. 职责
生产部、质量部、物控部。

4. 内容

① 经检验不合格的药材，由质量部发放"不合格报告书"。

② 仓库管理员立即将不合格药材移至不合格品库（区），并在货位前挂放红色不合格标志牌，填写货位卡及不合格成品台账，立即报告物控部负责人。

③ 生产部会同质量部分析不合格原因，填写质量分析记录，由生产部按质量部批准的处理意见在 14d 内对不合格药材处理。

④ 仓库管理员将书面批准意见与实物核对，无误后发放给生产部进行处理，填写发放记录。

⑤ 接收不合格药材后，生产部按批准的处理意见及相关管理规程对不合格药材进行处理，做好有关记录，QA 人员对处理过程进行现场监督。

⑥ 超过有效期的成品，由仓库管理员提出销毁申请，质量部、财务部审核，主管领导批准后，按物料销毁管理规程中有关规定实施销毁。

⑦ 经过处理的不合格品，经过质量部检验合格后方可出库；经过质量部检验仍然不合

格的坚决不予出库，按照规定的程序进行销毁处理。

二十一、产品回收管理规程

1. 目的

建立产品回收的管理规程。

2. 范围

存在质量问题的产品。

3. 职责

授权回收负责人、销售部及质量部的协助人员。

4. 内容

① 由授权人（此人员须独立于销售部门）负责产品回收工作与协调工作，相关部门人员须协助实施产品回收工作。

② 任何产品回收工作均需通知授权人。

③ 产品回收工作执行批准的书面规程，销售部门须迅速通知用户及有关部门，以最快的速度收回产品，不得延误。

④ 产品回收工作授权人接到产品回收的通知后，迅速查阅销售记录，根据该药材批次的销售记录制订回收计划，包括品名、规格、批号、回收单位名称、数量、地址、电话、联系人、回收方式、回收时限、回收原因，通知销售部门及有关人员立即执行。

⑤ 执行部门要定期向回收工作负责人报告回收进展情况和异常情况，以便随时进行调整。

⑥ 回收的产品须立即放置留验区，挂上待验标记，没有书面批准的放行证不准再行发出。回收产品执行退货处理规程。

⑦ 产品回收的各个阶段要由参与人员做好记录，包括所采取的措施、日期、时间等。整理签名后交产品回收负责人归档，并保存产品销售后 3 年。

二十二、纠正和预防措施控制程序

1. 目的

程序规定了公司质量体系运行中出现不符合规定要求的事项或不符合规范要求的不合格产品后，采取纠正和预防措施的方法和要求，同时也规定了对潜在不合格采取预防措施的方法和要求。

2. 范围

适用于对质量活动所采取的纠正和预防措施的控制。

3. 职责

① 管理者代表有责任对所有纠正和预防措施进行监督检查和协调指导。

② 质保部负责对纠正和预防措施的有效实施进行验证。

③ 相关部门负责各自职责范围的不合格原因调查与分析，制订相应的纠正和预防措施并组织实施。

4. 程序

（1）纠正和预防措施的信息来源

◆产品、过程中的不合格记录及统计报表。

◆管理评审报告。

◆不合格报告。

◆顾客投诉或顾客信息反馈。

◆供方供货不合格记录。

◆其他不符合质量方针、目标或质量体系文件要求的信息等。

上述信息均应以书面形式进入纠正和预防措施程序，如记录、报告等。

（2）不合格信息的评审

① 质保部负责组织相关部门对供方的不合格品，顾客抱怨、投诉和过程产品质量缺陷进行调查和分析。分析的情况应记录于"产品质量评审记录表"。

② 注塑部、二次加工部负责批量生产过程中的不合格品（潜在不合格品）缺陷进行调查和分析。

③ 工程部负责对新产品生产过程中的不合格品（潜在不合格品）缺陷进行调查和分析。

④ 严重性评价可分为"严重"和"一般"两级。

◆严重不合格指会严重影响产品性能、批量较大、返工或报废损失严重，顾客反映强烈的问题，以及多次重复出现的问题。

◆一般不合格指对最终产品性能影响不大，经济损失不大，顾客意见不大的问题。

（3）纠正和预防任务的下达

① 仅属于产品（包括外购、外协产品）质量问题应由质保部填写"纠正和预防措施要求表"或组织相关部门召开质量分析专题会，根据会议决定填写"纠正和预防措施要求表"并分发相关部门。

② 属于质量体系问题包括外审、内审体系，过程和管理评审出现的问题，各部门应根据"不合格报告"填写"纠正和预防措施要求表"。

③ 供方提供的产品不合格时，质保部应按《不合格品控制程序》的规定和要求处理。

（4）纠正和预防措施的制订和实施

① 不合格品。当不合格品发现时，根据不同情况分别用"产品质量不合格通知单"、"供方不合格通知单"、"产品质量评审记录表"传递至相关部门或供方。

工程部或多方论证小组负责制订新产品开发阶段发生的不合格品的纠正和预防措施并组织实施，负责修订产品的过程失效模式及后果分析（PFMEA）。

注塑部、二次加工部负责组织生产车间制订批量生产中发生的不合格品的纠正和预防措施并组织实施。

采购部负责跟踪供方的不合格品的纠正和预防措施的制订与实施。

② 审核发生的不合格。审核发生的不合格项的纠正和预防措施具体参见《内部质量体系审核程序》。

③ 其他发生的不合格。其他发生的不合格一般包括：工作质量不符合要求；工作程序不符合要求；其他的与体系文件的要求不符合情况。

一般采用填写"纠正和预防措施要求表"，不合格发生的部门应分析不合格原因，并制订相适应的纠正和预防措施。这些措施须得到管理者代表的批准。

④ 对于严重不合格应采用"8D"方法以识别和消除根本原因；当顾客要求时，按顾客规定的格式执行。

⑤ 在纠正措施制订时，责任部门必须考虑防错方法。

（5）纠正和预防措施的控制

① 所有涉及纠正和预防措施的文件或记录均应传递至文控中心。

② 纠正和预防措施由质保部负责督促检查，必要时质保部组织相关部门共同实施验证。

③ 当纠正和预防措施实施计划完成日期已到或当质保部接到责任部门纠正和预防措施

已完成的通知时，质保部应派人员去验证纠正和预防措施完成的情况。质保部应将外审、内审管理评审中的纠正和预防措施的验证情况提交管理者代表。管理评审的纠正和预防措施的验证情况还应通报总经理。

④ 对在规定期限内未能完成的纠正和预防措施，质保部负责对此进行跟踪并查明未能按期完成的原因。责任部门无正当理由或未能确定出可接受的修正期限，该问题应向管理者代表报告。

⑤ 质保部负责的纠正和预防措施由管理者代表或由其授权的责任部门、人员负责验证。

⑥ 供方针对其产品质量采取的纠正和预防措施，可通过以后来料的情况进行验证。

⑦ 质保部应对采取纠正和预防措施的有关信息进行收集，记录于"纠正与预防措施实施记录表"。这些信息必要时应提交管理评审。

⑧ 责任部门必须将已采取的纠正措施应用于其他类似产品。

（6）永久性更改　因纠正和预防措施的实施而需修订工作说明等有关的质量体系文件时，按《文件控制程序》中有关更改的规定进行。

（7）记录的保存　纠正和预防措施的各项原始记录应存档，由质保部按《质量记录控制程序》处理。

二十三、药品生产自检管理规程

1. 目的

建立一个药品生产自检管理规程。

2. 范围

适用于所有品种的生产自检。

3. 职责

质管部负责人、制造部负责人、车间主任及相关检查员。

4. 内容

① 生产自检是指对药品生产过程是否与预期的质量保证相一致的情况进行审查。

② 药品生产自检小组由企业领导组织生产、质管部负责人及熟悉自检程序和GMP知识的有关人员参加，自检时，本部门人员应回避。

③ 药品生产自检应每年定期组织人员进行或者在特殊情况下进行，特殊情况包括：更新工艺过程；更新设备；设备大修后；停机半月后；严重质量事故或隐患排除后。

④ 药品生产自检应有相应记录，内容包括：自检部门、检查日期、检查人员、自检结果与GMP要求偏离情况，负责整改部门，预定纠正日期，实际纠正日期。

⑤ 自检工作结束后，自查报告应归档，至少保存5年。

二十四、运输监控管理标准

1. 目的

建立运输监控管理标准，本着"安全、及时、准确、经济"的原则，按照运输车辆集中管理、分散使用结合的办法加强产品物料等运输管理。以加速实现产品物料等的流通，使产品物料等运输合理化。

2. 范围

基地内产品、物料的运输任务。

3. 职责

物控部、生产部等相关人员。

4. 内容

（1）产品物料等运输的任务　物控部产品物料等运输工作，一般由物控部统一负责管理，其具体任务是：

① 按照产品物料等运输的管理内容，安排产品物料等的运输、提货、验货，产品物料等的交接、查询和索赔。

② 合理发排使用产品物料等运输工具，建立健全各项管理制度。

（2）产品物料等运输工作范围　①送货上门运输；②产品物料等移库运输；③产品物料等入库运输；④产品物料等下站运输；⑤产品物料等上站运输。

（3）产品物料等运输工作程序

① 货物通知、提货和装运。

a. 物控部调度员接到货运通知和登记时，要验明各种运输单据，及时安排接货。

b. 物控部调度员按产品物料等要求、规格、数量填写运输派车单交运输员。

c. 物控部运输员领取任务后，需认真核对各种运输单据，包括发票、装箱单、提单、检验证等。问明情况，办理提货。

d. 提货。

ⓐ 物控部运输员提货时，首先按运输单据查对箱号和货号；然后对施封袋、苫盖、铅封进行认真检查；确认无误后，由运输员集体拆箱并对产品物料等进行检验。

ⓑ 物控部提取零担产品物料等时需严格检查包装质量。对开裂、破损包装内的产品物料等要逐件点验。

ⓒ 物控部提取特殊贵重产品物料等要逐个进行检验；注意易燃、易碎产品物料等有无异响和破损痕迹。

ⓓ 提货时做好与货运员现场交接和经双方签字的验收记录。

ⓔ 对包装异常等情况，要做出标记，单独堆放。

ⓕ 在提货过程中发现货损、货差、水渍、油渍等问题要分清责任，并向责任方索要"货运记录"或"普遍记录"，以利办理索赔。

e. 装运。

ⓐ 物控部运输员在确保票实无误，或对出现的问题处理后，方可装车。

ⓑ 装车要求严格按产品物料等性质、要求，堆码层数的规定，平稳装车码放；做到喷头正确，箭头向上，大不压小，重不压轻，固不压液；易碎品单放；散破包装在内，完好包装在外；苫垫严密，捆扎牢固。

② 产品物料等运输、卸货与交接。

a. 物控部运输员必须按规定地点卸货。如货运方有其他要求需向调度员讲明，以便重新安排调整。

b. 卸货时按要求堆放整齐，方便点验；喷头向外，箭头向上，高矮件数一致。

c. 定位卸货要轻拿轻放，根据产品物料等性质和技术要求作业。

d. 交货时，物控部运输员按货票向接货员一票一货交待清楚，并由物控部接货员签字，加盖货已收讫章。

e. 货物移交后，物控部运输员将由接货员在临时入库通知单或入店票上签字、盖章的票据交贮运业务部。业务部及时转各商店办理正式入店手续。

f. 若运输货物移交有误，要及时与有关部门联系。

③ 运输任务完成后，物控部运输员需在派车单上注明产品物料等情况，连同铅封交收货单位。

④ 在运输中，因物控部运输人员不负责任发生问题，按场内有关规定处理。

（4）产品物料等运输安排与申报

① 凡直接由专营商店转来的提单，均由物控部根据业务需要合理安排运输。

② 本市产品物料等原则上两天内运回，最迟不超过 3 天。

③ 凡有上站业务的专营商店，须提前到物控部办理运输手续，如实登记发运货物品名、规格、数量、性质、收货单、地点、联系人、电话、邮政编码、时间和要求等，并填写清楚。

④ 凡采用公路运输的部门，需组配好货物，提前两天申请用车计划。

⑤ 公路长途运输（1000km 以内）业务，需报物控部总经理批准后执行。

（5）运单的传递与统计

① 传递运输单据要按传递程序进行。做到统计数字准确、报表及时。

② 物控部调度员要认真核对汽车运输单据，发现差错、遗漏和丢失要及时更正、补填。按规定时间交物控部统计员。

③ 物控部统计员根据运输单据，做好各项经济指标的统计、造册、上报与存档工作。

二十五、产品合格证（装箱单）发放操作规程

1. 目的

建立产品合格证（装箱单）发放操作规程，规范产品合格证（装箱单）的发放。

2. 范围

产品合格证（装箱单）发放。

3. 职责

质量部质检科负责人。

4. 内容

产品合格证（装箱单）是生产结束时装箱的证明文件，一般应有品名、批号、批量、生产日期、装箱日期、装箱人、装箱时间等。

第四节　质量管理和检验规程

一、生产过程质量监控操作规程

1. 目的

建立药材生产中各过程的质量监控操作规程。

2. 范围

药材生产中的各个过程。

3. 职责

质量部、生产部、QA 人员。

4. 内容

① 生产过程质量监控检查由质量部、生产部共同进行。

② 中药材生产操作前准备：经生产技术人员检查田间生产条件是否符合规定的要求，田间生产条件符合规定的条件生产人员方可进行相应的田间生产操作。

③ 生产中，质量监督（QA）人员对生产人员所进行的生产操作过程进行检查，检验是否符合规定标准，操作过程是否正确，是否符合要求。如果生产人员所进行的操作不符合要

求，QA 人员有权要求其整改，否则不准生产人员继续进行生产操作。

④ 各生产操作结束后，经 QA 人员检查符合规定要求后生产人员方可离开，生产部人员方可进行生产操作登记。

⑤ 生产过程中，经 QA 人员和生产技术人员检查不符合规定或标准时，生产人员或生产部管理员应立即组织整改，直至达到要求为止。

⑥ 生产过程中，生产操作的每一个环节和物料流转应在质量、生产管理人员的控制之中，没有他们签发的许可，田里生产的中药材不得进入仓库。

二、质量记录管理规程

1. 目的

作为质量事实依据，提供顾客评价。

2. 范围

适用于公司经营商品质量过程中，具有保存价值的各种质量记录。

3. 职责

质量记录的收集、标识、整理、归档等工作由发生部门自行负责管理。

4. 内容

（1）质量记录的标识 质量记录通过分类和编目进行标识，以便分清是何种性质的记录，便于查询，公司的质量记录的分类、编目如下：

质量手册 QSM0000——××××

编写年份

质量手册编号

质量手册英文缩写

批准时间：××××年×月×日

实施时间：××××年×月×日　　　×××××公司　　　版号：A 版

（2）质量记录的借阅 内部人员查阅有关质量记录须保存部门负责人批准。

外部人员查阅有关质量记录须经质管科负责人批准。

（3）质量记录的贮存

① 所有质量记录应字迹清晰、完整，严格按标识方法进行标识，按编目要素进行归档，并规定保存期限。

② 质量记录应在适宜的环境中贮存，以防止损坏、变质或丢失。

（4）质量记录的销毁 对于已达保存年限的质量记录，由保管人员填写"记录销毁清单"，经质管科负责人审批后进行销毁，执行销毁应有两人在场，并在销毁单上签名。

（5）记录的编制与要求 纪录的设计应与编制程序文件和/或详细工作文件同步进行，以使记录与程序文件协调一致、接口清楚。

① 质量记录编制过程。

a. 编制纪录的总体要求的文件。

根据质量手册和程序文件以及质量可追溯性要求，应对质量管理体系中的所需要的记录进行规划，同时对表卡的标记、编目、表式、表名内容、审批程序以及记录要求作出统一规定。

b. 表卡设计。

在编制程序文件的同时，分别制订与各个程序相适应的记录表卡。必要时可将表卡附在程序文件后面。

c. 校审和批准。

汇总所有记录表式，组织有关部门进行校审。校审的重点，应从质量管理体系的整体性出发，对各个表卡间的内在联系和协调性、表式的统一性和内容完整性校审并作相应修改后，报主管领导批准。

d. 汇编成册。

将所有表式统一编号，汇编成册发布执行。必要时，对某些较复杂的记录表式要规定填写说明。

② 质量记录要求。

a. 要建立并保持有关记录的表式、收集、编目、查阅、归档、贮存、保管、收回和处理的文件化程序。

b. 记录应在适宜的环境中贮存，以减少变质或损坏并防止丢失。保管方式应便于查询，应制定顾客和供方查阅和索取所需记录的有关规定。

c. 应明确记录所采用的方式（如文字填写、缩微胶卷、磁带、磁盘或其他媒介）。

d. 按规定表式填写或输入纪录，做到记录内容准确，填写（输入）及时，字迹清楚整齐。

e. 应根据需要规定记录的保存期限。记录保存期限一般应遵循的原则是：有永久保存价值的记录，应整理成档案，长期保管；合同要求时，记录的保存期应征得顾客的同意或由顾客确定；无合同要求时，产品记录的保存期一般不得低于产品的寿命期或责任期。

三、原始记录管理规程

1. 目的

建立原始记录管理规程，规范原始记录。

2. 范围

原始记录。

3. 职责

生产部、质量部、办公室等相关工作人员。

4. 内容

按照 GAP 规范的要求，必须进一步加强原始记录管理，实现原始记录管理向全方位服务于生产经营管理的转变，实现从站在车间角度设置和填写记录向站在企业的角度和全面质量管理的高度设置和填写记录的转变，实现从使用和保存几个月向使用和保存几年的转变。为此，为进一步加强基地内各种记录和单据的设置、印刷、填写、保管、交接、保存及销毁等工作，特制定如下制度。

（1）原始记录、单据的设置和印刷　各种记录、单据的设置和印刷，由仓库根据库存情况或业务部门根据管理需要提出书面印刷报告，经统计部门登记备案后报生产部批准，供销部门予以印刷，未经登记备案的，不予印刷和开支。统计部门应从以下几个方面严格审核。

① 审核表格内容和样式的设置是否规范和适用，征求记录、单据使用部门的意见，是否需要对记录、单据进行修改和完善。

② 审核表格印刷份数是否合理。

③ 根据上次印刷时间、份数及其用量，审核是否有浪费现象，对浪费现象提出书面考核建议。

（2）记录和单据的填写要求

① 填写用笔应采用蓝色或黑色钢笔和圆珠笔。

② 真实、准确：产品品种、规格、产品流向及员工姓名等都必须真实、准确填写；数据计算应精确无误，不得多算少算、错算漏算，不得串记；涉及打折的数据应按原真实数据填写，由统计部门按有关规定进行打折。

（3）及时　记录、表单应及时填写，不能事先预计，也不能事后估计，应在规定的时间内填写。

（4）完整

① 填写项目应完整填写，不能漏填，不能随意省略，空白栏目应画斜杠表明无该项内容。

② 填写日期要写全年月日。

③ 记录内容应使用标准化和规范化用语，产品名称应使用全称，不能随意省略。

④ 签名应签署全名，不能有姓无名或有名无姓。

（5）清晰

① 记录应按表格格子认真填写，字迹要清晰，数字不能连笔书写，提倡使用仿宋体。

② 记录应按顺序（如时间顺序、班次顺序、人员顺序、品种顺序、车号顺序等）填写，以使记录一目了然。

③ 填写应避免引起歧义。

④ 原始记录背面应保持整洁，不能乱涂乱画。

⑤ 笔误的处理：出现笔误，不能在笔误处乱涂乱画，不得涂改、刮擦、挖补，不能用涂改液、修正纸修改，只能"杠改"，先将错误的地方用一条横线划掉，然后在旁边写上正确的内容，必要时可以在旁边签名，更改后要保持原数据清晰。（产品入库单、材料领料单等涉及会计核算的单据首先应按照财务要求填写，不能在原单据上更正，如未记账，应重新填写，如已记账，应先红笔原样填写冲账，重新填写正确单据。）

（6）原始记录和单据的审核制度

① 原始记录和单据的签名栏必须认真填写，建立严格的审核制度。

② 认真做好交接班工作：检验员和生产车间班长接班时有责任检查上一班原始记录的填写情况。

③ 统计员收集原始记录时应在现场对原始记录的填写情况和原始记录的张数进行检查，发现问题现场进行解决。

（7）原始记录数据的补填、调整、纠错办法

① 原始记录、单据收集到统计部门后，统计部门发现问题应及时通知填写部门更正，填写部门不能及时更正的，统计部门对有疑义的数据暂不统计，但应在报表上予以说明，待填写部门更正后及时进行统计并在报表上予以说明，填写部门拒不更正或拒不说明情况的，由统计部门根据有关规定提出书面考核建议。

② 填写部门需要补填、调整或纠错的，由填写部门以书面形式说明调整或纠错数据及原因，经填写部门领导核实签名、统计部门主管领导审核签名后，统计部门据以调整相应数据（原始记录、单据要求保持原状，不作改动，装订时将说明附于前）。

③ 统计部门在本期对前期数据作了调整，不反映在本期数中而应反映在本期累计数中，并附说明。

（8）原始记录、单据的交接、保存和销毁

① 记录和单据要妥善保管，不得遗失、损坏或任人涂改篡改，不得带离厂区，原始记录和数据在岗位间传递要及时、要做好衔接工作。

② 原始记录单据收集到统计部门后应按月装订，并设置封面，注明记录单据名称、装

订人、装订时间和保存期限，予以妥善保存，日报保存 2 年，月报保存 10 年，年报永久保存，工作变动时，要办理移交手续。期满后销毁应保留销毁记录。

③ 个人或业务部门在统计部门查阅原始记录原则上不能带离，如需外借，需经统计部门主管领导批准并登记好外借记录。

（9）原始记录、单据管理的监督检查

① 由统计部门检查监督原始记录、单据的管理工作，定期下发原始记录、单据检查整改通知单。

② 数据填写部门和统计部门数据出现错误或违反本规程，按有关规定予以考核。

四、报告书管理规程

1. 目的

建立报告书管理规程，规范报告书的书写、存档等内容。

2. 范围

报告书。

3. 职责

生产部、质量部、销售部、物控部、办公室等相关工作人员。

4. 内容

报告是下级单位向上级单位或业务部门汇报工作，反映情况和问题，提出建议或意见，答复上级单位询问事项的报请性公文。将有关事项向上级报告，目的是沟通上下级之间的关系，传达信息，使上级在决策和指挥工作时有据可依。不要求上级作出答复。

（1）种类

① 工作报告。下级单位向上级汇报某项工作或某一阶段工作的进展、成绩、经验、存在的问题及今后的打算等。

② 情况报告。向上级反映本单位发生的重大问题和主要情况。这类报告并不局限于某一具体工作，主要是针对工作中出现的有关问题及处理情况。例如出现突发性重大事故，有关部门就必须立即向上级汇报，以便于领导采取相应的措施；处理后的有关情况也要向上级报告，使领导能把握事件发生的最新动态。

③ 答复报告。答复报告是指答复上级查询事项时使用的报告。

（2）写作格式

① 标题。标题由发文单位、事由和文种组成，报告的标题有两种情况：一是完全式，即写出完整的标准式的公文标题；二是省略式，即报告的标题根据需要省略发文单位。

② 主送单位。报告的事项是谁主管的，主送单位就写它的名称。如有抄送单位，在正文之后写明抄送单位名称。

③ 正文。报告的正文分为缘由、事项和结尾三部分。

缘由是报告的基础，说明发文的原因、依据和目的，或是由于形势发展的要求，或是由于工作的需要，或是由于上级的指示等等。这部分要写得比较概括，把有关情况交代清楚就行了，不用展开。

事项是报告的主体和核心部分。这是需要上级了解的主要内容，要交代清楚。工作报告写的是工作情况、问题和今后打算等；情况报告写发生的具体事件、处理情况以及教训等；答复报告的内容比较简单，上级问什么就答什么。

结尾是一些习惯用语，如"特此报告"、"特此报告，请审查"等，它另起一行。

④ 签署。在正文之后的右下角写明制发报告单位的名称和日期。如果在标题中已写明

发文单位的名称，这里可以省略不写，日期则年月日要写齐全。

（3）注意事项　报告属陈述性文体。或汇报工作，或反映情况，或答复上级单位的有关询问。对于报告，受文单位不用答复，如果夹带请示事项，将有关请示的内容掺杂在里面，就会贻误工作。需要上级单位解决一些问题，应另外用"请示"行文，决不能出现"请示报告"类文种。

五、库房监控操作规程

1. 目的

建立库房监控操作规程，规范库房监控管理。

2. 范围

库房。

3. 职责

库房监控室管理员。

4. 内容

（1）系统功能　该监控系统建成以后，将具备如下功能。

① 视频管理。在监控中心的监控计算机上可以随时调用和查看前端所有摄像机的视频图像，并且可以随时抓拍相关图片和进行视频录像。

② 控制管理。通过监控管理主机的设置，可以调整每台摄像机的亮度、对比度、色度、饱和度和视频图像的压缩质量、帧速率等参数，便于管理和使用，进而及时掌握库房中药材质量的动态变化。

③ 警报管理。在每路视频监控通道的视频上设置移动侦测报警，一旦有人非法进入监控区域，监控装置会及时报警。与此同时红外报警探头发生报警时，可以自动通知监控计算机开始录像。

警报联动设置，发生报警时，驱动现场的报警设备，例如警号等通知保卫部门。

④ 系统查询。录像资料查询：可以根据录像起始时间，录像触发原因查询。

历史报警记录查询：可以按时间段查询，报警触发类别查询。

操作日志查询。

⑤ 用户管理。用户账号管理：可以设立多个具有不同使用和管理权限的用户。

监视中心管理。

多级监视权限、多级监控中心集中授权管理。

（2）前端监控点　每个门口安装彩色摄像机 1 台，在值班室安装数字硬盘录像机 2 台。摄像机和数字硬盘录像机之间通过视频电缆和控制电缆连接，数字硬盘录像机通过网络交换机接入网络，起到向网络发送视频数据的作用。

（3）前端监控点的功能　每个前端监控点具有如下功能。

① 彩色摄像机完成视频图像的采集，把视频图像转化为模拟信号输出。

② 数字硬盘录像机负责把本监控点摄像机采集的模拟视频信号压缩编码后转为数字信号，并在网络上传输。

③ 可以设置每路视频通道的视频移动报警，在布防时有人非法进入监控区域，就会产生视频移动报警。报警时以报警通道画面放大或者弹出电子地图的方式发出警示，如果在监控现场安装有报警输出设备，还可以同时驱动现场的报警设备报警。

④ 前端监控点主要设备简介。摄像机是视频图像采集的关键设备，它的选型直接影响到整个监控系统的性能质量。应选择具有较高的灵敏度、清晰度和超低照度的摄像机，并根

据现场实际环境考虑逆光补偿和高亮度抑制功能。

⑤ 系统的抗干扰措施。由于多种因素，在视频监控系统中经常会造成视频图像的质量受到干扰，干扰因素是多方面的，但主要是同轴电缆在传输过程中较易受到各种干扰，进而出现网纹、斜纹、滚道等现象。常见的干扰主要来自交流 50Hz 电源干扰和中波广播电台干扰，反映在图像上分别为滚道和网纹的现象。产生干扰一般是由传输电缆设置不当而造成的，所以应当在现场勘查和设计阶段时就充分考虑到可能会产生的干扰信号，并采取相应措施避免其干扰的产生。处理方式为，第一，在设计布线时，视频电缆要穿钢管敷设；第二，在线量大的时候采取 PVC 或金属线槽，并尽可能埋地敷设；第三，要尽量避免与电源线并行布线，最好远离电源线。在安装时，要避免电缆和前端设备与建筑物钢结构接触，视频传输要尽量避免多点接地，以防造成两点之间的电位差。

（4）在系统设计和安装调试时，为了避免由于接地电位差而引起的交流杂波等干扰，应采用一点接地方式，这包括下列几项措施。

① 系统中前端设备在安装时应采取一定的绝缘措施，为避免多点接地，应尽量将相关的视频监控设备架空。

② 采用专用电缆作为系统中信号电缆和控制电缆。

③ 系统中电缆的接头制作必须符合国家规范。

④ 系统控制室所有设备的外壳、机箱等均应接地。

⑤ 保证中央控制室周围 20m 内无变电站。

（5）中心控制室　在控制中心安装数字硬盘录像机 1 台，以及一些附属设施，如监视器、控制台等，可以完成监控系统的全部功能。

设在主控室的监控主机主要完成如下工作。

a. 管理本系统前端监控点的功能。可以增加和减少前端监控点，对前端监控点分组，可以调整每台摄像机的亮度、对比度、色度、饱和度和监控主机的其他设置。

b. 可以把任意前端监控点的视频图像显示在监控计算机的显示器屏幕上，并且可以对多路视频图像同时分割显示，有 4、9、16 路视频图像同时分割显示的功能。

c. 在监控计算机上可以实现对录像资料、报警记录和系统日志的查询，并且可以根据不同的查询条件进行查询。

d. 控制前端快速球形摄像机的各种动作。

e. 设置各个前端监控点的视频移动报警、是否布防和发生报警时的联动动作。

f. 设定监控计算机的录像资料保存时间和保存路径、录像的触发方式和制订录像计划；设定监控主机是否录像和预录像。

g. 管理系统内不同权限的用户，可以方便地增加和删除不同权限的监控用户和更改当前登录用户的密码。

六、质量事故管理规程

1. 目的

建立一个质量事故管理规程。

2. 范围

半成品、成品不符合法定或企业内控规定标准，原料或产品等因保管不善、包装不良而变质的人为质量事故。

3. 职责

质量事故直接责任者、事故发生单位负责人、质管部负责人。

4. 内容

（1）质量事故的划分

① 重大质量事故：因质量问题一次造成损失价值在 5 万元以上（含 5 万元）者（包括在企业负责期内的退货和索赔）；严重威胁用药患者生命安全者；对企业的形象和声誉影响极坏者。

② 一般质量事故：因质量问题一次造成损失价值在 5000～50000 元者。

（2）质量事故报告工作程序

① 事故第一发现者应立即向主管负责人和有关部门报告，节假日向公司值班员报告，然后逐级上报。

② 发生事故的单位或部门负责人应先口头向质管部报告事故情况，并尽快填写事故报告单，报送企业有关部门。一般事故不超过 36h，重大事故不超过 18h，质管部须及时报告主管企业负责人。

③ 发生重大质量事故，质管部应在 3 日内口头报告上级主管部门，写出事故调查报告，于 15 日内报上级主管部门。内容：事故发生原因、性质、经过、处理情况与结果、损失金额和数量、改进措施等。

（3）事故现场紧急处理工作程序

① 事故发现者或事故发生部门必须立即采取补救措施，防止事故蔓延扩大。

② 凡不能或不知道采取何种补救办法时，应立即向主管部门请示，按下达指令处理。

③ 发生重大质量事故时，企业领导及主管部门负责人应亲临现场指挥抢救，必要时设警戒线。

④ 发现者或部门应注意保护现场和有关凭证。

（4）事故的调查与惩处

① 一般事故或重大未遂事故由事故单位负责人组织调查分析。

② 重大事故由企业领导组织有关部门进行调查分析取证，协助上级部门做调查取证工作。

③ 调查内容：品名、规格、批号、事故发生时间、第一发现者姓名，事故类型、性质，采取的补救措施，事故原因，损失价值，现场检查情况等。

④ 组织事故鉴定委员会对事故的性质、类型进行技术鉴定，做出结论。

⑤ 原始调查资料要归档。如现场检查记录、声像带、技术鉴定、化验记录、结果和报告书、旁证资料等。

⑥ 一般事故责任者由所在单位提出处理意见，报企业主管负责人批准，执行企业内部处罚规定。

⑦ 重大事故由公司领导组织的调查组提出处理意见，生产总经理签署意见，报上级主管部门批准，并向药品监督部门报告。

⑧ 重大责任事故需追究直接责任者等刑事责任，提交司法机关处理。

⑨ 破坏或伪造事故现场、隐瞒或谎报事故者，或事故发生后不采取应有的措施，导致事故扩大者，按有关规定做出相应处理，直至追究刑事责任。

七、质量分析管理规程

1. 目的

为提高基地风险管理能力，推动基地开展药品质量风险评估工作，动态评估全市药品生产过程，及时发现和消除药品安全隐患，依据国家食品药品监督管理局《药品生产监督管理办法》和《药品生产质量管理规范》，结合实际，制订本制度。

2. 范围

质量分析。

3. 职责

物控部、检验科等相关人员。

4. 内容

① 质量分析是对药品生产过程的各种记录、工艺技术数据和生产活动成果进行收集和分析的活动。主要内容包括：原辅料、内包材供应商变更情况；原辅料、内包材检验结果情况统计；生产关键工艺参数统计；偏差调查处理情况（包括返工）；成品检验情况统计，并对定量检验结果汇图分析；空气净化系统、水系统监测结果统计及（包括动态监测）趋势图；不合格品处理统计情况、品种召回和不良反应监测情况。

② 基地应加强药品生产过程数据的收集，并对收集的数据进行绘图统计分析。

③ 基地质量受权人为月度质量分析的负责人，负责对所生产药品进行月度质量分析和报告工作。

④ 基地应每月对生产药品进行质量分析，写出分析报告。

⑤ 基地应按时、如实报送生产品种的质量分析数据，对不按时报送或报送数据不真实的，予以通报批评，并列入当年基地质量信用等级评定的不良记录。

八、产品质量档案管理规程

1. 目的

建立产品质量档案的管理规程，为质量管理和检验工作提供服务。

2. 范围

经药监部门批准的、有正式批准文号的产品。

3. 职责

档案管理员，质管部负责人，留样观察和稳定性试验人员。

4. 内容

（1）质管部经理授权专人负责公司产品质量档案的管理工作，该管理员应有档案管理的基本知识，经本岗位培训合格后上岗。

（2）产品质量档案的建立

① 质管部应对公司生产的所有药品逐个建立产品质量档案，所有品种的质量档案均在获准生产后十天之内完成建档工作。

② 由质管部经理负责安排档案管理员具体实施建档工作。

（3）产品质量档案的内容

① 产品的批准文件：包括产品批件、质量标准、标签类印字包装材料的批件（可以是复印件）。

② 产品简介：品名、规格、批准文号、批准日期、简要工艺流程、工艺处方等。

③ 产品规格标准及其沿革，原料、辅料、半成品（中间体）、成品、包装材料、标签等规格标准，检验方法，标准沿革及修改执行情况。

④ 主要物料供应商质量体系评估报告。

⑤ 留样观察及产品稳定性试验资料，每年均要有数据或书面总结。

⑥ 重大质量事故与质量事故报告全套资料。

⑦ 用户投诉，产品回收，退货、紧急召回等情况每年汇总归档。

⑧ 检验方法变更：变更申请报告、药品监督部门的批复等资料，对比试验资料。

⑨ 提高产品质量工作总结、数据资料方法和效果、质量，改进文字资料。

⑩ 包装规格要求，标签、说明书、箱头文字，尺寸，材质标准，变更文字说明，变更后资料。

⑪ 全套检验记录、现场监控记录、请验通知单、取样记录、检验指令等空白记录。

（4）档案保管与使用

① 档案应存放在加锁的柜中保存，注意防潮、防虫蛀、防火，保管得当，不得遗失。

② 资料归档要办理归档手续，填写归档凭单，包括文字页数，归档时间，归档人签名。

③ 借阅档案要办理借阅手续，凡需要复印的需经质管部负责人签字同意，不得将档案带回家中使用。

④ 任何人不得将工作中应归档的文字资料毁坏或据为己有。

⑤ 产品质量档案均应制订保存期限，保存至有效期后一年，过期应销毁。

⑥ 过期或其他原因档案需销毁时，由档案管理员提出书面申请，写明销毁原因、销毁办法，报 QA 主管审核，质管部负责人批准方可销毁。

九、检疫监控管理标准

1. 目的

建立检疫监控管理标准，规范检疫监控，以保证产品质量。

2. 范围

GAP 基地温郁金（以温郁金、温莪术为例）。

3. 职责

质量部质检员。

4. 内容

温郁金（温莪术）为姜科植物温郁金的干燥根茎。冬季茎叶枯萎后采挖，洗净，蒸或煮至透心，50～55℃低温干燥或晒干后除去须根及杂质。

（1）温郁金种子　温郁金种子质量等级。温郁金种子为根状茎，生产上常用二头、三头。种苗质量等级指标见表 2-1。低于二级标准的种子不得作为生产性种子使用。

表 2-1　温郁金种子的质量等级指标

级别	净度/%	大小/个·kg^{-1}	外观	肉质	检疫对象
一级	≥95	10～156(二头)	健壮、粗短、芽饱满	断面黄色	不得检出
二级	≥90,<95	15～20(三头)	健壮、粗短、芽饱满	断面黄色	不得检出

注：种子大小为温郁金播种时的大小值。

（2）试验方法

① 净度：按 GB/T 3543.3—1995 规定进行。

② 大小。用精确度为 0.1 的天平称重，再数个数。

③ 外观。目测。

④ 肉质。将根状茎横切，目测。

⑤ 检疫对象。按 GB 15569 规定进行。

（3）检验规则

① 批次。同一产地、同期收获、同一等级的温郁金根状茎作为同一批次。

② 抽样。按 GB/T 3543.2—1995 进行。

③ 判定规则。检验结果全部符合标准者，则该批为合格。否则，在同一批次中加倍抽取样品对不合格指标复检一次，若复检结果仍不符合标准规定，则判定该批次为不合格。

（4）温郁金（温莪术）

① 水分：按照水分测定法（《中国药典》2005 年版一部附录Ⅸ H 第二法）测定，不得超过 14%。

② 总灰分：不得超过 7.0%。（《中国药典》2005 年版一部附录Ⅸ K）。

③ 酸不溶性灰分：不得超过 2.0%。（《中国药典》2005 年版一部附录Ⅸ K）。

④ 浸出物：按照醇溶性浸出物测定法项下的热浸法（《中国药典》2005 年版一部附录ⅩA）测定，用稀乙醇作溶剂，不得少于 9.0%。

（5）仓贮　存于库内。因本品易生虫，应注意熏蒸杀虫。

十、检验室安全操作管理规程

1. 目的

建立检验室安全管理规程。

2. 范围

检验室。

3. 职责

检验室工作人员。

4. 内容

① 严格遵守检验操作规程和仪器、设备使用安全规程。

② 检验前应熟悉原理和注意事项，仔细检查仪器的安装是否良好。

③ 按规定要求穿戴工衣、工帽、工鞋，定期洗涤，以防污染和不必要的损伤。

④ 在进行一切有可能损伤眼睛的操作时，必须戴上保护眼镜。

⑤ 使用危险试剂（易燃、易爆、有毒有害物品）时，室内至少有两人，以减少人身事故和火灾的发生。

⑥ 在装配玻璃仪器时，要注意不要被玻璃割伤（扎伤）。

⑦ 用试管加热液体时，不要把试管口朝自己或临近工作人员。回流冷凝管的上端或蒸馏器的接收器开口必须与空气相连。

⑧ 当眼睛内进入溶液飞沫或其他异物时，首先应立即用大量水冲洗，然后到医院就医。

⑨ 在使用移液管吸取液体时，禁止用口吸取。

⑩ 检验中要集中精力按操作规程进行，不要与人闲谈，禁止离开工作岗位，不得违章操作。

⑪ 取完试剂后要盖紧塞子，不可搞错瓶塞。

⑫ 易挥发、有毒、有害气体的瓶口应用蜡（或其他方法）封口。

⑬ 不准用鼻子对准试剂瓶瓶口闻味。如需嗅试剂的气味时，可将瓶口远离鼻子，用手在试剂瓶口上方扇动，使气流吹向自己而闻出其味。

⑭ 绝对禁止用舌头尝试剂。

⑮ 配制有毒药品及洗液等易腐蚀性液体时应采取防护措施，带好胶皮手套、面罩、胶靴，防止溅出造成伤害。

⑯ 取出腐蚀性、刺激性物质（NaOH）不得用手直接接触，应使用工具。

⑰ 稀释浓硫酸时，应在搅拌下徐徐将酸倒入水中，不得将水倒入酸中，以防溅出，发生危险。

⑱ 不得用化验器皿盛装食品和饮料，不得在检验室内吃东西。

⑲ 检查线路或机壳是否漏电时，应使用电笔，并注意电线的绝缘层是否有破损，地线焊接是否牢固。

⑳ 推拉电闸时不要面对电闸，以免电火花伤眼睛。

㉑ 不要用水及湿布擦洗电气设备。

㉒ 检查电气设备是否发热时，应以手背试壳，不要用手掌面去触试，以免因触电痉挛发生危险。

㉓ 检验结束后应进行安全检查，离开时要关闭一切电源、水源、气源，关好门窗。

十一、检验用玻璃仪器管理规程

1. 目的

建立玻璃仪器标准的管理规程。

2. 范围

检验用的玻璃仪器。

3. 职责

QC 人员、QC 负责人。

4. 内容

① 精密量取的玻璃仪器要购买 A 级，但必须经过技术监督部门校验，合格后才能使用。

② 玻璃仪器也可用技术监督部门校验的仪器作为标准，由具有技术部门培训后发给证书的校验员进行校验、编号、贴上合格标志后才能使用。

③ 玻璃仪器必须按清洗规程清洗干净后，整齐地按品种的不同放入玻柜待用。

④ 玻璃量器不得放于烘箱干燥。

十二、检验仪器、设备管理规程

1. 目的

建立检验室分析检测用仪器设备的管理规程，提高仪器设备管理水平，发挥其最大效益，保证检验工作顺利进行。

2. 范围

检验分析检验用仪器、设备。

3. 职责

检验员、仪器设备管理员。

4. 内容

(1) 仪器设备的档案管理

① 凡在规定金额（如 2000 元）以上的仪器、设备均应建立档案。

② 仪器设备的档案设专人专柜管理。

③ 建立完整的档案，对保证仪器设备正常使用、运行及保养和检修都是非常重要的。

仪器设备档案一般分为原始档案和使用档案。

原始档案包括：名称、型号、进厂编号、生产厂家，购进日期、价格、合同单，随机带来的全部资料（图纸、使用说明书、操作维修指示、备品备件明细表、出厂检验单），开箱验收、安装、调试、验证等所有记录说明及参与人员名单，与生产厂家联系方式、电话、地址、联系人等。

使用档案包括：入厂后计量校正记录及合格证，安装位置，每年一次的使用记录情况书面汇报，仪器设备的保养、维修、排除故障措施等记录，仪器设备书面操作规程。

④ 仪器设备的档案原始资料持有者有义务上交归档，不得存放于个人手中。

⑤ 档案使用需办理借阅手续，严格管理。

（2）仪器设备的存放环境

① 精密仪器、大型设备应存放在专门的房间，存放室应避免阳光照射，保证仪器的光学系统正常。还应与化学检验隔开，以防止腐蚀性气体、水汽腐蚀仪器设备。

② 精密仪器室内应有恒温恒湿装置，保证室内温度在15～25℃、相对湿度≤75％为宜。室内应避光，通风良好，有防尘设施。

③ 在精密仪器室附近要配有相应的消防器材，以保证发生火灾事故时随时取用扑救。

④ 天平及其他仪器应设在防震、防晒、防潮、防腐蚀的单独房间内。

⑤ 烘箱、高温炉应放在不易燃烧的水泥台或坚固的金属架上。

⑥ 较大仪器应固定位置，不得任意搬动，并罩上仪器罩防尘；小型仪器可直接放在柜中。

（3）仪器设备的管理

① 分析用仪器的容量、灵敏度均应与所从事的分析操作相适应。

如原有精度经有关部门鉴定不符合要求，应及时检修、更换或报废。

② 所有仪器设备应安装完好，经过验证，取得计量检定合格证后方可用于检验。

③ 精密仪器室应注意防潮，干燥剂应随时保持有效。长时间不用的仪器应经常通电，以达到除湿目的。

④ 各种精密仪器、设备均应制定书面使用手册。内容包括：名称、型号、进厂编号、设备清洁与保养的负责人、实施人；使用操作方法、步骤、注意事项；清洁规程和保养规程，包括清洁保养内容、方法、步骤，所用设备、器具与溶剂等；设备、仪器的清洁、保养时间安排表；定期检定（校对）周期表。

⑤ 使用人应熟悉操作规程和仪器性能，按操作规程进行操作，做好使用记录。

⑥ 仪器应专人操作，其他人员严禁动用，特殊情况需经主管领导批准。

⑦ 精密仪器设备的拆卸应经过规定的审批手续，未经批准不得私自拆卸。

⑧ 用贵重材料（如铂、黄金、玛瑙）制成的坩埚、乳钵等由专人加锁保管，建立严格的领用制度。

⑨ 发生故障应及时修理，做好检修记录。

⑩ 定期对仪器、设备进行维护保养（一般每年保养一次为宜），并有保养记录。

⑪ 依据国家计量法及实施细则，企业计量部门对实验分析用计量仪器应定期校正或送出校正。无制造许可证标志的计量仪器、设备不得购入。

⑫ 一般类计量仪器、仪表由本企业计量部门检定，属国家检定仪器、量具应到当地计量部门校正。合格后将计量检定合格证贴于仪器上方可使用，否则不准使用。

⑬ 有故障不能使用的仪器、设备，应挂上待检修状态标志，并及时检修。

十三、剧毒物品安全管理规程

1. 目的

建立剧毒物品的安全管理规程，防止中毒、丢失，保障人员安全。

2. 范围

氰化物、砷化物、汞化物、磷化物、生物碱、其他毒性物品。

3. 职责

剧毒物品管理员、质管部负责人、QC 主管、使用人员、购买人员。

4. 内容

（1）剧毒物品的购买

① 依据年度生产品种计划和库存情况，由检验室负责人填写购买计划单，报质管部负责人批准。

② 经质管部负责人批准后，送交物料部购买。

③ 物料部 2 人持"毒品购买证"到指定单位购买，运送途中需实行有效的防范措施，安全交至质管部。"毒品购买证"严禁转借他人。

（2）毒品的接收

① 剧毒物品管理员由质管部授权 2 人担任，负责剧毒物品管理工作。

② 剧毒物品管理员须具备较高的素质和品质，工作认真负责，有一定的专业知识和安全知识。

（3）管理员验收

① 两位管理员先后核对实物与购买计划单的一致性。

② 检查毒品包装完好、封口严密、标签清晰、文字完整、易于辨认、无污染、无渗漏、无破损、无混杂、无启封痕迹。

③ 精密称定内包装（未开口状态）质量，4 人（2 位管理员，2 位采购员）核对确认。以上有一项验收不合格，管理员拒绝接收，报主管领导进行调查，直到得到满意结果。

④ 验收合格，填写接收记录，4 人先后签名。

内容：编号（流水号、不准重复）、品名、规格、数量（标本重量）、购进日期、验收日期、称重、标签、包装、验收结果、验收者签名、采购员签名。

⑤ 瓶外贴上状态标记，内容：编号、购进日期、重量、有毒标志。

（4）剧毒物品的贮存保管

① 剧毒物品须置于保险柜中贮存，分类码放整齐，有存放编码记录。

② 贮存环境及条件：严格按各品种项下要求贮存。

③ 保险柜要双人、双锁保管，2 人各有 1 把锁的钥匙。

④ 氰化物严禁与酸混存。一旦发生火灾，不能使用酸碱灭火器、泡沫灭火器，可用砂土灭火，灭火时需戴防毒面具。

⑤ 管理员对化学性质不够稳定的剧毒品每月检查一次，性质稳定的每季检查一次，账、卡、物相符，并做好记录，发现问题及时采取措施，并报告主管负责人。

⑥ 不准在剧毒品存放室内休息、饮食，严禁吸烟。

⑦ 严禁无关人员进入剧毒品存放室内。

（5）剧毒物品发放原则　随用随领，用多少领多少，多余退库，禁止领用者存放。

① 使用者需两人填写领用单，交质管部负责人审核（包括名称、规格、用量、领用日期、检验样品名称、质管部负责人签名，两位领料人签名，两位发料人签名）。

② 质管部负责人批准签名。

③ 两位管理员（发料人）核对领料单批准手续符合规定要求后签名，两人开锁、取出试剂、交给领料人。

④ 领料人复核原包装重量（在分析天平上称量），应与原包装验收重量或上次取用封口条标注重量相符，否则不准开封，并立即报告质管部负责人调查处理，直至满意。

⑤ 检查原包装的完整性，封口严密、封口条完好、标签完整、外标识完整等无误后方可开封取样。

⑥ 取样完毕后加贴封口条，注明封口人、封口日期、剩余毛重等，退回管理员处。

⑦ 管理员填写发放记录，注明剩余量（毛重），4人签字确认。

⑧ 无批准手续的领料单不得发放。

⑨ 所有的记录、领料单均保存至毒品用完后5年方可销毁。

（6）剧毒物品的销毁。

① 凡超过有效期或使用期的剧毒物品应销毁。

② 因某种原因致使其改变理化性质的剧毒物品应销毁。

③ 使用完毕后的剧毒物品内包材严禁擅自丢弃，必须交由毒品管理员统一管理，统一销毁。

④ 每一剧毒物品及其内包材，均须制定书面销毁工作程序及批准后遵照执行。

⑤ 剧毒物品管理员定期提出书面销毁申请报告，报质管部负责人审核。内容：名称、规格、数量、购进日期、销毁原因、销毁方法（执行销毁工作程序）、安全措施、申请日期、申请人。

⑥ 销毁须严格记录。

内容：除同以上销毁报告外，还应注明销毁执行人、监督执行人、销毁日期、保卫部门批准、当地公安部门意见、当地环保部门意见。记录清楚、完整，归档保存至销毁后十年。

十四、检验用易燃、易爆、易腐蚀物品管理规程

1. 目的

建立一个检验用易燃、易爆、易腐蚀物品管理规程。

2. 范围

检验用易燃、易爆、易腐蚀物品。

3. 职责

检验用易燃、易爆、易腐蚀物品管理员、使用者、检验室负责人。

4. 内容

（1）贮存环境

① 单独贮藏于专用的药品贮存室或专柜。该贮存室或专柜应阴凉避光。门窗坚固且朝外开。

② 贮存室或专柜应设在安全位置，远离检验室、办公室。室内严禁明火，消防灭火设施器材完备，以防一旦事故发生造成伤害和损失。

③ 贮存柜或专柜需用防尘、耐腐蚀、避光的材质制成，顶部装有通风设施。

④ 贮存柜或专柜应有良好的耐腐蚀、防爆的排风装置，有恒温、除湿装置等，保证随时开启，运转良好。温度一般以5～25℃、相对湿度以50%～75%为宜。其中易燃液体贮藏柜或专柜不允许超过28℃，易爆品贮藏温度不超过30℃。照明设备采用隔离、封闭防爆型。

⑤ 化学性质或防护、灭火方法相互抵触的，不得在同一柜或同一贮存室内存放。

（2）贮存

① 贮存由专人负责。

② 管理员应由具备一定的专业知识，经过专业培训且考试合格、具有高度责任心的专业技术人员担任，保证易燃、易爆、易腐蚀物品按规定的要求贮存。

③ 贮存要求单独分类存放，造册登记，均应贴有状态标记，内容包括：类别、贮存条件，异常情况下紧急处理方法等。

④ 管理员必须每周至少检查一次温湿度表，并记录。超出规定范围应及时调整。

⑤ 每月检查一次消防灭火器材的完好状况，保证可随时开启使用。

（3）使用

① 使用人员应按规定的使用量领用。不得大量贮存于检验室内。

② 使用人员应按易燃、易爆、易腐蚀物品规范操作。

十五、检验仪器维护保养管理规程

1. 目的

正确使用检验设备，预防性维修设备，防止事故的发生，保证仪器的正确使用。

2. 范围

分析检验用仪器、设备。

3. 职责

检验员、仪器设备管理员、维修员。

4. 内容

（1）仪器的使用

① 仪器的使用要实行定机定人制度，要严格执行岗位责任制，做到正确使用仪器。单人使用的设备由操作人员负责，多人操作，集体使用的设备由负责人负责。

② 所有仪器都要制订操作规程，重点仪器、技术水平要求较高的仪器，其操作规程要制订详细、清楚。

③ 主要仪器要填写好仪器的使用记录，表明仪器的使用状况。

④ 严禁仪器超负荷运转。

⑤ 精密仪器应放置在清洁干燥的环境中，放置台案应无振动。按仪器的使用要求，应设立通风、防潮、温度控制等设施。

（2）仪器的维修保养　仪器的维修保养应贯彻预防维修为主的方针，即在仪器故障发生前，按照检修计划或相应的技术规定进行维修保养，防患未然。

（3）仪器的日常保养　仪器的日常保养是仪器维护的基础，是预防事故发生的积极措施。通过对设备的检查、清扫和擦拭使设备处于整齐、清洁、安全、润滑良好的状态。

（4）保养内容

① 仪器的完好性：部件、配件是否遗失。

② 检查仪器螺丝，对螺丝进行紧固处理，以防止在使用中脱落。

③ 检查安全防护装置是否完整，安全、准确、可靠。

④ 按各种仪器的检修程序进行月、季度、年的校检，确定其检定周期，填好记录。

十六、检验室防火安全管理规程

1. 目的

建立检验室防火安全管理规程。

2. 范围

检验室。

3. 职责

检验室人员。

4. 定义

（1）闪点 可燃液体的蒸气与空气形成混合物质后和火焰接触时闪火的最低温度称作闪点。闪点≤25℃的试剂叫一级试剂。

（2）燃点 可燃物体接触火焰时燃烧的最低温度叫燃点。

5. 内容

① 检验室的火焰口装置应远离一级试剂。

② 若检验室中存有较大量上述试剂时，应贴有醒目的状态标记："严禁火种"、"严禁吸烟"等字样。

③ 放置这类物品的房间内不能有煤气嘴、酒精灯以及有电火花产生的任何电气设备，室内有通风装置。

④ 使用一级试剂或产生有毒有害气体的检验必须在不燃结构的通风橱内进行。严禁靠近火源，以免发生危险。

⑤ 一级试剂必须封好口，置凉暗通风处保存。

⑥ 化学试剂、物品贮存室内不准进行检验工作，不得穿带钉子的鞋入内。

⑦ 检验操作室内不可贮存大量的化学危险品，化学危险品应存在专门房间里。

⑧ 检验室内必须避免产生电火花。所有电器开关、插座等必须密封，使电火花与外部空气隔绝。

⑨ 冰箱内不准存放无盖的试剂、试药。

⑩ 检验室内严禁吸烟。

⑪ 检验室内应备有淋浴装置和救火用的石棉毯子。

⑫ 自燃物质应存放在防火、防爆贮存室内。

⑬ 日光能直射进房间的检验室内必须备有窗帘，日光能照射的区域内不放置加热时易着火的一切物质，也不要放置加热时易挥发的物质。

⑭ 一般的灭火器、设施应装在检验室门口外附近处，便于取用。

⑮ 严禁带压操作。操作过程中应专人看管，排压后方可开锅（门）。

⑯ 化学试剂应由专人保管。管理人员须经常检查在库试剂情况，发现渗漏及时处理，废旧包装不得在库内堆放，搬运化学物品时严禁流动、撞击。

⑰ 库内严禁吸烟、禁止明火照明。

十七、检验与测试管理规程

1. 目的

为确保公司质量检验活动有效开展并促进公司中药植物种子、中药材质量不断提高，特制订本规程。

2. 范围

本规程适用于对公司中药植物种子、中药材生产加工过程开展的质量检验活动进行控制。

3. 职责

① 质量部是本规程归口管理部门，负责规程的制订、修订和监督管理。

② 质检员负责专检活动的具体实施。

③ 生产部负责产品自检、互检、抽检活动的开展和管理。

④ 生产部部长负责自检、互检、抽检活动的日常检查。

⑤ 操作工负责自检、互检、抽检活动的具体实施。

4. 内容

(1) 种子检验

① 生产检验。

a. 范围。已领取主要农作物种子生产许可证并从事主要农作物原种以及商品种子的生产单位，非主要农作物原种以及商品种子的生产单位。

b. 方法。主要是田间检验，以生产单位自检为主，种子管理部门可安排抽检，购种单位在关键时期可参与检验。

c. 时期。应在品种特征特性表现最充分、最明显的时期进行一次检验，可在苗期、开花期和成熟期进行。

d. 内容。前茬、隔离、原种或制种用亲本种子的真实性、纯度；种子生产技术和质量保证措施；病虫害情况。

e. 种子生产单位应按规定填写填报结果，对检验不合格的种子提出处理意见，并报种子管理部门备案。

② 经营检验。

a. 范围。所有自繁和经销经营的种子。

b. 自繁种子的检验。自繁种子经田间检验入库后，检验室应及时安排种子质量室内检验。主要农作物杂交种子纯度应送省统一鉴定。经检验合格的种子才能包装销售，未经检验或检验不合格的种子一概不得销售。

c. 经销种子的检验。

ⓐ 验收。经销单位首先检验所经销种子的包装是否符合规定，标签应符合《农作物种子标签管理办法》，所标注的种子质量等级应符合相应规定和标签标注标准的规定。对不符合要求的应及时告知对方，严禁销售。包装、标签符合规定的种子再进行复检。每批种子都必须附有《植物检疫证明》。

ⓑ 抽样、封存。供需双方须对经销的每批种子同时取样检验，分别封存，样品保存一个生产周期。

ⓒ 复检。发芽率、净度、水分三项指标，在到货后两个发芽周期内复检完毕；纯度在到货后该作物第一生长周期内完成复检，发现问题应及时通知对方，逾期视为认同种子袋上的质量标注。同时，发现问题通知对方，若对方无答复，应在半个月内再通知一次以上，若对方仍无答复，视为认同问题存在和处理意见。复检结果合格的才能进行销售。

ⓓ 仓贮种子检验。种子仓贮期间对种子水分和发芽率进行定期检验。低温冷库应在进库和出库时各检验一次，超过一年的低温冷库贮藏种子每年抽检两次。常温库应每月检验一次，高温季节（日平均气温大于20℃）每月检验两次。

③ 监督检验。

a. 对生产种子质量的监督检验。

ⓐ 方式。田间实地抽检和田间检验档案的检查。

ⓑ 时期。种子管理部门应在品种特征特性表现最充分、最明显的时期进行检验。

ⓒ 内容。田间生产档案、田间检验档案、种子生产方式、种子生产田质量。

b. 对经销种子质量的监督检验。

ⓐ 时期。种子管理部门对经营者所销售的种子组织不定期的质量检查。

ⓑ 形式。对销售的种子进行质量抽检，询问、考核检验员的技能，检查标签及检验档案。

④ 有质量纠纷种子的检验。

a. 申请。种子质量纠纷双方在本县（区）内的，向所属县（区）的种子管理部门提出书面申请；双方跨县（区）的，向市级种子管理部门提出书面申请；双方跨市的向省级种子管理部门申请；跨省的向农业部种子检验机构申请，或双方约定一个种子检验机构，并详细告知可能存在的质量问题和造成的原因。

b. 检验机构。由种子管理部门安排具有质量检验资质的单位进行质量检验。

c. 纠纷处理。种子管理部门可采用调解方式解决，不能达成一致的，可通过法律途径解决。

（2）中药材半成品检验

① 自检。

a. 操作工在进行加工前首先要对前道工序转来的药材进行验收、符合要求方可加工，对不符合要求的产品要及时进行标识并隔离存放。随后，操作工要立即报告检验员以进行处置。

b. 各道工序在完成后必须由操作者本人在药材规定位置上贴上标签。

c. 生产部部长按照质量控制规程和产品技术要求对加工产品进行检查验收并核对标签序号。

d. 组长在验收时要填写相应的检测记录。检测记录内容中除检验员、检验时间、专检情况、总体判定栏由质检员填写外，其余内容都由组长填写。产品检查情况如实填写在记录自检情况一栏内。

e. 组长在检查产品符合要求并填好记录后立即将记录交质检员进行专检。

② 专检。

a. 质检员在接到组长交来的完工装配检测记录并确认记录符合要求后即可进行实物质量检查。

b. 质检员要将检查结果填写在检测记录的专检情况栏内，并签署姓名和检验日期。合格产品要填写总体判定合格，不合格产品按不合格控制程序处置。

（3）成品检试验

① 自检。药材加工完毕进入试验技术状态前试验员要进行检查验收，符合试验大纲要求方可进行试验。

② 专检。试验由试验员操作，试验情况由质检员填写在《出厂试验记录表》中。并填写该药材详细信息，如加工过程的质检员等。

（4）建立质量档案 质检员在试验完毕后将《出厂试验记录表》与该完工产品加工过程检测合格记录、各过程不合格品处置的相关记录及特殊过程质量控制记录进行整理，合订在一起，从而建立该产品质量档案。

（5）编制出厂号 合格产品此时可以确定出厂编号，出厂编号由质检员填写在相关记录的出厂编号栏上并标记在出厂标签上。质检员要将出厂编号进行存档。

（6）出厂检验

① 待该产品出厂日期确定后，质检员在出厂前提前进行出厂检查并填写《出厂检查记录表》，记录要注明出厂日期。此时质检员需要在出厂标签上标上出厂日期。

② 出厂检查合格后质检员方可填写合格证。

③ 出厂前质检员要将该产品各过程相关记录组成的质量档案整理完毕，交质量主管处归档。

（7）检验工作监督

① 检验机构和检验人员必须按国家规定的检验程序和规定进行检验，如有违反，任何单位或个人均可向农业行政主管部门举报。

② 承担质量纠纷检验的人员，应与当事方无任何经济和亲属关系，如有，应回避。

十八、检验复核管理规程

1. 目的

建立一个检验测试结果复核工作程序。

2. 范围

检验测试结果。

3. 职责

复核人员、检验人员。

4. 内容

① 复核人员由质管部授权人担任，应具有一定的专业基础知识和操作技能，熟悉所复核岗位或项目的工作内容。

② 检验记录填写完毕后由复核人员复核。未经复核人员复核签名的记录不能提交或汇总，更不能进入批记录。该记录处于未完成状态，QC 人员对此负责。

③ 复核。

a. 复核依据：该品种或该项目检验规程。

b. 复核：检验项目完整、不缺项；书写工整、正确，改错正确（必要时加以说明）；检验依据与检验指令单一致；计算公式、计算数值均正确；实验记录填写完整、正确。

c. 原始记录符合规定要求，复核人员签名。否则可拒绝复核，待 QC 人员按要求改正后再复核签名，或报主管负责人令其改正。

④ 属于复核内容范畴内的项目发生错误由复核人员负责；属操作差错等其他问题由 QC 人员负责。

⑤ 复核工作应在规定的时限内完成。

十九、留样观察管理规程

1. 目的

考察产品、物料在贮存期质量变化情况，为改变产品工艺路线、延长药品有效期、处理产品质量问题，以及制订物料贮存期限提供科学依据。

2. 范围

进厂原辅材料、包装材料、中间产品。

3. 职责

质管部质检室对本规程实施负责。

4. 内容

（1）质管部应对所有成品及部分包装材料留样，并指定专人负责留样观察工作。

（2）留样观察员由够资格的质检技术人员担任，负责留样样品的接收、贮存与发放等管理工作。

（3）留样原则

① 出厂成品每批留样。

② 进厂原料每批留样。

③ 包装材料：新供应商的前三批，改版后的前二批应留样备查。

④ 中间产品每批留样备查。

（4）留样分类　成品留样分为一般留样批、重点留样批及稳定性考察批；包材留样分为一般留样批、重点留样批。

（5）留样数量　包装材料：纸箱每批需留至少 1 个样品，其他外包材每批需留至少 2 个样品。

（6）留样样品的取样　由质量管理部专人负责在库房、外包装车间或工序取样。

（7）留样样品的接收与保管　由留样观察员按"检品留样管理规程"或"产品留样管理规程"中相关条款执行。

（8）留样时间的规定

① 成品：稳定性考查批留样至检验不合格为止，重点和一般留样批为有效期后一年。

② 外包材：留样至进厂检验合格后半年。

（9）留样观察

① 由留样观察员每年对所有留样成品、包材进行一次外观质量检查，观察样品是否有变色、吸潮结块、长菌等现象。

② 留样观察员定期将重点留样批及稳定性考察批样品分发给各相关项目检验员进行检验，发放及检验均应做好记录，留样观察员负责汇总检验记录并进行统计分析，填写留样观察台账。

③ 观察时间及项目的规定：一般观察批每年检查一次外观质量。

④ 凡在留样观察期间发现样品质量发生明显变化或不符合质量标准时，留样观察员应立即报告主管负责人进行处理。

（10）留样总结　留样观察员一般每年对留样观察情况总结一次，总结报告交质管部经理审阅后归档保存。

（11）样品的处理　见"检品留样管理规程"。

二十、实验室用水管理规程

1. 目的

建立实验室用水管理规程，保证实验、生产用水的安全。

2. 范围

水。

3. 职责

生产部、物控部、质量部、办公室等。

4. 内容

（1）分析实验室用水标准（GB/T 6682—2008）

指标名称		一级	二级	三级
pH 值范围(25℃)		—	—	5.0～7.5
电导率(25℃)	mS·m^{-1}　≤	0.01	0.1	0.5
	μS·cm^{-1}　≤	0.1	1	5
比电阻(25℃)/MΩ·cm	＞	10	1	0.2

续表

指标名称		一级	二级	三级
可氧化物［以 O 计］/mg·L^{-1}		—	0.08	0.40
吸光度（254nm,1cm 光程）≤		0.001	0.01	—
二氧化硅/mg·L^{-1}		0.02	0.05	—
蒸发残渣/mg·L^{-1}		—	1.0	2.0

（2）电子级超纯水中国国家标准（GB/T 11446.1—2003）

项目 级别	比电阻 （25℃）/MΩ·cm ≤	硅 /μg· L^{-1} ≤	>1μm 微粒 数 /个· mL^{-1} <	细菌 个数 /个· mL^{-1} <	铜 /μg· L^{-1} ≤	锌 /μg· L^{-1} ≤	镍 /μg· L^{-1} ≤	钠 /μg· L^{-1} ≤	钾 /μg· L^{-1} ≤	氧 /μg· L^{-1} ≤	硝酸 根 /μg· L^{-1} ≤	磷酸根 /μg· L^{-1} ≤	硫酸根 /μg· L^{-1} ≤	总有 机碳 /μg· L^{-1} ≤
EW-Ⅰ	18（95％的时间 不低于 17）	2	0.1	0.001	0.2	0.2	0.1	0.5	0.5	1	1	1	1	20
EW-Ⅱ	15（95％的时间 不低于 13）	10	5	0.1	1	1	1	2	2	1	1	1	1	100

（3）《中国药典》医药用水标准

① 纯化水标准。

氨	<0.3×10^{-6}	重金属	<0.5×10^{-6}
硝酸盐	<0.06×10^{-6}	电导率	<2μS·cm^{-1}

② 注射水标准。

pH 值	5.0～7.0	细菌内毒素	<0.25EU·mL^{-1}
氨	<0.2×10^{-6}	重金属	<0.5×10^{-6}
硝酸盐	<0.06×10^{-6}		

（4）锅炉给水质量标准

炉型	锅炉过热 蒸汽压力 /MPa	电导率 /μS·cm^{-1}		硬度 /μmol·L^{-1}	溶解氧		铁	铜	钠		二氧化硅
					μg·L^{-1}						
		标准值	期望值	标准值	标准值	标准值	标准值	期望值	标准值	期望值	标准值
汽包炉	3.5～5.8			≤2.0	≤15	≤50	≤10				应保证蒸汽中 二氧化硅符合 标准
	5.9～12.6			≤2.0	≤7	≤30	≤5				
	12.7～15.6	≤0.3		≤1.0	≤7	≤20	≤5				
	15.7～18.3	≤0.3	≤0.2	约为0	≤7	≤20	≤5				
直流炉	5.9～18.3	≤0.3	≤0.2	约为0	≤7	≤10	≤5	≤3	≤10	≤5	≤20 ≤20
	18.4～25	≤0.2	≤0.15	约为0	≤7	≤10	≤5	≤3	≤5		≤15 ≤10

（5）生活饮用水水质标准（GB 5749—2006）

① 感官性状和一般化学指标。

项 目	标 准
色度	色度不超过15度并不得呈现其他异色

续表

项　目	标　准
浑浊度	不超过3度,特殊情况不超过5度
臭和味	不得有异臭、异味
肉眼可见	不得含有
pH 值	6.5～8.5
总硬度(以碳酸钙计)	450mg・L^{-1}
铁	0.3mg・L^{-1}
锰	0.1mg・L^{-1}
铜	1.0mg・L^{-1}
锌	1.0mg・L^{-1}
挥发酚类(以苯酚计)	0.002mg・L^{-1}
阴离子合成洗涤剂	0.3mg・L^{-1}
硫酸盐	250mg・L^{-1}
氯化物	250mg・L^{-1}
溶解性总固体	1000mg・L^{-1}

② 放射性指标。

总α放射性	0.1Bq・L^{-1}
总β放射性	1Bq・L^{-1}

③ 毒理学指标。

项目	标准	项目	标准
氟化物	1.0mg・L^{-1}	银	0.05mg・L^{-1}
氰化物	0.05mg・L^{-1}	硝酸盐(以氮计)	20mg・L^{-1}
砷	0.05mg・L^{-1}	氯仿	60μg・L^{-1}
硒	0.01mg・L^{-1}	四氯化碳	3μg・L^{-1}
汞	0.001mg・L^{-1}	苯并(a)芘	0.01μg・L^{-1}
镉	0.01mg・L^{-1}	滴滴涕	1μg・L^{-1}
铬(六价)	0.05mg・L^{-1}	六六六	5μg・L^{-1}
铅	0.05mg・L^{-1}		

④ 细菌学指标。

项目	标　准
细菌总数	100个・mL^{-1}
总细菌总数	3个・L^{-1}
游离余氯	在与水接触30min后应不低于0.3mg・L^{-1};集中式给水除出厂水应符合上述要求外,管网末梢水不应低于0.05mg・L^{-1}

二十一、试液、指示剂、缓冲液、贮备液管理规程

1. 目的
建立一个化学试液、指示液、缓冲液、贮备液管理规程。

2. 范围

分析实验用化学试液、指示液、缓冲液、贮备液。

3. 职责

试液配制人员、复核人员。

4. 内容

（1）配制要求

① 依据：常用试液、指示液、贮备液依据《中国药典》规定的方法进行配制。凡《中国药典》没有规定的，按批准的规定方法进行配制。

② 复核：试液等配制必须遵循两人核对、签名制，否则不得使用。

③ 记录：配制人员须按规定填写原始记录。复核签字后生效。并保留至用完后1年。

④ 除有特殊规定外，一般配制工作在常温下进行。

⑤ 按一定使用周期配制，不要多配，特别是危险品、毒品应随用随配。原则上配制是以3～6个月用完为宜。

（2）配制操作注意事项

① 配制前检查所领试剂、试药与该试剂配制规程要求的一致性。

② 瓶签完好，试剂无沉淀、混浊、变色、混杂等异常现象。外观符合要求，在规定的使用期内，检查确认无误后方可配制。

③ 配制试液所用试剂、试药须为"分析纯"，特殊情况须执行批准的书面规程。

④ 配制所用操作器具及盛放容器必须洁净、干燥。

⑤ 操作。

a. 固体试剂可称量在干净的称量纸上或直接称量在适当的容器中。取样勺要洁净、干燥，注意多取的试药严禁放回原瓶中。取完后立即旋紧瓶盖。

b. 取用液体试剂时，先将瓶塞反放在桌面上，将贴有标签的一面握在手心中，逐渐倾斜瓶子，倒出试剂，取出所需用量后，竖起瓶子，盖好瓶塞，注意多取的试剂严禁倒回原瓶。

c. 严格按配制方法进行操作，实验操作符合规定要求。

⑥ 配制好的试液等须放于具塞的试剂瓶或密封容器中保存，指示剂一般存于小滴瓶中。

a. 遇光易分解的应贮于棕色瓶中。

b. 须低温贮存的放在冰箱内保存。

c. 碱性试液腐蚀玻璃，应贮于白色聚乙烯塑料瓶中，如用玻璃瓶贮存的，严禁用玻璃塞，必须用橡胶塞或聚乙烯塞塞紧。

d. 配制及填写配制记录，由第二人复核并签名。

e. 贴好瓶签，内容包括：品名、浓度、配制日期、使用截止日期、配制者、复核者。

⑦ 配制好的试液贮存期原则上稳定性较好的6～12个月，一般试液≤6个月，稳定性差的随用随配，用多少配多少。

⑧ 贮存中试液发生颜色改变、浑浊等异常变化应立即停止使用，重新配制。

（3）配制方法　执行《中国药典》附录或批准的规定方法。

二十二、实验室化学试剂配制管理规程

1. 目的

建立化学试剂配制管理规程，保证检验工作质量。

2. 范围

化学试剂、试药、贮备液。

3. 职责

化学试剂配制者、检验室负责人。

4. 内容

① 试剂配制应按批准的书面规程进行，且须两人检查核对。

② 建立配制记录，由配制人员在操作过程中逐项填写。内容包括：配制试剂名称、浓度、配制总量、配制日期、使用截止日期；配制试剂配比；所用试剂级别、浓度、批号、生产厂家牌号；配制方法、加入顺序；配制溶剂及必要的处理；配制人员签名、复核人员签名。

③ 配制人员在配制前首先检查所领试剂、试药与该试剂配制规程的一致性，瓶签完好，试剂外观符合要求，在规定的使用期内，方可进行配制。

④ 试剂的恒重：固体化学试剂在贮存中易吸潮而增加重量，故配制时需恒重。按恒重要求进行操作。

⑤ 称量：称量是决定所配制试剂准确性的关键步骤，必须准确无误。

⑥ 所用操作器具必须洁净、无残损，最好选用 A 级容量瓶、A 级吸管配制和稀释。

⑦ 严格按配制方法进行操作，操作符合规定要求。

⑧ 按一定使用周期配制试剂，不要多配。特别是危险品、毒品应随用随领随配。多余试药退库，以防时间长变质或造成事故。原则上配用量以 3～6 个月用完为宜。

⑨ 配好的试剂放在具塞、洁净的适宜容器中。见光易分解的试剂要装于棕色瓶中，挥发性试剂其瓶塞要严密，见空气易变质的试剂应用蜡封口。贴好瓶签，注明名称、浓度、配制日期、使用期限、配制者。

⑩ 用过的容器、工具按各自的清洁规程清洗，必要时消毒、干燥、贮存好。

⑪ 化学试剂配制记录保留至试剂用完后 1 年。

二十三、实验室化学试剂使用管理规程

1. 目的

建立一个学试剂的使用管理规程。

2. 范围

化学试剂、试药、贮备液。

3. 职责

实验检验员、检验室负责人。

4. 内容

① 使用前首先辨明试剂名称、浓度、纯度，生产厂家牌号、批号是否过使用期。无瓶签或瓶签字迹不清、超过使用期限的试剂不得使用。

② 用前观察试剂性状、颜色、透明度，无沉淀、变质等。变质试剂不得使用。

③ 用多少取多少，用剩的试剂不准再倒回原试剂瓶中。

④ 使用时要注意保护瓶签，避免试剂洒在瓶签上。

⑤ 防止污染试剂的取用方法：取用液体试剂应倒入小烧杯中，再用吸管吸取。

吸管——不要插错吸管，勿接触别的试剂，勿触及样品或试液。

瓶塞——塞心勿与他物接触，勿张冠李戴。

瓶口——不要开得太久，以免受污染或变质。

⑥ 需冷冻贮藏的试剂使用时勿反复冻融，否则会加速试剂变质，应按日用量分装冷冻，用多少取多少。

⑦ 低沸点试剂用毕应盖好内塞及外盖，放置冰箱贮存。

⑧ 贮于冰箱的试剂放置室温后使用，用毕立即放回，防止因温度升高而使试剂变质。

⑨ 试剂应定置依次码放整齐，用后归还原处，不要乱放，防止因紊乱而造成不应有的差错。

二十四、实验室超出规定的结果与异常结果处理管理规程

1. 目的

建立一个实验室超出规定的结果与异常结果处理管理规程，以保证实验、生产的准确性。

2. 范围

超出规定的结果与异常结果。

3. 职责

生产部、质量部。

4. 内容

① 相关工作人员一旦发现超出规定的结果与异常结果，应如实填写下列报告：

日期：

致产品质量科：

复查料号异常报告：

异常原因：

□人为疏忽□已通知工务科处理□

改进状况：

□已改进□已通知工务科处理□

科长：

组长：

制造质量：

制造申诉：

质量其他：

客户：

记单编号：

批号：

订单量：

料号：

本批数量：

抽检：

异常量：

进料日期：

发生日期：

交期：

机班别：

异常项目原因说明：

处理改善对策：

主管：

经办：

② 对离群值的处理有一些统计判断的方法，如 Chanwennt 准则规定，如果一个数值偏离观测平均值的概率小于等于 $1/(2n)$，则该数据应当舍弃（其中 n 为观察例数，概率可以根据数据的分布进行估计）。

二十五、小样检验管理规程

1. 目的

通过观察和判断，适当时结合测量、试验所进行的符合性评价。

2. 范围

小样检验。

3. 职责

质量部质检员。

4. 内容

（1）检验的步骤

① 检验的准备。熟悉规定要求，选择检验方法，制定检验规范。首先要熟悉检验标准和技术文件规定的质量特性和具体内容，确定测量的项目和量值。为此，有时需要将质量特性转化为可直接测量的物理量；有时则要采取间接测量方法，经换算后才能得到检验需要的量值；有时则需要有文字标准、实物样品（样件）或图示作为比较测量的依据。要确定检验方法，选择精密度、准确度适合检验要求的计量器具和测试、试验及理化分析用的仪器设备。确定测量、试验的条件，确定检验实物的数量，批量产品还需要确定批的抽样方案。将确定的检验方法和方案用技术文件形式做出书面规定，制定规范化的检验规程（细则）、检验指导书，或绘成图表形式的检验流程卡、工序检验卡等。在检验的准备阶段，必要时要对检验人员进行相关知识和技能的培训和考核，确认能否适应检验工作的需要。

② 获取检测的样品。样品是检测的对象，质量特性是客观存在于样品之中的，排除其他因素的影响后，可以说样品就客观决定了检测结果。

获取样品的途径主要有两种：一种是送样，即过程（工艺）、作业完成后，由作业者或管理者将拟检材料、物品或事项送达及通知检验部门或检验人员进行检测。样品获取的另一种方法是抽样，即对检验的对象按已规定的抽样方法随机抽取样本，根据规定对样本中全部或部分进行检测，通过样本的合格与否推断总体的质量状况或水平。

（2）测量或试验 按已确定的检验方法和方案，对产品质量特性进行定量或定性的观察、测量、试验，得到需要的量值和结果。测量和试验前后，检验人员都要确认检验仪器设备和被检物品试样状态正常，保证测量和试验数据的正确、有效。

（3）记录 对测量的条件、测量得到的量值和观察得到的技术状态，用规范化的表格和要求予以记载或描述，作为客观的质量证据保存下来。质量检验记录是证实产品质量的证据，因此数据要客观、真实，字迹要清晰、整齐，不能随意涂改，需要更改的要按规定程序和要求办理。质量检验记录不仅要记录检验数据，还要记录检验日期、班次，由检验人员签名，便于质量追溯，明确质量责任。

（4）比较和判定 由专职人员将检验的结果与规定要求进行对照比较，确定每一项质量特性是否符合规定要求，从而判定被检验的产品是否合格。

（5）确认和处置 检验有关人员对检验的记录和判定的结果进行签字确认。对产品（单件或批）是否可以"接收"、"放行"做出处置。

① 对合格品准予放行，作业人员据此将合格品及时传递转入下一作业过程（工序）或准予入库、交付（销售、使用）。不合格品由有关人员按其程度分别情况做出相应处置。

② 对批量产品，根据产品批质量情况和检验判定结果分别做出接收、拒收、复检处置。

二十六、检验记录管理规程

1. 目的

保证检验记录符合规定要求，为产品质量提供数据依据。

2. 范围

检验用原始记录。

3. 职责

检验人员、复核人员、质管部负责人。

4. 内容

（1）检验记录内容

① 品名、规格、批号、数量、来源、检验依据。

② 取样日期、报告日期。

③ 检验项目、测定数据、结果、计算、称量。

④ 判定。

⑤ 检验人、复核人。

（2）有效数字

① 一般分析数据和计算结果要求保留四位有效数字。

② 保留有效数字时，最多只能保留一个不定数。

③ 用四舍六入五成双规则弃去过多的数字。即当尾数≤4时则舍，尾数≥6时则入，尾数等于5时，若5前面为偶数则舍，为奇数时则入。当5后面还有不是零的任何数时无论5前面是偶或奇皆入。

④ 在加减法运算中，尾数及它们的和或差的有效数字的保留，以小数点后面有效数字位数最少的为标准。

⑤ 在乘除法运算中，尾数及它们的积或商的有效数字的保留，以每数中的有效数字位数最少的为标准。

⑥ 分析结果小数点后的位数，应与分析方法精密度小数点后的位数对齐。检验结果的写法应与药典规定相一致。

（3）记录复核　检验记录完成后，应由第二人对记录内容、计算结果进行复核。复核后的记录，属内容、计算错误，复核人要负责；属检验错误复核人无责任。

（4）书写要求　记录完整，无缺页损角；有检验数据；有计算式；有检验者、复核者签章（应写全名）；字迹清晰、色调一致；书写正确（如月、日不可写成 */*）；无涂改；有判定和依据；无漏项。

（5）严格执行质量标准和检验操作规程，认真如实做好记录。否则，按检验事故处理。

（6）检验记录不得随意更改、删减，如需更改、删减数字应画条水平线，加盖更改人印章，将正确数据写在上方。

（7）检验记录填写的计量单位、符号等应符合法定计量单位和国家标准的规定。

（8）由其他组转来的检验结果凭证需附在该批的检验记录上，有特殊情况均应写明。

（9）不得使用"同上"或"··"表示重复的代号。

（10）检验记录用完后，交给专人编号保存，保存至产品有效期或负责期后一年。

（11）检验记录销毁，执行销毁操作规程。

二十七、检验操作规程编制规程

1. 目的

建立温郁金（温莪术）检验操作规程编制规程。

2. 范围

化验室。

3. 职责

化验员、质控员。

4. 规程

（1）鉴别检查　根据标准操作方法，必要时写出化学反应式，通过实验得出结论（呈正反应或负反应）是否符合规定，符合规定后进行下一步操作。

（2）样品加工　根据不同检测项目的要求，将温郁金（温莪术）样品粉碎成不同细度的粉末于样品瓶中，置于干燥器中备用。

（3）含量测定　根据标准操作方法，平行测定两份样品，计算其相对偏差应符合规定，再根据限度要求下结论（符合规定或不符合规定）。

（4）记录内容　包括品名、规格、批号（流水号）、数量、来源、检验依据、取样日期、样品检验项目、提交检验报告日期等。

（5）实验所得的原始数据必须真实，直接记录在检验记录本上。分析数据与计算结果中的有效数据应符合"有效数字和数值的修订及其运算"中的规定。

二十八、检验报告管理规程

1. 目的

建立一个检验报告管理规程，保证产品的顺利发放。

2. 范围

原料、辅料、包装材料、半成品、成品。

3. 职责

档案管理员、QC 人员。

4. 内容

（1）检验报告书内容及要求

① 检验报告一般包含的内容和顺序如下：品名、规格、批号、数量、来源、检验依据；取样日期、报告日期；检验项目；检验结果；判定；检验人、复核人、负责人。

② 书写要求：报告完整，无缺页损角；有检验数据；有计算公式；有检验者、复核者、负责人签章；字迹清晰、色调一致；书写正确（如月、日不可写成 * / *）；无涂改；有依据；有判定、有单位公章；无漏项。

（2）判定　检验报告是对药品质量检验结果的证明书，判定必须明确、肯定，有依据。

（3）签章　检验报告上必须有检验者、复核者及部门负责人签章，签章应写全名，否则该检验报告书无效。

（4）内容逐项填写，不得空项，无填写内容的项可画一水平线。

（5）计量单位符号、代号要求同原始记录。

（6）检验报告书份数按使用部门要求开具，必须保证每份清晰。

（7）检验报告书除发出的以外，应留一份贴在检验记录背面，存档备查。

（8）检验报告书的存档与销毁，执行检验记录管理规程要求。

二十九、包装材料检验管理规程

1. 目的
建立包装材料检验管理规程，保证包装材料的质量。

2. 范围
包装材料。

3. 职责
生产部、质量部。

4. 内容
包装材料要求所要进行的检测可汇总为以下几类：内容物质量的保全性（保护性）、安全性、加工适应性、方便性、商品性等检测。

（1）材料的阻隔性　材料阻隔性能的好坏直接影响商品的质量，材料阻隔性差可导致商品变质、失效、失去使用价值。这种阻隔包括对、水蒸气、气体、光等的阻隔，以及绝热性能是否良好。

一般用于软包装的材料以透明材料居多，如果内容物有避光保护的要求，可以通过对材料进行真空镀铝、将材料与金属复合，或向材料中添加特定的光吸收剂等方式来有效降低材料的透光性。软包装材料自身的绝热性能往往不是很受关注，因为采用软包装材料进行包装的商品体积一般较小，如果对保存温度有要求的话可采用保温箱来控制环境温度。

通常所说的材料阻隔性能主要是指材料对水蒸气、气体（氧气、氮气、二氧化碳等无机气体以及香味等有机气体）的测试。一般来讲，材料对水蒸气以及常规气体的阻隔性（尤其是氧气）能够直接影响到内容物在贮存、售卖以及售出后一定环境一定时间内的保存质量。例如：在规定的保存环境中，是否能在规定的保质期内保持产品质量。这点对食品包装和药品包装尤其重要，而且由于药品使用的特殊性，对药品包装材料的阻隔性能要求往往更高一些。

有机气体阻隔性测试是阻隔性测试中较高等级的测试，包装材料的保香性能属于有机气体阻隔性检测的范畴。通常，并不是所有包装材料都需要进行有机气体阻隔性测试。一些试验结果表明，材料对氧气、水蒸气的阻隔性越高则它对有机气体的阻隔性越好。

（2）机械保护性　机械保护性是包装材料的基础检测项目之一，检测数据直接影响产品在运输、销售过程中外界自然因素或者人为因素可能导致的包装损坏。包括冲击、摇动、堆码强度等检测。

对运输包装件的测试就是通过分析不同的流通环境，模拟各个环节，检验包装对内容物的保护性能，并找出引起包装件破损的主要原因，最终达到保护产品的目的。这类检测有模拟流通环境的需要，以检测由于环境因素变化带来的影响，例如，露天存放时包装件会受到雨水、阳光、虫蛀和微生物的作用，而这些模拟测试都需要在一个或多个模拟试验室环境中进行，单靠一台设备是无法满足检测要求的。对于内包装或者小包装件，利用密封试验仪可以检测包装件在经过了一系列模拟试验后（如摇动试验、跌落试验、耐压试验等）的密封性能。

（3）稳定性　材料稳定性的检测也是包装材料的基础检测项目之一，检测目的也是保证包装件在运输贮存过程中不破损。众所周知，商品要经历生产、运输、销售等环节，环境的变化比较大。例如，在热带制造的产品销售到温带，生产是在高温高湿的环境中进行，但是销售时周围的环境温湿度较低、比较干燥。因此，材料对环境变化的稳定性十分重要，常见的检测项目为薄膜的受热尺寸稳定性。一般薄膜试样的受热方式有液体浴和空气浴两种，液体浴又分为水浴和油浴，具体试验时选择哪一种受热方式，要根据对材料的要求以及材料的特性等因素来考虑。

（4）机械加工性　拉伸性能是材料力学性能中最重要、最基本的性能之一，几乎所有的包装材料都要进行拉伸性能的考核。拉伸性能的好坏，可以通过拉伸试验进行检测。材料的拉伸强度、伸长率等指标对于薄膜供应商和使用商来讲都极为重要，这些指标决定了对薄膜进行二次加工时加工生产线的具体参数的确定，对加工生产线的加工速度以及设备的牵引力都有影响，也是材料加工商判断加工成品性能指标的基础。

测量撕裂强度的试验实际上主要测量撕裂增生所需的能量，主要的测量方法有裤形法和埃莱门多夫撕裂法，优选恒定半径试样的埃莱门多夫撕裂法。对薄膜加工商而言，撕裂强度过大或者小对加工过程可能都是不利的。对于客户而言，材料的耐撕裂性能是关系到包装物是否易开封的一个主要指标。

在实际包装过程中的摩擦力常常既是拖动力又是阻力，因此必须有效控制摩擦系数的大小，使它在适当的范围内。自动包装用卷材，一般要求内层摩擦系数比较小，而外层摩擦系数适中。但是内层摩擦系数不能过小，否则有可能引起制袋成型时叠料不稳定而产生错边；外层摩擦系数太大会引起包装过程中阻力过大致使材料拉伸变形，太小可能又会引起拖动机构打滑造成电眼跟踪和切断定位不准。在研究材料的摩擦系数时，应特别注意温度对摩擦系数的影响。材料的摩擦系数可能会随着温度的变化出现明显的增长或减少，也可能会保持一定的数据稳定性。考虑到生产线的实际运转温度往往不能很好地控制在室温范围，因此不仅要测量包装材料在常温下的摩擦系数，还应考察在实际使用环境温度下的摩擦系数。要完成这种变温试验，可以改变实验室的环境温度（当所需温度与室温相差不大时还是可取的），也可以借助检测设备的自控温功能。

材料厚度是否均匀一致对材料的各项性能指标也有重要影响。倘若一批薄膜厚度不均匀，各处的拉伸强度、阻隔性等都会受到很大的影响。材料厚度均匀性现在已经成为软包装材料制造的基础指标之一。由于软包装材料具有可压缩的特性，所以机械测厚仪在软包装领域内的应用一直是无限广阔的。机械测厚仪可以分为点接触式和面接触式两类，是一种接触式测厚方法，它与非接触式测厚方法有着本质的区别——能够在进行厚度测量之前给试样测量表面施加一定的压力（点接触力或面接触力），这样可以避免在测量那些具有一定压缩性、表面高低不平、各处厚薄不均的材料在使用非接触式测厚仪时可能出现的测量不准确的现象。机械测厚仪采用最为传统的测厚方法，测得的数据稳定可靠，对测试对象没有选择性。

（5）印刷适应性　附着性、耐磨性、印刷精度等几项指标主要是针对印刷行业的特点提出的。一件包装质量良好的产品，不但要有良好的保护性，而且其印刷质量也要达到优等。包装是一件商品的外衣，同时也代表了一个品牌的形象，如果仅有良好的保护性，却没有优质的印刷，也就谈不上是一个优质的包装。促进销售是现代包装的主要功能之一，包装已经成为提高商品竞争能力、促进销售的重要手段。优秀的印刷是实现企业营销战略的冲锋兵，没有优秀的印刷，要想塑造品牌和企业的良好形象势必会事倍功半。

（6）密封、黏合性　热封制袋是整个软包装工艺的最后一道程序。热封制袋要求有良好的热封牢度，能承受口袋的后加工处理而不发生泄漏。封口的严密性同热封材料的正确选择、热封压力、热封温度和时间以及热封方法都有很大关系。热封的质量直接影响到包装物整体的阻隔性，因为封口处是最容易出现泄漏的地方，一个包装物只要出现了泄漏，采用再好的阻隔材料也无济于事。同样，在实际使用过程中，大部分包装损伤是发生在热封部分，这多是由热封强度不足、热封性不适宜、热封装置以及热封条件不合适造成的。对于复合材料及胶黏剂，材料的剥离和黏合性能十分重要，应为包装商所重视。通过检测材料的剥离强度，可以保证复合薄膜等常用包装材料自身特性的稳定性，使之不至于在低强度时就导致材料的层间分离，破坏其应有的阻隔性能。

（7）方便性　一般来讲，软包装件不直接用于物流运输，因为软包装材料本身就是很柔软的材料，虽然可以很好的保护产品免受环境变化带来的影响，但其力学性能以及机械保护性能往往达不到物流运输的要求。常见的外包装主要有纸箱，也有使用金属箱或硬质塑料箱的。

对于产品在包装开启后的保存，近几年在这方面的研发也比较多，但是普及性较低。现在看来，塑料瓶是较普及的易于开启后再密封的包装形式，从最初仅是用于牛奶、矿泉水的包装发展到现在广泛用于果汁、饮料、啤酒以及部分调味品的包装，发展前景十分宽广。易拉罐逐渐退出饮料包装市场与其一次性开启后不易保存的特性有关。塑料瓶包装大行其道正是因为它在便于携带以及开启后再保存等方面占尽优势。

面对激烈的市场竞争，产品包装可以在满足内容物质量的保护性、安全性以及机械加工性的基础上再追逐成本最小化，这与提高企业的生产效率、开拓市场、保持品牌形象同样重要。而进行全面的质量检测并选择合适的质检设备是缩减包装成本、保证包装质量的基础。

第五节　设备管理规程

一、设备技术档案管理规程

1. 目的

仪器设备技术档案管理工作是设备管理工作的组成部分和重要环节。为了加强对设备档案的管理和收集、整理工作，有效地保存和利用档案，充分发挥设备档案在生产、科研中的作用，必须做好原始材料和技术资料的归档工作。对规定应当立卷的设备资料，各部门务必按规定建档，并向有关部门移交档案或档案目录。

2. 范围

GAP 基地所有的仪器设备。

3. 职责

生产部、质量部、物控部、办公室的所有设备技术档案都归总到物控部实验设备管理处，由档案兼职管理人员统一管理。

4. 内容

① 根据《中华人民共和国档案法》和基地档案工作规范，在实验设备处设立设备档案兼职管理人员统管生产、科研设备档案。各部门应对现有的设备资料进行立卷归档工作。单价在 10 万元人民币以上的大型精密贵重仪器设备，均需认真建立设备档案。

② 外购设备归档内容：设备可行性论证报告（包括论证会议文件、记录）；领导批复；订购合同（包括有业务内容的重要来往函件）；进口设备过程中有关的技术、商务文件；验收报告、产品合格证书；装箱单及开箱记录；产品说明书、全套随机技术文件；安装调试记录、双方签字移交文件、保修单；索赔来往公函及结果；设备履历书；使用、维修、检修、故障记录；重大事故的调查分析及处理意见。

③ 外购设备的归档内容的 1~5 条由实验设备处指定专人负责收集、整理，分卷列出卷内目录。外购设备归档内容的 6~8、10~12 条及自制设备归档内容，由设备使用部门收集、整理、分卷列出卷内目录，在设备到厂的第二年 5 月份前由实验设备处协助实验室进行立卷归档。

④ 设备档案的所有权属于 GAP 基地，存放在设备使用部门，要指定专人负责、保管和提供利用。如有丢失或擅自销毁，应按国家档案法规定追究责任。

⑤ 有价值的稀有、特殊设备的资料，原件归档后存办公室，其中常用资料的复印件随机使用。归档内容中设备履历书一式两份，设备处和设备使用部门各存一份。

⑥ 设备使用部门应积累、整理设备的安装、调试、验收、使用、保养、维修、改造开发过程中形成的材料，其中保养、维修记录及学年使用总机时应及时计入设备履历书。

⑦ 已建档的设备，经经理批准调出公司或报废时，由部门领导填写调拨或报废单，经实验设备处组织档案鉴定，确定设备档案移交进公司档案馆、随机调出或销毁。

⑧ 设备档案是否完整、准确、系统是各部门考评的内容之一。凡建档制度不健全、档案质量差、不符合要求的不能评为先进部门。

二、周转容器管理规程

1. 目的
建立周转容器管理规程，确保周转容器高效率使用。
2. 范围
塑料筐、塑料桶、不锈钢桶。
3. 职责
① 操作人员负责按此规程操作。
② 车间主任、QA 人员负责监督检查。
4. 内容
① 塑料筐在一般生产区和洁净区使用，一般生产区用于盛装净选、洗润、切制后的药材；在洁净区盛装分装后的小袋。50L 的塑料桶用于盛装颗粒。塑料筐和塑料桶上标明使用区域洁净级别，不能混用。
② 塑料桶在提取车间使用，在设备出现故障或其他情况时，用于盛装浸膏。
③ 不锈钢桶在洁净区内使用，用于盛装浸膏粉和辅料；在一般生产区用于盛装干燥和炮制后的药材。
④ 一般生产区使用的周转容器只能在一般生产区清洁。
⑤ 洁净区使用的周转容器只能在洁净区清洁，具体地点为器具清洗间中心。
⑥ 使用人员负责周转容器的清洁。

三、设备状态与标记管理规程

1. 目的
加强生产设备管理，明确管理范围和职责。
2. 范围
设备。
3. 职责
办公室职能人员、车间设备员应对本规程的实施负责。
4. 内容
① 所有在用设备都经有关人员统一编号，固定资产设备专门配制有设备编号标牌。
② 设备状态标记共三种。绿色标牌：内容为"已清洁"，适用于已清洁的设备；"设备运行中"，适用于正在运行中的设备。黄色标牌：内容为"待清洁"，适用于需清洁的设备。红色标牌：内容为"检修"，适用于检修的设备。

③ 设备状态标记应贴在设备标牌附近，如有特殊情况或不方便，可贴在车间进门一侧或设备醒目位置上。

④ 设备状态标记位置一经选定，不得随意更改，各处乱贴，同一设备不同状态标记（指完好设备标记和检修设备）不能同时出现，要以新换旧，以免混乱。

⑤ 设备状态标记由车间主任向办公室设备管理人员领取，只限各部门设备主任、设备员有权悬挂或取消、更换设备状态标记，其他人员一律无权干涉，否则责任自负。

四、设备编码管理规程

1. 目的

建立设备编码管理规程，对设备进行有效管理，提高生产效率。

2. 范围

设备编码。

3. 职责

物控部设备科。

4. 内容

① 计算机划为资产管理范围，办公桌椅划归低值易耗品范围。打印机列为计算机附属设备——输出设备；复印机有大有小，如果是大型的，单独划归资产管理，小型的复印机列为计算机附属设备。

② 进行规范化管理，要与财务部门和资产管理部门沟通，登记注册要保持协调一致。

编号方法可以按以下方法：资产代码用"Z"表示；部门代码，比如办公室用"BG"表示，财务科用"C"表示，等等；设备代码用"SB"表示；计算机代码用"JS"表示；打印机代码用"DY"表示；编号用阿拉伯数字排序号。

那么，办公室的第 2 台计算机编码是：Z/BG/SB/JS-2。这台设备的附属设备打印机就在后面再加一短杠，然后接"DY"即可。

③ 设备编号应与账卡结合，有编号就应有对应的账卡，账卡应登记设备的品牌、型号、生产厂名、购置日期、原值、使用年限、使用和保管责任人等。

④ 建立编号和账卡制度的目的是落实责任，可查找、可核实、可追溯。

⑤ 低值易耗品由于价格较低（如果过 1000 元也应列入资产管理），编号可参照资产管理办法。

五、设备管理规程

1. 目的

建立实验室仪器设备管理规程，加强仪器设备管理。

2. 范围

检验仪器设备。

3. 职责

科技质量部及检验、养护员对本规程负责。

4. 内容

① 仪器设备应由科技质量部设专人管理，负责仪器设备的保养、维护、建档的管理工作。

② 仪器设备应建立档案，档案内容包括：仪器设备档案表、说明书、安装验收记录、操作规程、仪器附件、检定或校正证书、维修记录等。

③ 检验、养护用仪器由科技质量部设置专人使用、保养；按操作程序操作；使用后填写仪器设备使用记录。

④ 发生故障的仪器设备不能使用。

⑤ 凡检修后仍不能使用的仪器设备，经核实后应及时报废、更新。

六、设备的选型与购置管理规程

1. 目的

规范各类设备的选型与购置行为，提高购置效率和资金使用效益，依据《中华人民共和国政府采购法》、《中华人民共和国招标投标法》等有关法律、法规和规定，制定本办法。

2. 范围

GAP 基地科研、办公用品、仪器、设备、家具、实验有关的低值及易耗物资、教材、图书、期刊及数据库。

3. 职责

物控部、办公室、生产部、质量部。

4. 内容

① 成立采购招标领导小组（以下简称"领导小组"），统一管理和领导物资及服务采购，其主要职责如下：审定年度采购计划以及其调整；审定招标和采购文件；负责派员参加采购招标开标评标工作；负责审查中标公示材料，单项或批量预算金额超过 20 万元的项目中标公告，由领导小组组长签发；负责审议确定其他特殊、重大项目采购。物控部具体负责物资及服务采购。

② 采购方式。申购部门根据已核准的年度采购计划分批向物控部申请执行采购，任何部门和个人不得将按规定进行招标的项目故意分解或采取其他方式规避招标。属于政府采购目录和标准内的项目申报政府采购，审批为集中采购和分散采购的项目按政府采购法规执行，审批为单位自行采购和基地自主采购的项目，可采用公开招标、邀请招标、竞争性谈判、单一来源采购、询价、议价采购和零星采购等方式，具体如下：金额小于 1 万元的采购项目（单台或批量，下同），采用零星采购，由物控部审批；金额大于 1 万元（含）小于 20 万元的采购项目，由物控部确定；金额大于 20 万元（含）小于 50 万元的采购项目，由领导小组组长审批；金额大于 50 万元（含）的采购项目，由领导小组讨论决定。

金额大于 1 万元（含）的采购项目必须经物控部组织的评标小组评定；资料手续齐备符合要求的采购项目原则上在一月内办毕采购（从收到《政府采购预算执行确认书》至确定中标商）。评标小组一般应包括以下人员：物控部负责人、设备管理科负责人、项目采购员、纪检监察部门代表、计财处代表、申购及使用部门代表、工会代表；必要时聘请若干专家参加。

③ 公开招标等方式的采购程序按照政府采购法规的规定执行；零星采购和议价采购的程序如下：

零星采购由国资处讨论决定供应商。

议价采购：a. 在媒体上发布采购公告；b. 发售采购文件；c. 供应商根据采购文件在规定时间和地点提交商务和技术方案；d. 物控部组织评委进行采购谈判和评价，推荐中标单位呈有关部门审批；发布采购公告至开标评标的期限至少为 7 天；e. 签订合同并按合同履约。

④ 物控部均应在规定时间和地点与中标供应商签订采购合同。

⑤ 本办法自发布之日起执行，原有规定与本办法不一致的以本办法为准。

七、设备的开箱验收管理规程

1. 目的

建立一个设备开箱验收的管理规程，以保证设备资产的不流失。

2. 范围

所有 GAP 基地采购的仪器设备。

3. 职责

物控部、设备使用部门、办公室。

4. 内容

新进仪器设备的开箱验收一般由仪器设备供应商、资产管理处和使用部门共同进行。开箱验收一是对仪器设备的外观进行检查，二是对仪器设备的数量和零配件、附属工具进行清点。发现短缺、破损要进行确认登记，以便向供应商理赔。供应商声明不参加开箱验收时，我方应派三人以上进行开箱验收。验收情况要及时通知供应商。

仪器设备到货后，10 万元以下项目由物控部会同使用部门（或项目单位）组织验收，10 万元（含）以上项目由物控部牵头组织采购验收小组及相关专家参与验收，货物验收报告需经物控部审核。计划财务处按采购合同支付货款。验收时由单位固定资产管理人员与供货商共同开箱检查，并在仪器设备验收单上签字。然后组织仪器设备使用人、保管人、检验室主任、技术负责人对仪器进行功能及性能验收，并在验收单上签字。

物资及服务采购所形成的所有档案（包括纸质及电子档案）须严格按有关规定整理归档。档案由办公室统一管理。

八、设备的安装、调试验收、移交制度

1. 目的

建立一个设备的安装、调试验收、移交制度，以保证设备购置后的正确安装、使用，提高设备的利用率，延长设备使用时间，保证设备资产不流失。

2. 范围

所有 GAP 基地购置的食品设备。

3. 职责

物控部、办公室。

4. 内容

（1）设备的安装

① 设备安装的工作流程。根据中药材生产工艺需要，对所采购的设备应当按照设备平面布置图及生产企业安装技术规范的要求，将已到厂并经过开箱检查的外购或自制新设备安装在规定的基础上进行找平、稳固，达到规定要求的水平精度。最后经调试合格、验收后移交生产，这些工作统称为设备安装。通常，设备安装工作一般由购置单位或受委托单位负责，安装后由购置单位组织安装单位、设备动力部门及使用部门进行安装质量检查、试运行验收并办理移交手续。

② 设备安装的策划和准备工作。

a. 落实安装人员。如技术人员、机修工、操作者、起重工等。精、大、稀设备的安装应设一名主管领导进行组织协调和负责现场的安装指挥。

b. 准备安装技术资料。外文资料应提前翻译成中文，对结构性能不了解的设备，应向制造厂索取资料。

c. 组织安装人员培训。组织安装人员学习研究有关技术资料，了解设备有关情况。

d. 安排设备运输。按照设备资料所提供的设备重量、体积、结构，研究运输和吊卸就位的条件、途径以及方式方法等。

e. 完善设备环境条件。防震、恒温、设备运转及操作维修所必需的环境，动力源的供应条件，采暖、防尘及隔声的特殊要求等。

（2）设备的调试

① 上电前的检查。通常设计的人不进行电路连接，因此总会存在或多或少的问题，上电前的检查工作也就变得非常的重要。通常分为：短路检查；断路检查；对地绝缘检查。

推荐方法：用万能表一根一根地检查，这样花费的时间最长，但是检查是最完整的。

② 上电前的电源电压检查。为了减少不必要的损失，一定要在通电前进行输入电源的电压检查，确认是否与原理图所要求的电压一致。若有 PLC、变频器等价格昂贵的电气元件一定要认真地执行这一步骤，避免电源的输入输出反接，对元件的损害。

推荐方法：打开电源总开关之前，先进行一次电压的测量，并记录。

③ 检查 PLC 的输入输出。

④ 下载程序。下载程序包括：PLC 程序、触摸屏程序、显示文本程序等。将写好的程序下载到相应的系统内，并检查系统的报警。调试工作不会很顺利的，总会出现一些系统报警，一般是因为内部参数没设定或是外部条件构成了系统报警的条件。这就要根据调试者的经验进行判断，首先对配线再次检查确保正确。如果还不能解决故障报警，就要对 PLC 等的内部程序进行详细的分析，逐步分析确保正确。

⑤ 参数设定，包括：显示文本、触摸屏、变频器、二次仪表等的参数，并记录。

⑥ 排除上电后的报警后就要对设备功能进行调试了。首先要了解设备的工艺流程。然后进行手动空载调试。手动工作动作无误再进行自动的空载调试。空载调试完毕后，进行带载的调试。并记录调试电流、电压等的工作参数。

调试过程中，不仅要调试各部分的功能还要对设置的报警进行模拟，确保故障条件满足时能够实现真正的报警。

对于需要对设备进行加温恒温的试验时，要记录加温恒温曲线。确保设备功能完好。

⑦ 完成单台设备的调试后再进行前机与后机的联机调试。

⑧ 连续长时间的运行，来检测设备工作的稳定性。

⑨ 设备调试完毕，要进行报检。并对调试过程中的各种记录备档。

（3）设备移交制度

① 各级资产责任人除正常的人事调动与流动外，未经批准，一般不得擅自调整。

② 各级资产责任人，因工作调动或因故离职，必须与接管人员办理交接手续，没有办理交接手续的，不得离职与调动。

③ 办理资产移交时，资产责任人应做好以下各项工作。

a. 完成已经受理的记账、登记工作。

b. 整理移交有关固定资产明细账簿等各项资料，对尚未办理完成的事项要求写出书面材料。

c. 在账册封面上注明移交日期，并在各财产物资账的最后一笔余额加盖印章。

d. 编制移交清册，列明应该移交的账册、凭证、公章、文件、图纸等。

e. 办理交接手续，必须指定监交人负责监交：部门财产责任人移交，由部门负责人和资产管理员监交；资产管理员移交，由上级主管部门派员监交。

f. 移交人员要按照移交清册逐项移交，接交人员应当逐项核对点收，对固定资产等财产物资应逐件清点。如果与移交清册不符，接交人员有权拒绝接收，移交人员必须在规定的期限内负责查清处理，并及时给出答复意见。

g. 交接工作完毕后，交接双方和监交人员均需在移交清册上签名或盖章，并在移交清册上注明以下事实：单位名称、交接日期，交接双方和监交人的职务、姓名，移交清册页数以及需要证明的问题和意见。

移交清册一般应一式三份，交接双方各执一份，存档一份。

h. 不准封包移交和封包接收，更不能重造账册，另起炉灶。

④ 前任移交的问题，后任有责任协助清理。原资产责任人调离，仍必须对原单位或个人管理的资产负责，有责任配合说明资产的去向或追回流失的实物。任何人不得以调离原单位或原岗位，或以不再负责该项工作为由，不配合资产管理工作。

九、设备的计划维修管理规程

1. 目的

为加强仪器设备管理，做好仪器设备的维修工作，保持仪器设备良好的工作状态，充分发挥各种仪器设备在生产、科研中的作用，为不断提高仪器设备的完好率和使用率，特制订设备维修管理制度，保证设备仪器维修规范化。

2. 范围

GAP 基地所有仪器设备的维修。

3. 职责

物控部。

4. 内容

（1）设备的计划维修　是指对仪器设备进行定期检查和维修，以保证仪器设备的正常使用。

（2）仪器设备送修规定　仪器设备在使用过程中出现故障，不论是自然损坏还是人为故障，送修时均要填写《仪器设备维修报告单》，维修部门收到填写齐全的维修单后，方可接纳维修。凡属人为原因造成仪器设备损坏的，则按有关条款进行处罚。

（3）仪器设备维修方式　为减轻实验技术人员送修仪器设备的负担，维修部门采取上门服务和仪器设备送修两种维修方式。维修人员还将不定期地走访各实验室，以便及时了解和处理仪器设备运行过程中所出现的有关问题，确保实验工作的顺利进行。

（4）仪器设备的送外修理　由于目前基地仪器设备维修部门人员的技术状况，难以解决全部仪器设备的维修问题。因此，允许部分仪器设备送外修理。凡需外修的仪器设备，要首先填写外修申请报告单，并且征得仪器设备维修部门领导的同意签字后，方可联系修理事宜。否则财务部门有权拒绝报销维修费用。

十、设备的使用、维护、保养管理规程

1. 目的

建立一个设备的使用、维护、保养管理规程，提高仪器设备的利用率和耐用期，保证仪器设备处于最佳状态，提高生产质量。

2. 范围

GAP 基地所有仪器设备。

3. 职责

物控部、生产部、质量部、办公室。

4. 内容

① 正确使用、认真保养仪器设备并能排除一般故障是一个实验员的基本职责，是体现实验室实验能力的指标之一，是衡量实验人员工作责任心、工作业绩和业务水平的依据之一。实验员必须认真掌握仪器的结构、工作原理和维护保养，并能排除一般故障。

② 指导工作人员正确使用仪器，实验员首先必须掌握以下技能：充分了解新购实验仪器的性能，确定自己掌握其操作规程后，才能调试运行；各类仪器的操作都必须严格遵守有关的操作规程；仪器每次使用完毕后，都必须回复原状，擦拭干净，并填写好使用记录；对实验仪器不得带病运行，有故障要及时排除，平时注意爱护仪器，合理使用；附件及说明书确保不得丢失。

③ 仪器的保养范围和技术要求。

a. 对所有仪器设备均需贯彻"专人负责、预防为主、经常保养，及时检修"的原则。仪器设备的维护、保养、调试、小修是实验员的职责所在。

b. 日常保养：是指按仪器的操作与管理规程所进行的例行保养。主要项目包括对仪器的外部清洁、润滑、紧固和外观检查等。

c. 一级保养：此项目是由设备的外部进入到设备的内部（全局性的清洁、润滑和紧固），它主要包括对一般性可解体（如拆外壳）保养的仪器做局部解体检查和调整，对整个仪器的通电试运行或驱潮等内容。

d. 二级保养：此项目主要是指对仪器的内部保养，它主要包括对一般性可解体的仪器的主要部件所要进行的解体或不解体检查、调整，更换易损零部件，同时，还包括对成套仪器中所有配套元器件的重新清点组合，更换其中的易损零部件。另外，还包括对各类使用时间较长（三年以上）的仪器进行精度检查、校正和定标等工作，使仪器经常处于整洁、润滑、安全和可用的技术状态。

十一、设备的更新改造与报废、调拨管理规程

1. 目的

建立一个设备更新改造与报废、调拨的管理规程，加强设备管理。

2. 范围

改造设备，报废设备，调拨设备。

3. 职责

物控部管理人员、生产部管理人员。

4. 内容

（1）设备的报废

① 设备的报废条件。

a. 因意外事故或灾害，造成主要部件、主要结构的严重损坏而无法使用的设备。

b. 制造质量低劣，达不到最低工艺要求的设备。

c. 因生产使用造成损坏，无修复价值的设备。

d. 机型陈旧，技术性能不能满足生产要求，且无法改造的设备。

e. 超过使用年限的设备。

f. 耗能高、严重污染环境的设备。

② 报废设备要由使用部门填写仪器设备计量器具报废单，该设备管理部门组织有关部门共同鉴定，确认符合报废条件，经设备主管部门审查，报总经理批准，备案方可报废。未经批准的报废设备不得进行处理。

③ 报废设备的处理。

a. 按现有价值整机出售。

b. 将设备拆解，转让可利用零部件。不能利用的部分按原材料或废料处理。

c. 已报废的设备不得在生产、维修部门使用。

d. 报废的设备，其设备档案应做相应的记录。

（2）设备的调拨

① 设备的调入需经设备管理部门鉴定，设备部主管批准后调入，同时建卡、建档。

② 调出的设备要经总经理批准，在调拨单下达后执行仪器设备调拨单。

③ 设备在部门间调整，也参照设备调拨手续在设备管理部门进行备案。

十二、设备的封存、启用管理规程

1. 目的

满足公司生产经营发展的需要，保持生产设备的良好性能，充分发挥设备的使用效率。

2. 范围

适用于基地全部在用设备的封存与启用管理。

3. 职责

设备保障部、生产部。

① 设备保障部是设备封存与启用的主管部门，由设备保障部负责组织封存设备的技术状态检查与防护处理；负责组织封存设备启用前的准备工作；负责封存设备封存期间的日常检查与台账记录。

② 封存设备所在部门负责封存期间的清洁与现场"6S"管理；负责闲置或停用设备的封存申请；参与启用设备的现场移交。

4. 内容

（1）设备的封存　因生产任务不足等原因使设备停用时间达半年及以上，应进行封存，由使用单位填写设备封存通知单，报生产部、办公室同意后，方可就地封存。封存设备应是完好设备，对封存的设备应切断电源，放尽油品，将设备擦拭干净，导轨及光滑表面涂油防锈，覆盖防尘罩，悬挂标牌显示，指定专人保养，定期检查和维护，随机附件及专用工具均应随同主机清点封存，防锈保管。

（2）设备的启用　现场封存设备需启封使用时，使用单位持原封存申请单，先到生产部、办公室办理启封手续，会同设备科检查启封。使用前应检查、清洗、注油、试运行，待正常后方可使用。

十三、设备的检查评比、统计管理规程

1. 目的

提高设备完好率，保证设备正常运行。

2. 范围

GAP 基地所有仪器、设备。

3. 职责

各种仪器、设备的使用部门。

4. 内容

① 部门内部主要检查设备操作者的合格使用及日常（周末）维护情况。检查评比以鼓励先进为主，可采取周检月评，即每周检查一次，每月进行评比，结果进行统计，由部门负

责，对成绩优良的部门和个人予以奖励。

②基地内各部门的检查评比，以设备管理、计划检修、合理使用、正确润滑、认真维护等为主要内容。采取季评比、年总结。对成绩突出者，给予奖励。

a. 检查评比活动的方式。

部门内部的检查评比。由分管设备主任、部门机械员、维修组长、生产组长组成部门检查组，每周对各生产小组、操作工人的设备维护保养工作进行检查评比。

全基地性的检查评比。由物控部部长和办公室主任组织有关职能人员和部门机械员对各部门设备管理与维修工作进行检查评比，每月检查评分由设备动力科设备管理组负责，季度或半年的互检评比由各部门机械员等代表参加。

b. 检查工作的主要内容。

部门内部的检查评比主要内容是操作工人的日常维护保养。

基地内检查评比：检查部门有关设备管理各项管理工作，如设备台账、报表、各种维修记录、交接班记录和操作证；三级保养工作开展情况，各级保养计划的完成情况及保养质量；按"四项要求"抽查部分设备；设备完好率及完好设备抽查合格率；设备事故。

c. 评比方法。

ⓐ 对部门的月度检查评比产生全基地劳动竞赛中的设备评比。

ⓑ 半年及年末的互检评比产生下列先进称号：设备维护先进个人；设备维护先进集体（机台或小组）；设备维修先进个人；设备维修先进小组；设备工作先进小组。

d. 设备维护先进机台（红旗机台）的评比条件：产品产量、质量应达到规定指标；本设备全面符合完好设备标准；操作工人认真执行日保及一保作业，严格遵守操作规程；严格执行设备管理有关制度要求，如对设备的日常检查、清扫擦拭、交接班记录等；全年无设备事故，设备故障少。

e. 检查评比的奖励。检查评比以鼓励先进为主，推动设备管理工作深入开展。

对单台设备操作工人，主要按"四项要求"和"三好"、"四会"守则进行评比。对生产班组、机台、个人，可采取周检月评，每周检查一次，每月进行评比，由部门负责，对成绩优良的班组和个人给予适当奖励。

开展"红旗设备竞赛"是搞好班组设备维护的一种形式。凡是执行设备管理制度好，按规定做好日常维护和定期维护，产品质量合格，各种原始记录齐全、可靠并按时填报，检查期内无任何事故，保持设备完好，符合竞赛条件者，可发给流动红旗。由部门采取月评比季总结，并把评红旗设备同奖励挂钩，以利于推动设备维护工作。

对部门的检查评比，由基地检查评比组负责，采取季评比、年总结。对部门在设备管理、使用、维护、计划检修等方面成绩突出的，给予适当奖励，并授予"设备维护先进个人"、"设备维护先进机台（或小组）"、"设备管理和维修先进部门"等光荣称号。

十四、设备清洁管理规程

1. 目的

为设备安装检修或维护后的清洁提供一个标准操作及清洗规程。

2. 范围

净化间内设备。

3. 职责

生产人员、在线 QC、检修人员。

4. 内容

每次使用设备后都应按照此规程，对设备进行清洁。

（1）零件核对程序

① 在设备检修或维护前期作业人员必须对准备用零件数量记录在"设备维修零件核查表"中。

② 在检修或维护完成后，必须对使用零件的数量和剩余数量进行核对，并将结果记录在"设备维修零件核查表"的相应栏里。

③ 如安装维护后核对的数量与工作前登记的数量有差异，工作人员须对设备及工作现场进行仔细检查，如果确实无法找到，工作人员须通知车间班长在随后的清洁过程中注意查找，如仍未找到，生产部门在随后一星期的生产过程中需加强产品过筛及金属探测的自检密度，确保遗失的零件不会进入产品中。

④ 对以上工作过程，维修部负责人负有监督管理职责，以防维修人员疏忽大意，造成危害。

（2）试机　设备安装或维护完工后，维修部要试机，以保证设备运行良好，运行良好的方可通知生产部门对设备及其环境进行清洁消毒，情况通知及清洁消毒情况要有书面的记录并存档。

（3）设备检修维护后清洁消毒规程

① 设备检修维护后必须对设备进行全面的清洁消毒。注意，有些特殊零件的更换要先对其作处理。如更换灌装机的胶管、过滤器等关键物件时，必须先对待换物件进行预处理，包括清洗去除油渍、浸泡消毒，之后方可安装。

② 设备表面清洁具体步骤如下：先用洗洁剂用刷子洗设备，油渍洗脱后用高压水枪冲洗，最后用浓度为 200×10^{-6} 以上的杀菌液喷雾消毒，必要时用压缩空气将机内水渍逼出。

③ 清洁时必须遵守从上到下、由内至外的原则，避免清洁消毒后再污染。

④ 简单的清洁消毒效果的衡量标准是：设备表面部存留水珠，无残留消毒剂。

⑤ 微生物检测。必要时须对设备表面做微生物检测，以保证清洁消毒的效果。

⑥ 当维修人员在维修过程中出现皮肤破损，有流血现象的，必须对污染的部位进行彻底地清洁消毒，必要时要扩大清洁范围。注意水流的方向不会污染到其他物品、设备。

（4）相关记录　《在线 QC 检查记录表》。

十五、设备事故管理规程

1. 目的

设备事故是对生产力的破坏，它直接妨碍生产的正常进行，由于设备事故会造成停产、减少产量、损坏财产、人身伤亡，使公司遭受巨大的经济损失。因此，公司要注意加强防范，对于已经发生的设备事故要做好分析总结，吸取教训。为了做好这些工作，特制定本制度。

2. 范围

所有大小设备事故。

3. 职责

设备事故管理是全员的管理，同时也是全过程的管理。因此，各级领导和全体员工，都要高度重视，严格执行设备各项规程和各项管理制度，在事故发生之后，应按照本制度的规定，做好相关工作。

4. 内容

（1）设备事故的级别划分　公司所发生的设备事故，按其损坏程度对生产造成损失的大小和修理费用多少可划分为五个不同的级别，即特大设备事故、重大设备事故、大设备事故、一般设备事故和小设备事故。其划分标准如下。

① 凡达到下列情况之一为特大设备事故：设备修复费达到 20 万元及以上。减产损失费达到 50 万元及以上。凡因设备发生事故，直接导致人员死亡。

② 凡达到下列情况之一，为重大设备事故：设备事故损失费（设备修复费和减产损失费）在 15 万元及以上；设备事故的修复费（设备损坏严重无法修复的以该设备的现值计算）在 3 万元及以上；主要生产设备发生事故使生产系统停机 16h 以上；动能设备发生事故，使动能供应突然中断，不论中断时间长短，只要造成主要生产车间系统生产中断或生产设备损坏严重，或达到上述三个条件中任何一条；从国外引进的先进设备，因事故造成设备本身不能正常继续维护使用；凡设备发生事故，直接引起火灾、水灾、爆炸、建筑物倒塌，或使人中毒、重伤。

③ 凡达到下列条件之一者为大设备事故：设备事故损失费（设备修复费和减产损失费）在 5 万元以上，15 万元以下；设备事故的设备修复费在 1 万元以上，3 万元以下；主要生产设备发生事故，使联动机组或生产系统停产 8h 以上，16h 以下。

④ 凡达到下列之一者为一般设备事故：设备事故损失费（设备修复费、减产损失费）在 5 万元以下；设备事故的设备修复费在 1000 元以上，1 万元以下；主要生产设备发生事故，使联动机组或生产系统停产 4h 以上，8h 以下；动力（电器）设备发生事故，使动力供应中断停产 30min 以上者。

⑤ 下列情况为小设备事故：设备发生故障使主机停产 5min 以上，4h 以下者。

⑥ 不足一般设备事故条件者，均为小设备事故。

⑦ 下列情况，不列为设备事故：因生产工艺造成的停产（设备未损坏）；因设备技术状况不好而安排的临时检修；凡计划检修和"点检"发现问题而安排的检修；生产过程中设备的安全保护装置正常动作和安全件损坏使生产中断者；生产线上建（构）筑物因使用长久，自然损坏危及生产或迫使停产者；生产工具损坏使生产中断者；不可抗拒的自然灾害所造成的设备损坏使生产中断者。

（2）设备事故管理中的有关事项

① 事故处理的原则。根据国家有关规定，设备事故的处理必须坚持三不放过的原则，即事故原因未查清不放过，责任者未受到处理，群众未受到教育不放过，防范措施未得到落实不放过。

② 防范事故隐患。事故隐患的存在是导致事故发生的重要原因，事故管理要贯彻"预防为主"的原则。

③ 设备操作中的隐患。这主要是违反设备的操作规程所进行的各种违章作业，如超负荷运行、冒险作业、不按程序使用等。

④ 维护保养中的隐患。在维护方面主要还是操作人员日常工作中"三好（管好、用好、维护好）、四会（会使用、会保养、会检查、会排除故障）"没有到位；保养方面主要是润滑不良，日渐成疾。

⑤ 检查修理中的隐患。主要反映在设备故障检查技术差，一些小问题不能及时发现和排除，长期积累成大问题；再就是修理的质量差，仍然留有安全隐患的根苗；另外就是为了抢生产任务，设备带病运行，长期失修引发事故。

⑥ 设备制造中的隐患。设计不合理或者制造材质不合要求，也有在合理时，用了质量差的备件，这些都是设备内在的隐患问题。

⑦ 其他隐患因素。比如环境因素及操作者疏忽等等。

（3）事故损失计算　对事故造成的损失进行统计计算，设备事故的损失包括修复费及减产损失，其计算方法如下。

① 修复费：包括新换的备品、备件、材料及人工费等，如设备完全损坏，则按该设备的现值计算。

② 减产损失费：事故直接影响生产的时间×单位小时计划产量×每吨产品的利税。

（4）设备事故报告和分析规定

① 设备事故的报告。

a. 设备发生特大、重大和大设备事故，要保护现场，立即报告车间设备组和设备主任，设备组在 30min 内报告设备科和主管经理。设备科长、设备区域员会同车间设备主任和设备员，调查损坏情况，拍照备案，并提出抢修方案，由主管经理主持抢修工作。

b. 一般事故及小设备事故发生后，由车间设备主任和设备员主持抢修和组织事故分析，并在 24h 内由车间设备组报设备科。

c. 各车间设备主任每半年要进行设备安全事故方面的管理总结分析，上报公司设备科，以便汇总全厂情况，上报总经理。

② 设备事故分析。

a. 设备事故分析：特大、重大和大设备事故由主管经理或设备科长主持，设备科区域员、车间主任、设备主任、设备组及事故所在工段（班）和有关人员参加，时间安排应在事故发生后和抢修完后的一周内进行，经过分析必须查明性质、原因，明确事故损失、责任者，找出应吸取的教训及防范措施。

b. 一般事故由车间设备主任主持，设备科区域员及车间设备组和有关工段（班）长以及当事者参加进行分析，经过分析必须查明事故发生的原因、性质、损失和责任者，并订出防范措施。

（5）设备事故预防管理

① 为了保证设备的正常运行，杜绝事故的发生，必须认真对每一台设备制订使用、维护、检修三大规程，并严格按规程的规定执行，定期校验各类安全保护装置，定期维护各项监测仪器仪表，使之达到灵活可靠，认真开展点检、预修工作，要做到防患于未然。

② 各级生产指挥人员应改变过去重生产、轻设备，甚至拼设备、杀鸡取卵的观念，必须旗帜鲜明，坚决制止违章冒险作业、超负荷和带病运行等不正常现象。

③ 认真贯彻执行"点检"、"预修"制度，把每一台设备的检查点排列成表，明确检查点的检查周期、检查部位、检查内容、职责范围和落实到人，并填写点检记录。发现异常现象，该操作者应立即处理，操作者不能处理的，向维修人员和领导反映，及时处理，不得拖延，如一时不能处理，做预修计划，定期处理。

④ 必须认真执行设备润滑制度，每一台设备都应绘制润滑图和编制润滑表，落实"五定"（即定点、定时、定质、定量、定人），根据润滑表，开展润滑工作。

⑤ 设备操作人员在日常工作中要做到"三好、四会"，使事故消灭在萌芽中。

⑥ 公司各级领导者要高度重视对设备事故的管理，落实好"预防为主"的方针，实行全员、全过程的管理，加强对员工的技术培训和安全生产的教育，严格督察设备管理各项规程、制度的执行情况。

十六、设备的润滑管理规程

1. 目的

保证设备正常运转，防止事故发生，减少机器磨损，延长使用寿命，提高设备的生产效率和工作精度。

2. 范围

所有 GAP 基地的仪器设备。

3. 职责

物控部、办公室、生产部、质量部。

4. 内容

（1）设备润滑要点　对于设备润滑工作，应当掌握设备润滑的要点，根据设备特点，结合使用要求，一般确定设备润滑的要点如下。

① 熟悉设备的结构和润滑方法，根据设备的润滑部位和润滑点的位置及数量加油和换油。

② 润滑油使用的油品种质量必须经过检验并符合相关国家标准，防止尘土、铁屑、粉末、水分等落入。

③ 在保证良好润滑的基础上，本着节约用油的原则规定油箱换油和各润滑点每班用油的定额。

④ 按照润滑卡片或图表规定的时间进行加油，按换油周期进行清洗换油。

⑤ 按照专群结合的原则，规定什么润滑部位和润滑点由操作工人负责加油，什么部位由润滑工人负责加油、换油。

（2）润滑卡片及润滑图表的编制

① 润滑卡片及润滑图表是组织设备润滑的基本文件，由设备科负责编制。

② 润滑卡片是设备润滑的档案资料，卡片主要记载内容包括换油部位、润滑油脂的名称及牌号、消耗定额、换油周期等等，由设备科的润滑技术员编制完成后交由润滑工人，润滑工人根据润滑卡片的规定，按时加油、换油并做好记录，每张卡片用完后，交回润滑技术员存入档案，换取新卡片。

③ 润滑图表是设备润滑部位的指示图，由润滑技术员根据设备类别、型号分别绘制润滑图，润滑图表一般都标明润滑点及部位、油品、加注周期及操作工人与润滑工人负责的部位。

④ 润滑图表可根据每种型号的设备说明书的规定进行绘制，制成蓝图后，贴在设备明显处。

（3）润滑油脂的管理

① 各车间应有专人或兼职人员负责润滑油脂的统一管理，做好领用发放工作。

② 润滑油脂要分类、分牌号设置明显标牌，放置合理，严格控制混乱油脂牌号和类别。

③ 保证润滑油脂质量，严防水、尘土、铁屑及其他杂质渗入。

④ 对回收废润滑油脂应妥善处理和保管，以防止混入合格润滑脂，待后回收。

⑤ 凡设备变更加注润滑油牌号，应由车间润滑技术员向设备科提出，经设备科同意，并办理润滑卡片变更手续后，方可执行。

（4）设备的清洗换油规定

① 设备清洗换油计划表，由润滑技术人员和主管设备技术员共同编制，报设备科审查。

② 设备的清洗换油工作，应尽量与一二级保养及大、中修理期相结合，换下废油时，应分别存放，送往润滑站统一处理。

③ 加换润滑油时，应加足到油标规定位置。

④ 润滑工应经常检查设备油箱的油质及消耗情况，对尚未到期换油的油箱，如发现油质已变黑或油面低于油标规定位置，应换新油或添加补充。

⑤ 每次清洗换油后，应详细登记在润滑卡片上和换油计划表上。

⑥ 设备在大、中修理时，由修理工放掉旧油、清洗油桶，修理完工后，由润滑工加换新油。

（5）润滑油脂的申请计划及消耗定额

① 车间润滑工应根据润滑卡片的实际消耗情况记录，每月统计一次，交车间润滑技术员或主管设备技术员，以作编制润滑油脂消耗计划的依据。

② 润滑技术或主管设备技术员根据换油周期与消耗定额及每年实际消耗数字，编制出本车间年、季度的润滑油脂申请计划交设备科审查汇总，报供应科按期供应。

③ 供应科根据润滑油申请计划，向石油公司申请，新油到厂后由能源科取样化验，化验合格后方可发给车间使用。

④ 各车间各类设备的润滑油脂消耗定额，由各车间的润滑技术员和车间主管设备技术员会同设备科根据设备复查系数和本厂实际情况共同编制。

（6）废油的回收及再生管理

① 润滑油在使用过程中，由于受机械磨损和工作环境的影响会逐渐变质，主要是黏度增大，闪点降低，酸质、胶质增多和渗入杂质而造成油脂老化变质，成为废油，能源科应负责组织回收进行再生。

② 各车间在清洗换油时，应将旧油和废油送往能源科进行回收。

③ 废油回收率，一般应达到新油消耗量的 30%～40%。

④ 废油回收及再生工作应严格按下列要求进行：同一品种，不同牌号的废油应收集在一个桶内；特别脏的和不太脏的或混有冷却液的废油，应分别回收，不得混在一起；车间维修用于洗涤的废油及其他废油，应分别回收，不得混在一起；高级的废润滑油和一般用的废机油应分别回收，不得混在一起；贮存废油的油桶应当加盖，防止灰砂及水混入油内；油桶应有明显的标识，仅作贮存废油专用，不应存放其他液体。

十七、设备备件管理规程

1. 目的

把设备突发故障所造成的停工损失减小到最低限度，把设备计划修理的停歇时间和修理费用降低到最低限度，以及把备件库的贮备资金压缩到合理供应的最低水平。

2. 范围

GAP 基地库存备件。

3. 职责

物控部、办公室。

4. 内容

（1）设备零备件、工具领用办法

① 各部门应按以下程序领用备件、工具及生产用物资：申领备件或物资金额在 200 元以下的，由主管批准后，车间材料员到仓库领取；申领备件或物资金额在 200～1000 元的，由主管签字，经综合办批准后，方可到仓库审批领用；申领备件或物资金额在 1000 元以上的，除按以上手续外，必须由主管经理签字批准，方可领用；所有维修用工具、氧气、乙炔表、电焊把钳必须登记造册，方可领取；维修用工具、氧气、乙炔表、电焊把钳注明使用年限；突发损坏的设备零配件在特殊情况下，可直接到仓库借用，但事后 12h 以内必须按以上程序补办领取手续，并报办公室查明原因。

② 每月 25 日各材料员到供应公司、安装公司核对各项费用。

③ 不符合以上领用程序的，仓库不予发放。

（2）旧领新制度

① 所有的三角带、轴承、轴套等标准件及非标准件的损坏部件。

② 所有阀门类、电器、电料类等。

③ 所有仪表类、热电偶、电阻、监测设备。

④ 仓库对回收物品分类存放，有修复价值的由综合办组织修理。

（3）每年要适时清点盘库，做到账、卡、物三个一致。对存放年久，已报废设备的备件或无合格证的备件，报设备管理部门批准后处理。

（4）备件库要做好防火、防潮、防腐蚀、防尘、防盗的工作，库容库貌整洁。

十八、压力容器管理规程

1. 目的

建立一个压力容器管理规程，使生产员工正确、合理的操作和使用压力容器，是保证容器安全运行的重要措施。

2. 范围

GAP 基地的所有压力容器。

3. 职责

物控部、生产部、质量部。

4. 内容

（1）对压力容器操作人员的安全要求

① 操作人员必须严格遵守压力容器安全操作规程。

② 对压力容器操作人员必须进行培训，并经过考核取得操作资格证书方可上岗操作，操作人员必须了解压力容器基本结构和主要技术参数，熟悉操作工艺条件。

（2）压力容器管理制度

① 压力容器的管理范围：工作压力大于 $0.7\text{kgf} \cdot \text{cm}^2$（$1\text{kgf}＝9.80665\text{N}$）表压的反应罐、暖气设备等；工作压力大于 $1\text{kgf} \cdot \text{cm}^2$（$1\text{kgf}＝9.80665\text{N}$）表压的气瓶；工作压力小于 $15\text{kgf} \cdot \text{cm}^2$（$1\text{kgf}＝9.80665\text{N}$）表压的高压贮氨罐；以上均属低压。

② 执行《国家劳动总局压力容器安全监察规程》和《锅炉压力容器安全监察暂行条例》进行维护检修、使用和管理。

③ 压力容器要严格按照上述规程，定期进行检查、试压、探伤和变形的测定。

监督压力容器的正确使用，车间要维护好压力容器。

④ 使用容器的单位，应根据生产工艺的要求和容器的技术性能制订容器安全操作规程，并严格执行。

⑤ 容器必须严格按照规定的操作压力、温度条件使用，不得在超温、超压和超负荷下运行。变动温度、压力控制指标，报请领导批准，方可变动。

⑥ 使用容器的单位，必须对每台压力容器进行编号、登记、建立设备档案。

⑦ 加强容器、管道的防腐工作，容器和管道外表面要经常喷刷保持油漆完整。

⑧ 容器操作人员应经培训考试合格，严格遵守安全操作规程和岗位责任制，定时、定量、定线地进行检查。

⑨ 生产技术部对容器的使用、维护、检验和管理进行全面监督。

⑩ 容器内部有压力时，不得对主要受压元件进行任何修理和紧固工作。

⑪ 属于下列情况之一的容器，在投入使用前，应做内外部检验，必要时做全面检验：

停断使用两年以上，需要恢复使用的；由外单位拆卸调入将安装使用的；改变或修理容器主体结构，而影响强度的；更换容器衬里的。

⑫ 压力容器配备的安全装置，要定期进行检查，并保证安全附件齐全，灵敏可靠，发现不正常现象及时处理。

⑬ 压力容器发生异常现象，如工作压力、介质温度或壁温超过许可值，采取措施仍不能使之下降；受压件发生裂纹、鼓泡、变形、泄漏等缺陷；安全附件失效；紧固体破坏等不能安全运行，操作着有权采取紧急措施及时报告。

（3）压力容器安全操作的基本要求　正确、合理地操作和使用压力容器，是保证容器安全运行的重要措施，其基本要求是平稳操作，防止超压、超温和超载。

（4）压力容器的安全平稳操作主要是指缓慢地进行加载和卸载以及运行时保持载荷的相对稳定。它取决于操作人员对容器的安全操作规程和工艺流程的熟练程度以及操作岗位责任制的执行情况。其中特别应注意容器操作压力和操作温度以及盛装液化气体和容器的装载量的控制和调节。及时发现、准确判断运行中的异常情况，往往可以避免重大事故的发生或事故的进一步恶化。为了防止容器在运行中发生超压、超温和超载，应注意以下事项。

① 严格执行安全操作规程，保证工艺操作条件，提高操作时的工作责任心。

② 在某些关键阀门和操作装置上挂安全操作牌，或者装设安全连锁装置，防止误操作。

③ 充装液化气体时应严格计量，严禁超装，防止意外受热。

④ 装设可靠的安全泄放装置和超压报警装置。

⑤ 操作工艺上的间歇操作和开停车时，应尽量做到压力、温度的平稳升降，避免不必要的开停车。

（5）压力容器安全操作一般规定

① 压力容器操作工必须持"证"方可独立操作。操作人员应熟悉设备及容器技术特性、结构、工艺流程、工艺参数、可能发生的事故和应采取的防范措施、处理方法。

② 设备运行启动前应巡视，检查设备状况有否异常；安全附件、装置是否符合要求，管道接头、阀门有否泄漏，并查看运行参数要求、操作工艺指标及最高工作压力、最高或最低工作温度的规定，做到心中有数。当符合安全条件时，方可启动设备，使容器投入运行。

③ 容器及设备的开、停车必须严格执行岗位安全技术操作规程，应分段分级缓慢升、降压力，不得急剧升温、降温及工作中应严格控制工艺条件，观察监测仪表、装置及附件，严防容器超温、超压运行。

对于升压有壁温要求的容器，不得在壁温低于规定温度下升压。对液化气体容器，每次空罐充装时，必须严格控制物料充装速度，严防壁温过低发生脆断，严格控制充装量，防止满液或超装产生爆炸事故。对于易燃、易爆、有毒害的介质，应防止泄露、错装，保持场所通风良好及防火措施有效。

④ 对于有内衬和耐火材料衬里的反应容器，在操作或停车充氮期间，均应定时检查壁温，如有疑问，应进行复查。每次投入反应的物料，应称量准确，且物料规格应符合工艺要求。

⑤ 工作中，应定时、定点、定线、定项进行巡回检查。对安全阀、压力表、测温仪表、紧急切断装置及其他安全装置应保持齐全、灵敏、可靠，每班应按有关规定检查、试验。有关巡视、检查、调试的情况应载入值班日记和设备缺陷记录。

⑥ 发生下列情况之一者，操作人员有权采取紧急措施停止压力容器运行，并立即报告有关领导和部门：容器工作压力、工作温度或壁温超过允许值，采取各种措施仍不能使之正

常时；容器主要承压元件发生裂纹、鼓包、变形、泄漏，不能延长至下一个检修周期处理时；安全附件或主要附件失效，接管端断裂，紧固件损坏难以保证安全运行时；发生火灾或其他意外事故已直接威胁容器正常运行时。

⑦ 压力容器紧急停用后，若需要再次开车，须经主管领导及技术总负责人批准，操作人员不得在原因未查清、措施不力的情况下擅自盲目开车。

⑧ 压力容器运行或进行耐压试验时，严禁对承压元件进行任何修理或紧固、拆卸、焊接等工作。对操作规程许可的热紧固、运行调试应严格遵守安全技术规范。容器运行或耐压试验需要调试、检查时，人的头部应避开事故源。检查路线应按确定部位进行。

⑨ 进入容器内部应做好以下工作：切断压力源应用盲板隔断与其连接的设备和管道，并应有明显的隔断标记，禁止仅仅用阀门代替盲板隔断；断开电源后的配电箱、柜上上锁，挂警示牌；盛装易燃、有毒、剧毒或窒息性介质的容器，必须经过置换、中和、消毒、清洗等处理并监测，取样分析合格；将容器人孔、手孔全部打开，通风放散达到要求。

⑩ 对停用和备用的容器应按有关规定做好维护保养及停车检查工作。必要时，操作者应进行排放、清洗干净和置换。

(6) 空压机安全操作规程

① 遵守压力容器安全操作的一般规定。

② 开车前检查一切防护装置和安全附件应处于完好状态，检查各处的润滑油面是否合乎标准。不合乎要求不得开车。

③ 贮气罐、导管接头内外部检查每年一次，全部定期检验和水压强度试验每三年一次，并要做好详细记录，在贮气罐上注明工作压力、下次检验日期，并经专业检验单位发放"定检合格证"，未经定检合格的贮气罐不得使用。

④ 安全阀须按使用工作压力定压，每班拉动、检查一次，每周做一次自动启动试验和每六个月与标准压力表校正一次，并加铅封。

⑤ 当检查修理时，应注意避免木屑、铁屑、拭布等掉入气缸、贮气罐及导管内。

⑥ 用柴油清洗过的机件必须无负荷运转10min，无异常现象后，才能投入正常工作。

⑦ 机器在运转中或设备有压力的情况下，不得进行任何修理工作。

⑧ 压力表每年应校验、铅封、保存完好。使用中如果发现指针不能回零位、表盘刻度不清或破碎等，应立即更换。工作时在运转中若发生不正常的声响、气味、振动或发生故障，应立即停车，检修好后才准使用。

⑨ 水冷式空压机开车前先开冷却水阀门，再开电动机。无冷却水，或停水时，应停止运行。如是高压电机，启动前应与配电房联系，并遵守有关电气安全操作规程。

⑩ 非机房操作人员，不得入机房，因为工作需要，必须经有关部门同意。机房内不准放置易燃易爆物品。

⑪ 工作完毕将贮气罐内余气放出。冬季应放掉冷却水。

(7) 鼓风机安全操作规程

① 运转前，关闭各风门。检查设备各部分螺钉是否紧固，电机及启动开关接线是否良好。电机皮带罩是否完好，防噪声、防振动措施是否保持良好。

② 运转前，用手空转联轴器一次。先合电源，待电机启动后再开风闸。并检查轴承及电机温度不得超过65℃。

③ 运转时应平稳，若发现尖叫声音、风机振动过大，应停机检查。

④ 运转完毕，切断电源，关闭风闸，检查电机及风机零件是否松动和脱落。

(8) 冷冻机安全操作规程

① 遵守压力容器安全操作一般规定。

② 操作室内，禁止存放易燃易爆等化学危险品，并严禁烟火。冷冻系统所用阀门、仪表、安全装置必须齐全，并定期校正，保证经常处于灵敏准确状态，水、油、氨管道必须畅通，不得有漏氨、漏水、漏油现象。

③ 机器在运行中，操作者应经常观察各压力表、温度表、氨液面、冷却水情况，并听机器运转声音是否正常。

④ 机器运转中，不准擦拭、抚摸运转部位和调整紧固承受压力的零件。

⑤ 机器运转过程中，发现严重缺水或特别情况时，应采取紧急停车。立即按下停止按钮，迅速将高压阀关闭，然后关上吸气阀、节流阀、搅拌器开关，15min 后停止冷却水，并立即找有关人员检查处理。

⑥ 充氨操作时必须遵守以下事项：将氨瓶放置在专用倾斜架上，氨瓶嘴与充氨管接头连接时，必须垫好密封垫，接好后，检查有无漏氨现象，打开或关闭氨瓶阀门时，必须先打开或关闭输氨总阀；操作人员应站在适当的位置；充氨量应不超过充氨容积的 80%。

（9）压力容器操作人员应履行的基本职责

① 按照操作规程的规定，正确操作使用压力容器，确保安全运行。

② 做好压力容器的维护保养工作，使容器经常保持良好的技术状态。

③ 经常对压力容器的运行情况进行检查，发现操作条件不正常时及时进行调整，遇紧急情况应按规定采取紧急处理措施，并及时向上级主管部门报告。

④ 对任何不利于压力容器安全的违章指挥，应拒绝执行。

（10）压力容器运行期间的安全检查

① 压力容器运行期间安全检查的目的：压力容器运行期间的检查是压力容器动态监测的重要手段，其目的是及时发现操作上或设备上所出现的不正常状态，采取相应的措施进行调整或消除，防止异常情况的扩大和延续，保证容器安全运行。

② 对运行中的容器，主要检查以下三个方面。

a. 工艺条件方面。主要检查操作条件，包括操作压力、操作温度、液位是否在安全规程规定的范围内；容器工作介质的化学成分、物料配比、投料数量等，特别是那些影响容器安全的成分是否符合要求。

b. 设备状况方面。主要检查容器各连接部位有无泄漏、渗漏现象；容器的部件和附件有无塑性变形、腐蚀及其他缺陷或可疑迹象；容器及其连接管道有无振动、磨损等现象。

c. 安全装置方面。主要检查安全装置以及与安全有关的计量器具（如温度计、投料或液化气体充装计量用的磅秤等）是否保持完好状态。

对运行中的容器进行巡回检查要定时、定点、定路线，操作人员在进行巡回检查时，应随身携带检查工具，沿着固定的检查线路和检查点认真检查。

（11）压力容器紧急停止运行的条件和操作步骤　压力容器在运行过程中如发生下列异常现象之一时，操作人员应立即采取紧急措施，紧急停止运行并按规定的报告程序，及时向公司有关部门报告：压力容器工作压力、介质温度或壁温超过允许值，采取措施仍得不到有效控制；压力容器的主要受压元件发生裂缝、鼓包、变形、泄漏等危及安全的缺陷；安全附件失效；接管、紧固件损坏，难以保证安全运行；发生火灾直接威胁到压力容器安全运行；过量充装；压力容器液位失去控制，采取措施后仍得不到有效控制；压力容器与管道发生严重振动，危及安全运行。

（12）紧急停止运行的操作步骤　迅速切断电源，使向容器内输送物料的运转设备，如泵、压缩机等停止运行；联系有关岗位停止向容器内输送物料；迅速打开出口阀，泄放容器内的气体或其他物料；必要时打开放空阀，把气体排入大气中；对于系统性连续生产的压力容器，紧急停止运行时必须做好与前后有关岗位的联系工作；操作人员在处理紧急情况的同时，应立即与上级主管部门及有关技术人员取得联系，以便更有效地控制险情，避免发生更大的事故。

（13）压力容器、仪器、仪表的管理制度　压力容器是工业生产和人民生活中广泛使用的有爆炸危险的承压设备，为搞好压力容器的安全管理，确保压力容器的安全运行，保证人民生命财产的安全，依照压力容器管理制度进行。

① 认真执行国务院颁发的《锅炉压力容器安全监察暂行条例》和上级有关安全管理法规，组织编写压力容器管理制度，并督促检查各项制度的执行情况。

② 负责向锅炉压力容器监察机构办理使用登记、更新或报废注销手续，并及时向上级有关业务部门汇报压力容器有关部门情况或呈书面材料。

③ 对压力容器安全运行负责，压力容器现场检查巡视每天不少于 1 次，发现事故苗头或隐患，及时组织处理，并报主管领导。

④ 对压力容器操作工人、维修工人进行经常性的技术培训和安全教育，以不断提高他们的责任心和技术素质。

⑤ 负责编制压力容器定期检查和维修计划，组织制订修理技术方案，对劳动部门提出监察意见，负责整改落实。

⑥ 参加压力容器事故调查，对事故原因进行分析，并提出处理意见和防范措施，并按《锅炉压力容器事故报告办法》的规定，及时向上级主管部门和劳动部门报告。

（14）压力容器操作工岗位职责

① 压力容器操作工必须持有劳动部门签发的"压力容器操作证"，才能单独上岗，无证不得独立操作。

② 熟悉所操作压力容器的技术性能，并能熟悉掌握操作方法，做到精心操作，及时维修，正确保养。

③ 切实执行压力容器操作规程和各项规章制度，确保压力容器的安全经济运行，发现问题及时处理；发现压力容器有异常现象危及安全时，有权采取紧急停炉措施，并及时报告有关部门领导。

④ 对任何有害压力容器安全运行的违章指挥，应拒绝执行。

⑤ 严格遵守劳动纪律，工作中不做与本岗位无关的事，不携带儿童和闲杂人员进入压力容器室，不脱岗，不睡觉，不在班上喝酒、聊天。

⑥ 做好压力容器的巡回检查，密切监视和调整压力，认真填写各项记录，注意字迹清楚，数字准确，并签名负责。

⑦ 经常保持压力容器区域范围内和设备的清洁卫生，搞好文明生产。

⑧ 努力学习压力容器安全技术知识，不断提高操作技术水平。

（15）压力容器安全操作规定　压力容器属有爆炸危险的承压设备，为搞好压力容器的安全管理，确保安全使用，操作工须严格依照安全操作规定操作。

① 操作工必须持有劳动部门签发的"压力容器操作证"才能单独上岗，无证不得独立操作。

② 熟悉所操作压力容器的技术性能，并能掌握操作方法，做到精心操作，及时维修，正确保养。

③ 做好压力容器的巡回检查，每天不少于一次，密切监视和调整压力，认真填写各项记录。

④ 保护压力容器安全经济运行，发现问题及时处理，发现压力容器有异常现象危及安全时，有权采取紧急关闭措施，并及时报告有关部门领导。

⑤ 保持压力容器周围区域的清洁卫生，搞好文明生产。

⑥ 如操作工工作失误造成人身伤害或财产损失，要承担相应责任。

十九、设备的巡回检查管理规程

1. 目的

建立一个设备的巡回检查管理规程，以保证随时关注设备使用情况。

2. 范围

使用中的仪器设备。

3. 职责

物控部、办公室、质量部、生产部所有值班人员。

4. 内容

① 值班人员必须认真按时巡视设备，对设备异常状态要做到及时发现，认真分析，正确处理，做好记录，并向有关上级汇报。

② 巡视应在本站规定的时间、路线进行，一般应包括：交接班时；峰负荷时；晚间关灯时。

③ 值班人员进行巡视后，应将检查情况及巡视时间做好记录。

④ 遇有下列情况，应增加巡视次数：巡视过负荷，或负荷有显著增加时；设备经过检修，改造或长期停用后，重新投入系统运行；新安装的设备投入系统运行；设备缺陷近期发展时；恶劣天气，事故跳闸和设备运行中有可疑的现象时；法定节假日及上级通知有重要供电任务期间。

⑤ 单人巡视时，必须遵守《安全工作规程》中的有关规定。

⑥ 本公司的生产、技术领导和专职技术人员应进行定期巡视，巡视周期由物控部指定。

第六节　组织机构和人员管理规程

一、安全生产组织机构与部门管理制度

1. 目的

建立安全生产组织机构与部门，保证各组织、各机构与各部门之间分工明确，进行高效率的安全生产。

2. 范围

GAP 基地。

3. 职责

所有相关人员。

4. 内容

① 为了安全生产的需要，设立公司安全生产委员会（以下简称安委会），安委会是公司安全生产的组织领导机构，由公司领导和有关部门的主要负责人组成。安委会的日常事务由安全生产委员会办公室（以下简称安委办）负责处理。

② 公司下属生产单位必须成立安全生产领导小组，负责对本单位的职工进行安全生产教育，制订安全生产实施细则和操作规程。实施安全生产监督检查，贯彻执行安委会的各项安全指令，确保生产安全。安全生产小组组长由各单位的领导提任，并按规定配备专（兼）职安全生产管理人员。各机楼（房）、生产班组要选配一名不脱产的安全员。

③ 公司行政一把手是本单位安全生产的第一责任人，分管生产的领导和专（兼）职安全生产管理员是本单位安全生产的主要责任人。

④ 各级工程师、农艺师和技术人员在审核、批准技术计划、方案、图纸及其他各种技术文件时，必须保证安全技术和劳动卫生技术运用的准确性。

⑤ 公司各职能部门必须在本职业务范围内做好安全生产的各项工作。

⑥ 公司安全生产专职管理干部职责：协助领导贯彻执行劳动保护法令、制度，综合管理日常安全生产工作；汇总和审查安全生产措施计划，并督促有关部门切实按期执行；制定、修订安全生产管理制度，并对这些制度的贯彻执行情况进行监督检查；组织开展安全生产大检查；经常深入现场指导生产中的劳动保护工作；遇有特别紧急的不安全情况时，有权指令停止生产，并立即报告领导研究处理；总结和推广安全生产的先进经验，协助有关部门搞好安全生产的宣传教育和专业培训；参加审查新建、改建、扩建、大修工程的设计文件和工程验收及试运转工作；参加伤亡事故的调查和处理，负责伤亡事故的统计、分析和报告，协助有关部门提出防止事故的措施，并督促其按时实现；根据有关规定，制订本单位的劳动防护用品、保健食品发放标准，并监督执行；组织公司有关部门研究制订防止职业危害的措施，并监督执行；对公司上级机关的指示和基层的情况上传下达，及时做好信息反馈工作。

⑦ 各生产单位专（兼）职安全生产管理员要协助本单位领导贯彻执行劳动保护法规和安全生产管理制度，处理本单位安全生产日常事务和安全生产检查监督工作。

⑧ 各机楼（房）、生产班组安全员要经常检查、督促本机楼（房）、班组人员遵守安全生产制度和操作规程。做好设备、工具等安全检查、保养工作。及时向上级报告本机楼（房）、班组的安全生产情况。做好原始资料的登记和保管工作。

⑨ 员工在生产、工作中要认真学习和执行安全技术操作规程，遵守各项规章制度、规程。爱护生产设备和安全防护装置、设施及劳动保护用品。发现不安全情况，及时报告领导，迅速予以排除。

二、员工考核聘用制度

1. 目的

为了使公司员工考核的实施与运行有章可循，特制定本制度。

2. 范围

GAP 基地所有员工。

3. 职责

办公室。

4. 内容

（1）员工考核的作用　是为了把握并评定员工的能力。具体来说，就是运用考核表，按照规定的考核项目，对员工担任职务所必须具备的能力以及职务工作完成情况做出评定。

① 考核并检测每个员工与其担任的职务级别相应的能力，并在此基础上，有计划地开发和利用员工的能力。

② 考核每个员工所担任的职务工作完成情况，在此基础上公正合理地做出薪酬安排。

（2）考核的标准

① 员工能力。员工能力是指员工与其担任职务相当的能力，主要包括潜在能力和显在能力。对员工能力的考核主要是围绕这两方面的能力，潜在能力是员工拥有的、可开发的内在能力；显在能力是指员工在工作中发挥出来的，并表现在业绩上的能力。

潜在能力，可根据知识、技能、体力以及经验性能力来把握；显在能力，则可通过工作业绩（质和量），以及对工作的态度来把握。

② 员工考核的分类。员工考核可以分为以下两种：a. 业绩考核，就是参照职务标准，对员工在一定时间内职务工作完成的情况进行评定，业绩可以量化；b. 能力考核，就是参照职能标准，对员工在一定时间内所承担职务的能力进行评定，力求准确定性。

③ 员工考核的标准。员工考核是按照一定的标准以及相应的要求和水平进行的，按照公司统一部署，能力考核的标准一般是职能标准，而业绩考核的标准一般是职务标准。

④ 员工考核的项目设置。

a. 考核的项目是根据员工在职职务、级别进行设置的。

b. 考核表的格式以及计分标准由公司人力资源部门在听取有关人员意见之后决定，进而设计和实施。

（3）员工考核的实施

① 考核对象。员工考核的对象，限于评定期之日登记在册的员工，下列人员排除在外：连续工作年限不满一年者（截止到评定进行时），连续工作年限包括临时、试用期；因长期缺勤（包括公伤）、停职等原因，评定期间出勤不满两个月者。

② 评定者与评定阶段。

a. 考核者与被考核者之间，原则上要求在相当长时间中有过上下级管理关系。

b. 考核者一般是被考核者的直属上级领导。

c. 在评定期间，因工作转换、人事调动，原有的考核关系变更，致使不能对被评者进行充分的考核，或者造成考核困难，可以寻找能够替代原直属上司的考评者，完成考核工作。

d. 在其他难以确定考核者的情况下，原单位主管、总公司的经理以及业务部负责人可以在征得人力资源部主管同意的情况下，指挥考核人员。

③ 考核者的职责。

a. 第一次考核者必须站在直接监督的立场上，并且对想要特别强调的评分和评语以及对评定有显著影响的事项，必须予以注明。

b. 第二次考核者必须在职务、级别上高于第一次考核者。有关需要特别强调的评分和评语、对评定有显著影响的事项，或者有关与第一次评定有明显差别的地方，必须予以注明。特别是在遇到与第一次评定有显著差别的情况下，应该与第一次考核者交换意见，有必要的话，相互商讨，对评定做出调整。在不能做出调整的情况下，至少应该把第二次评定的结果，通知给第一次考核者。

c. 裁定者应参考考核评定报告，做出最终评语。

④ 评语与评分

a. 评语等级原则上分为五等。评语等级的更改，需经人力资源部负责人决定。

b. 与评语等级相对应的评分。

为了把考核的结果，应用于开发利用员工的能力，应用于员工待遇管理方面的工作中去，要采用如下具体做法：调动调配。管理者在进行人员的工作调配或岗位调动时应该参考人事考核的结果，把握员工对工作及工作环境的适应能力。

（4）晋升职位与奖励

① 在根据职能资格制度进行晋升工作时，应该把能力和业绩考核的评语作为参考资料加以运用。考核评语要按职能资格制度规范要求评定。

② 企业对于员工的提薪，应该参照能力考核的评语，决定提薪的幅度。

③ 参考业绩考核的评语对员工所做的贡献给予相应的奖励。

三、总经理岗位职责

1. 目的

明确总经理质量职责，保证 GAP 工作的实施。

2. 范围

中药材生产企业法定代表人、总经理或负责人。

3. 职责

企业法定代表人或负责人对本职责负责。

4. 内容

① 负责本企业全面推行 GAP 管理，对所生产中药材的质量及经营工作质量负全部责任。

② 负责策划本企业发展，并组织实施发展规划和年度计划，完成计划指标。

③ 主持对外宣传、谈判、签约和履约。

④ 负责资金、物资、房屋和装备的调度使用及其他重大事项决策。

⑤ 按照《中药材生产质量管理规范》的规定，结合本企业的实际，科学、合理调整企业机构，落实各项管理职责，并保证质量管理体系运行畅通。

⑥ 合理配置人力资源，任命质量管理、检查验收、养护人员，并确保质量人员依法行使"质量否决权"。

⑦ 指导下属各部门完成以下工作：及时学习有关方针、政策、法令、法规并贯彻实施；建立健全有关规章、规程（制度）并严格执行；指导编制工作计划、审批和监督实施，并负责必要的跨部门协调工作；领导完成本企业发展规划、计划规定的任务及上级临时交办的任务。

⑧ 主持重大质量事故的处理和重大质量问题的解决。

⑨ 负责批准、签发企业 GAP 管理文件（SMP）和其他质量性文件。

⑩ 负责生产经营各环节的安全管理工作。

四、质量部经理岗位职责

1. 目的

明确质量部经理的质量职责，保证 GAP 工作的实施。

2. 范围

质量部经理。

3. 职责

质量部经理对本职责负责。

4. 内容

① 负责协助总经理开展企业的全面质量管理工作，制订和改进质量方针与质量目标，参与质量领导小组的各项工作，在本企业全面推行 GAP 管理，在质量管理工作中向总经理负责。

② 负责策划本企业质量管理体系建设、完善与发展，向经理及质量领导小组提出质量工作计划、建议与措施。

③ 指导科技质量部开展日常质量管理工作，并确保质量人员依法行使"质量否决权"。

④ 指导各部门完成以下工作：及时学习有关中药材生产经营质量的方针、政策、法令、法规，并贯彻实施；建立健全有关质量工作的规章、规程（制度）并严格执行；指导编制质量工作计划并审批和监督实施，并负责协调跨部门的质量管理工作；领导完成本企业质量规划、计划规定的任务及上级临时交办的任务。

⑤ 协助经理对重大质量事故进行处理和重大质量问题的解决。

⑥ 审核质量管理规程（制度）和其他质量管理文件。

五、文件/档案管理员岗位职责

1. 目的

建立文件/档案管理员岗位职责，规范文件/档案管理员工作。

2. 范围

管理文件/档案工作。

3. 职责

文件/档案管理员。

4. 内容

① 负责档案整理、编目、鉴定、统计、排列和检索工作编制等工作。

② 负责库房档案的收进和移出工作，严格履行交接手续，准确掌握馆内档案全宗、案卷数量及档案的保管期限等。

③ 负责库房内部整理，档案装具和案卷排放整齐、科学有序。保证库内无灰尘，整洁美观。

④ 检查档案安全保管情况，发现对档案有害因素时，要及时上报，采取措施。做到以防为主，防治结合，保证档案的完整与安全。

⑤ 明确档案利用工作的目的，积极主动地做好接待工作，不断提高服务质量。

⑥ 正确处理好利用和保密的关系，增强保密观念，严守党和国家机密，严格执行借阅、查阅登记制度。

⑦ 负责档案、资料调借工作。做到提供准确、及时主动。用后及时清退，按时入库归位。

⑧ 应用电子计算机编目检索、存贮及调用档案；利用裱糊及复印技术，对纸张破损、字迹褪变、扩散的现行档案进行抢救。

⑨ 负责档案、资料利用效果的信息反馈工作，收集利用典型事例，年终写出利用分析综合报告，及实例选编。

⑩ 完成领导交办的临时性工作任务。

⑪ 年末认真总结本岗位工作及制订下年工作计划，写出书面材料。

六、质量监控员岗位职责

1. 目的

明确企业各部门的质量职责，确保 GAP 工作的实施。

2. 范围

办公室、科技质量部、业务部、财务部。

3. 职责

对质量监控工作负责。

4. 内容

① 贯彻执行国家有关法律、法规，在企业经营活动中做好质量管理和监督工作。

② 负责对中药材生产、加工和贮运各环节的监督管理和质量监控，如田间生产和加工过程的指导监督和管理，检查验收、中药材养护等环节的管理与监控。

③ 负责 GAP 认证及换证验收的相关工作。

④ 负责质量管理规程（制度）文件的起草，并指导、督促质量管理规程（制度）的执行；负责质量标准的修订与审核。

⑤ 制订和管理质量文件，并对生产、包装、检验、留样等各种原始记录进行管理，负责质量档案工作的整理。

⑥ 负责对用户质量投诉的调查、处理。

⑦ 负责质量信息和不良反应情况的收集、分析和报告。

⑧ 负责中药标本的收集与管理。

⑨ 负责仪器设备和计量器具工作的管理。

⑩ 负责不合格中药材的确认，配合业务部进行中药材的退货管理，并对其处理过程。

⑪ 负责指导中药材的分类管理，按《中药材生产质量管理规范》对特殊管理中药材的管理状况进行监督指导。

⑫ 协助办公室进行质量培训（制订培训计划并监督实施）工作。

⑬ 参与质量体系的审核。

⑭ 协助办公室进行主要岗位（质量管理、验收、养护）人员配备。

⑮ 负责产品批生产记录的设计、发放、过程管理、汇总整理等工作。

⑯ 负责企业环境监测和卫生工作的监督。

⑰ 负责信息反馈、用户访问，做好售后服务与记录。

⑱ 负责生产资料、包装材料及产品的检验、出具检验报告及审核放行工作。

⑲ 负责质量标准的起草、修订与审核。

七、检验员岗位职责

1. 目的

建立检验员岗位职责。

2. 范围

检验员。

3. 职责

完成检验任务。

4. 内容

① 认真贯彻执行质量检验标准（规程），严格执法，不徇私情，正确判决，对检验结果的正确性负责。

② 按时完成检验任务，防止漏检、少检和错检，确保生产顺利进行。

③ 认真填写质量检验记录，数字准确、字迹清晰、结论明确，并将检验记录分类建档保存。

④ 贯彻执行检验状态标识的规定，防止不同状态的物资、产品混淆。检查、监督生产过程中的状态标识执行情况，对不符合要求的予以纠正。

⑤ 负责进料、过程和成品的质量状况的统计和分析工作，并提出改进的意见和建议。

⑥ 搞好首检，加强巡检，特别要加强质控点的巡检，发现问题及时纠正。对于将不合格品混入下道工序的行为有权制止和批评。

⑦ 发现重大质量问题立即向生产、技术质量部门反映，以便及时采取措施，减少损失。

⑧ 有权制止不合格品的交付和使用。

⑨ 有权对个别的、一般性的不合格品作出处置。

⑩ 认真参加培训学习，努力提高自身的综合素质。

八、生产技术部经理岗位职责

1. 目的

建立生产技术经理岗位职责。

2. 范围

生产技术部经理。

3. 职责

总体负责生产技术部。

4. 内容

① 贯彻执行公司总经理与副总经理负责的指示，直接对总经理与副总经理负责。

② 就本部门以及公司的技术力量配置、技术管理组织结构提出方案或建议，挑选和配备公司各个技术岗位人员，培养、巩固技术骨干队伍，切实保障技术部设备的安全运行以及项目设施的正常使用。尽最大的努力，以最低的费用开支保持公司各项目高格调水准。

③ 负责制订本部门人员岗位职责，考评员工的工作业绩并据实提出奖罚意见。

④ 根据公司的经营管理目标和任务统筹本部门的工作安排，制订工作计划，组织技术力量解决工程技术问题、技术管理问题，建立技术管理制度，就重大技术事项向公司领导提出决策建议。

⑤ 负责本部员工的职业道德教育和安全教育，带领本部全体员工努力完成各项任务，保持本部门的上进风貌，提高本部的服务意识、管理效能和战斗力。

⑥ 负责本部不合格服务的处理及纠正、预防措施的实施和跟踪。

⑦ 对本部的开支情况和经济指标负责。

⑧ 对本部的整体服务质量和安全生产负责。

⑨ 协调本部内部以及与兄弟部门之间的工作关系。

⑩ 兼任受聘的专业技术职责，负责本专业的技术决策。

九、生产技术员岗位职责

1. 目的

为进一步加强生产车间队伍建设，充分发挥生产车间工作人员的积极性和创造性，生产车间人员实行定岗、定职、定责。为确保该项工作落到实处，特制定本条例。

2. 范围

生产部。

3. 职责

生产技术员。

4. 内容

（1）高级技术职务人员

① 协助生产车间主管制订生产车间发展规划以及生产车间的建设工作，为生产车间提供学术和技术指导。

② 根据教学大纲要求，具体完成生产教学的准备与指导、成绩考核、批改生产报告等任务。

③ 严格执行校、院生产车间管理的各项制度，搞好仪器设备的维护，做到账、卡、物相符，仪器设备档案资料完整。管好、用好低值易耗品等物资。

④ 制订高水平的生产方案，解决本专业生产技术上的关键问题，开设新的生产项目。

⑤ 贵重仪器和大型设备的验收、安装、调试、维修和技术项目开发工作。

⑥ 新进技术员的生产工作，承担初级生产技术人员。

⑦ 生产创新能力和动手能力的培养，进行生产教学研究和教学改革。

⑧ 负责本生产车间的安全，为本生产车间安全工作第一负责人。

⑨ 实行坐班制。

⑩ 承担生产车间主管分配的具体工作，做好基地安排的其他工作。

（2）中级技术职务人员职责

① 担任一门以上课程的生产教学，设计生产方案，制订生产方法，选定仪器设备，分析处理生产数据，编写生产教材、生产指导书等有关生产技术文件，并组织初级生产技术人员进行生产前的各项准备工作。

② 指导新技术员生产，批改新技术员生产报告，评定新技术员生产课成绩，不断提高生产教学质量。

③ 严格执行校、院生产车间管理的各项制度，搞好仪器设备的维护，做到账、卡、物相符，仪器设备档案资料完整。管好、用好低值易耗品等物资。

④ 担任生产车间精密、贵重仪器和大型设备的安装、验收、调试、检修、使用、编制操作规程等技术工作。

⑤ 协助指导新技术员生产技术工作。经常对新技术员进行安全教育。

⑥ 承担初级生产技术人员的业务指导和学习提高工作。

⑦ 做好环境保护、安全保密及清洁卫生工作。

⑧ 负责本生产车间的安全，为本生产车间安全工作第一负责人。

⑨ 实行坐班制。

⑩ 承担生产车间主管分配的具体工作，做好基地安排的其他工作。

（3）初级技术职务人员职责

① 负责回答和讲解新技术员提出的问题。

② 熟悉本生产有关仪器设备、生产器材的原理、结构、性能和使用方法，负责本生产车间仪器设备的安装、调试，并能对其故障进行诊断和维修。从事精密、贵重仪器和大型设备的技术管理工作。

③ 严格执行校、院生产车间管理的各项制度，搞好仪器设备的维护，做到账、卡、物相符，仪器设备档案资料完整。管好、用好低值易耗品等物资。

④ 参加一定数量的生产工作，能初步独立地制订生产方案，提供准确的生产数据和结果，写出生产报告。在高级或中级技术人员指导下，制订有关生产规程。

⑤ 做好环境保护、安全保密及清洁卫生工作。

⑥ 负责本生产车间的安全，为本生产车间安全工作第一负责人。

⑦ 实行坐班制。

⑧ 承担生产车间主管分配的具体工作，做好基地安排的其他工作。

（4）生产技术员职责

① 可担任一定的生产教学，掌握有关生产的基本原理与技术，完成生产准备工作和辅助工作。

② 初步掌握常规的生产方法和步骤，通过试讲和预做，经生产车间主管批准，可以指导新技术员。

③ 熟悉有关仪器的性能、运用范围和使用方法，掌握常用材料、试剂等的性能，并能妥善使用和保管。保证本生产车间仪器设备账、物、卡相符，仪器设备档案资料完整。

④ 负责本生产车间仪器设备的保养、维护和管理，能拟定一般仪器设备使用操作规程。

⑤ 做好生产车间的技术安全、环境保护，维护生产车间安全防范设施，做好事故预防和卫生清洁工作。

⑥ 负责本生产车间的安全，为本生产车间安全工作第一负责人。

⑦ 实行坐班制。

⑧ 承担生产车间主管分配的具体工作，做好基地安排的其他工作。

十、生产管理员岗位职责

1. 目的

建立管理员岗位职责。

2. 范围

生产部。

3. 职责

生产管理员。

4. 内容

① 遵守国家法律、法规和单位规章制度，热爱本岗工作。

② 掌握生产的作业情况，能建立生产档案。

③ 能合理安排作业人员的工作量，告知单位的各项规章制度、安全事项，教会职工作业技能和应达到的作业标准。招收、辞退技术员要当日上报总经理审批，并办理相关手续。

④ 有善于发现问题的能力，严格执行作业质量考评制度，根据作业标准检查。对每人每天的作业质量进行达标验收登记记录。不达标的要告知技术员，并履行签字手续，因手续不全造成技术员上访的，管理员调离岗位停止工作一个月处分。

⑤ 所管辖区要达到规定的环境卫生质量标准。

⑥ 节约物料，爱护公物，辞退职工时要将标志服、工具等收回，丢失的按原价赔偿。未能及时收回登记上报的，由管理员赔偿。

⑦ 辖区内出现事故时，第一时间上报主管领导及保卫科，做好相关处理配合工作。

⑧ 在作业质量检查中有罚款的，必须上报生产管理科，在工资表中体现并说明原因，禁止私自扣款，据为己有。

十一、生产工人岗位职责

1. 目的

明确生产工人岗位职责，并能有效贯彻执行。

2. 范围

生产工人。

3. 职责

生产工人。

4．内容

（1）生产工人质量责任制

① 产品质量是工人劳动的成果，工人对产品质量优劣负有直接责任。

② 时刻牢记"质量第一"要求，各项操作工序相互配合协调，必须符合标准文件的有关规定。

（2）生产工人岗位职责

① 提高质量意识，以 GAP 为准则，指导厂区内的各项行为、活动。

② 严格按操作规程操作，有义务提出提高产品质量的合理化建议。

③ 刻苦钻研生产工艺，做到"三懂"、"三会"。"三懂"即懂生产工艺过程，懂岗位操作技能，懂设备保养性能；"三会"即操作动作合格，识别检测准确，保养切实有效。

④ 遵守规章制度，穿戴整齐，态度严肃，秩序分明，仪器、设备测试操作准确无误，真实填写原始记录，成品（半成品）数据及时上报工艺员，发扬文明生产精神，随时做好保洁灭菌工作，生产场地定期进行彻底全面清扫，保持环境卫生。

十二、设备管理员岗位职责

1．目的

建立设备管理员岗位职责。

2．范围

设备管理员。

3．职责

设备管理员。

4．内容

① 贯彻设备管理各项规章制度，制订设备维修计划和生产设施之维护保养管理工作。

② 负责建立设备、仪器台账统一编号，对日常设备、仪器进行维修管理。

③ 参加设备、仪器更新、改型工作，需添置设施、工装仪器，由生产部提出申请，设备管理员办理。

④ 根据公司生产实际情况，编制可行的维修计划，交相关人员对设备实施维修，确保生产能力和产品质量要求。

⑤ 参加设备、仪器质量事故分析，对设备、安全、人身事故坚持"三不放过"。

⑥ 负责建立设备技术资料档案，完善设备资料（包括图纸、说明书、合格证）。

⑦ 定期对操作工进行正确使用设备的宣传指导和培训。

⑧ 负责对设备、仪器外购、外协加工任务，贯彻执行设备管理制度有关之规定。

⑨ 负责指导生产部门、操作人员对设备正确使用、维护管理，督促操作者遵守有关生产设施、工装仪器的使用要求。

⑩ 负责制订公司安全、文明生产等各项管理制度并进行监督检查。

十三、综合管理部经理岗位职责

1．目的

建立综合管理部经理岗位职责，规范综合管理部经理的工作。

2．范围

综合管理部经理。

3. 职责

综合管理。

4. 内容

① 在基地的领导下，负责基地行政、人事、经营和考核各项管理工作。

② 负责组织、修订、完善基地各项行政管理规章制度。

③ 负责基地人力资源的管理工作，组织对所需人员的招聘、筛选、聘用等管理工作，按规定及时办理人事建档及社会保险等事宜。

④ 负责基地文件资料、物业管理档案的归档管理工作。

⑤ 负责编制部门工作计划，主持部门工作例会，合理安排部门各项工作。

⑥ 负责基地经营管理工作，努力拓展市场，做好服务，提高效益。

⑦ 负责基地的物资采购，劳保用品、办公用品的采购、领用等管理工作。

⑧ 负责基地日常行政行文、行政接待以及重大活动的组织协调工作。

⑨ 完成基地领导交办的其他事宜。

十四、人力资源部经理岗位职责

1. 目的

建立人力资源部经理岗位职责。

2. 范围

人力资源部经理。

3. 职责

人力资源管理。

① 负责主导公司人力资源的引进、招聘、薪酬制度设计。

② 建立并规范公司人力资源管理体系。

③ 负责公司的各项管理变革。

④ 挖掘公司企业文化，建立积极向上、团结友爱、协作忠诚的企业文化氛围，为建立学习型企业做好后勤工作。

⑤ 规范公司的行政、后勤、总务管理运作系统，尽力以最低成本为全体员工提供工作、学习、生活的优质服务。

4. 内容

① 根据公司的年度经营目标及经营计划，拟定公司年度人力资源及行政后勤管理目标与年度工作规划，编制并控制部门年度财务成本预算，配合公司的"目标管理责任制"，确保人力资源规划目标及行政后勤管理目标的达成。

② 根据本部门的年度人力资源及行政后勤管理目标与年度工作规划，拟定并实施部门的年度、月度、周工作计划，每月准时提交本部门的工作计划与工作总结给总经理。

③ 主导全公司"目标管理"绩效考核的推行，与公司各相关职能部门完成对各部门、各岗位、各员工的工作业绩量化考核。

④ 督导人力资源专员及时收集各部门及各岗位与"目标管理"绩效考核有关的年、季、月、周、日度报表，发现问题及时向总经理汇报。

⑤ 参与公司重大决策事项的讨论。

⑥ 依据公司的经营目标及经营计划，主导设置企业组织机构，进行全公司各岗位的定岗、定员、定编，进行职位分析与岗位描述，明确各岗位权、责、利及任职资格要求。

⑦ 设计、建立并积极执行公司的薪资、福利制度。

⑧ 依据公司经营发展战略的人力需求，开发短、中、长期人力资源，合理调配公司的人力资源。

⑨ 建立规范化的招聘系统，并实施各类管理、技术人员的招募工作。

⑩ 建立并实施培训系统及编制、实施年度培训计划，外部培训机构及培训课程的评定与选择。协助帮助员工建立职业生涯规划。

⑪ 人事政策制订与修改，人事规章制度的规划、制订、检讨与修订，使员工的管理有章可循。

⑫ 各类人事表单及人事工作流程制订、修订及呈报。

⑬ 深化与宣传公司企业文化，将企业文化落实到企业管理制度与管理规范中。建立积极向上、团结友爱、协作忠诚的企业文化氛围，建立学习型企业。

⑭ 负责公司的各项管理变革与组建公司的团队。

⑮ 负责组织公司管理标准、规章制度的拟定、修改和编写工作，主导专用管理标准及管理制度的拟定、讨论、修改工作。呈报审批并监督实施。

⑯ 协助、督促各部门制订与公司人力资源管理政策、制度匹配的各项相关管理规定。

⑰ 组织商情资料、技术情报、文书档案及汇总公司年度综合性资料，掌握全公司主要活动情况。

⑱ 草拟公司年度总结、工作计划和其他综合性文稿，及时撰写总经理发言稿和其他以公司名义发言文稿审核工作。

⑲ 员工提案奖励制度的建立及督导实施。

⑳ 培训各部门各级主管掌握人力资源管理知识、技能，站在人力资源的角度管理下属。

㉑ 根据公司实际营运状况，决定公司公休（周末、法定节假日等）及加班时间之事宜。

㉒ 协调各部门工作之间的冲突与矛盾。

十五、库房保管员岗位职责

1. 目的

规范库房保管员工作内容及岗位职责，切实履行工作职能。

2. 范围

库房保管员。

3. 职责

库房保管员对其自身职能负责。

4. 内容

① 在仓库主管的领导下，负责所辖工作范围内物料的收、发、存工作。

② 对所分管范围的物资进库前数量验收、质量请检、物资存放及对贮存期间发生的损失负主要责任。

③ 及时做好账、物、卡的填报统计工作，保证账、物、卡相符。

④ 定期对分管库房现场及账、物、卡按 GMP 要求进行检查、整理，发现问题及时向仓库主管汇报。

⑤ 负责做好库房的清洁卫生和防鼠、防虫工作，定期对所分管的危险品仓进行检查，发现隐患及时汇报，并提出整改意见。

⑥ 协助车间做好物料领用、贮存及退库工作。

⑦ 按工作要求定期做好库存物料的统计报表工作，协助物料供应部门做好公司原材料、包装材料的供应工作，保证生产的顺利进行。

⑧ 完成仓库主管临时交办的其他工作。

十六、采购员岗位职责

1. 目的

规范采购岗位职责，切实履行其岗位职能。

2. 范围

本公司供应部物料采购员。

3. 职责

采购员负责履行其自身岗位职责，部门经理负责监督、检查。

4. 内容

① 采购员是在部门经理领导下，负责本公司各类物质、设备、备品配件等方面物资的采购工作。

② 负责按月度生产计划编制物资采购计划，报部门经理审核。

③ 负责按各类物资采购计划，积极组织货源，保证各类物资的按时到位，确保生产的正常运行。

④ 负责做好急购物资的采购工作，并做好资金追加计划报供应部、财务部办理有关手续。

⑤ 会同有关部门对主要物料供应商质量体系进行评估，并按定点采购的原则组织物料的采购，自觉接受质管部门的监督。

⑥ 完成领导临时交办的其他工作。

十七、贮运管理员岗位职责

1. 目的

建立一个贮运管理员职责，以规范贮运管理员的工作。

2. 范围

贮运管理。

3. 职责

全面主持贮运管理工作。

4. 内容

① 对下属人员工作的考核、评价、激励。

② 负责对仓库现场的管理工作。

③ 对物资运输的管理和车辆、驾驶员的管理。

④ 对仓库物资的收发存管理和安全消防管理工作。

⑤ 编制仓库管理工作计划。

⑥ 仓库财务核算和统计核算管理工作。

⑦ 物资运输督促与管理。

⑧ 物资装卸过程中的管理。

⑨ 定期组织并检查仓库盘点工作，做到账目卡物相符。

⑩ 加强进仓货物的验收和出库货物的清点管理。

⑪ 对各直销点计单的接收和汇总，并及时交生产部门。

⑫ 有对下属的人员推荐权和考核、评价权。

⑬ 岗位要求：具有高中以上文化程度或较丰富的实际工作经验和专业知识；有较强度

的工作责任感和事业心；具有较强的管理协调能力。

⑭ 参加会议：参加公司召开科以上有关会议；参加公司每月季度工作协调会；参加公司年度工作评比会。

十八、营销人员岗位职责

1. 目的

建立营销人员岗位职责。

2. 范围

营销人员。

3. 职责

营销。

4. 内容

① 完成销售任务。

② 及时回收账款。

③ 控制谈判价格，保证利润率。

④ 识别商业机会。

⑤ 提高新市场开发比例。

⑥ 调查客户满意度。

⑦ 熟练掌握商品知识，不断学习维修知识。

⑧ 考察、分析市场。

⑨ 发掘、评估及选择客户。

⑩ 访问计划制订与实施。

⑪ 拜访新开发客户，与渠道客户合作。

⑫ 订单谈判和接受订单。

⑬ 平时的拜访问候与客情维系。

⑭ 月总结，每月 5 日前，必须将月度总结交到分公司，内容主要包括：

a. 本月完成销售额是多少？

b. 完成本月（没有完成）任务的原因是什么？

c. 你在本月做了哪些工作？效果如何？

d. 下月工作目标是什么？

e. 同品类商家的销售排行情况，并分析原因。

f. 各商家有哪些值得学习和借鉴的地方？

十九、财务部经理岗位职责

1. 目的

建立财务部经理岗位职责。

2. 范围

财务部经理。

3. 职责

财务总负责。

4. 内容

① 在公司分管副总经理领导下，负责主持财务部的全面工作，组织并督促本部门工作

人员按公司要求全面完成本部职责范围内的各项工作任务。

② 密切与生产、营销、计划等部门的工作联系，加强与有关部门的协作配合工作。

③ 负责组织《会计法》及地方政府有关财务工作法律法规的贯彻落实。

④ 负责组织公司财务管理制度、会计成本核算规程、成本管理会计监督及与其有关的财务专项管理制度的拟定、修改、补充和实施。

⑤ 组织领导编制公司财务计划、财务审查计划、财务报表。拟定资金筹措和使用方案，全面平衡资金，开辟财源，加速资金周转，提高资金使用效果。

⑥ 组织领导本部门按上级规定和要求编制财务预决算工作。

⑦ 负责组织公司的成本管理工作。进行成本预测、控制、核算、分析和考核，降低消耗、节约费用，确保公司利润指标的完成。

⑧ 负责建立和完善公司财务稽核、审计、内部控制制度，并监督其执行情况。

⑨ 审查公司经营计划及各项经济合同，并认真监督其执行，参与公司技术、经营以及产品开发、基本建设、技术改造和其他项目的经济效益的市议。

⑩ 参与审查员工工资、奖金及其涉及财务收支的各种方案。

⑪ 组织考核、分析公司经营成果，提出可行的建议和意见。

⑫ 规划会计机构、会计专业职务的设置和会计人员的配备，组织会计人员培训和考核，坚持会计人员依法行使职权；负责财会人员的业务培训。

⑬ 负责向公司总经理、主管副总汇报财务状况和经营成果。定期或不定期汇报各项财务收支和盈亏情况，以便领导及时进行决策。

⑭ 有权向主管领导提议下属人选，并对其工作考核评价。

⑮ 完成公司领导交办的其他工作任务。

（1）要求

① 具有大学专科以上学历和会计专业技术职称。

② 熟悉国家财经法律、法规，熟练掌握本行业业务知识。

③ 热爱本公司，有较强的综合协调能力和组织管理能力。

④ 虚心好学，积极进取，有较强的工作责任感和事业心。

⑤ 坚持原则，廉洁奉公。

（2）参加会议

① 参加公司年度总结会、计划平衡协调会及其他有关的会议。

② 参加季、月度经济活动分析会、销售点开发研讨会、上市产品预测会、考核评比等会议。

③ 参加公司召开的部门业务专题协调会及其他有关会议。

④ 参加本部门召开的财务工作会议。

二十、会计岗位职责

1. 目的

建立会计岗位职责。

2. 范围

财务部。

3. 职责

会计。

4. 内容

① 全面熟悉国家财经政策、财务会计制度、费用开支范围和标准。按照国家会计制度

的规定，记账、报账做到手续完备、数字准确、账目清楚、按期报账。

② 根据《会计法》、《会计基础工作规范》、《会计电算化工作规范》及本院相关制度，财务管理及本单位制定的各项财务管理办法，独立履行会计的各项职责。

③ 按照经济核算原则，定期检查、分析公司财务、成本和利润的执行情况。挖掘增收节支潜力，考核资金效果，及时向财务部长提出合理化建议，当好公司参谋。

④ 妥善保管会计凭证、会计账簿、会计报表和其他会计资料；负责对经费核算业务记账凭证的填制并打印输出。

⑤ 填制的记账凭证的内容、数据必须与所附原始凭证的内容、数据相符，会计科目使用正确，摘要简明清晰，每张记账凭证的要素齐全。

⑥ 及时清理往来账款，定期发出催款通知书，通知部门领导和往来个人，如发现挪用公款，应按有关规定处理并向科室领导报告。

二十一、出纳岗位职责

1. 目的

建立出纳岗位职责。

2. 范围

财务部。

3. 职责

出纳。

4. 内容

① 要认真审查各种报销或支出的原始凭证，对违反国家规定或有误差的，要拒绝办理报销手续。

② 要根据原始凭证，记好现金和银行账。书写整洁、数字准确、日清月结。

③ 严格遵守现金管理制度，库存现金不得超过定额，不坐支，不挪用，不得用白条抵顶库存现金，保持现金实存与现金账面一致。

④ 负责到银行办理经费领取手续、支付和结算工作。

⑤ 负责支票签发管理，不得签发空头支票，按规定设立支票领用登记簿。

⑥ 加强安全防范意识和安全防范措施，严格执行安全制度，认真管好现金、各种印章、空白支票、空白收据及其他证券。

⑦ 负责做好工资、奖金、医药费的造册发放工作。

⑧ 负责编造学期和每月的现金支出计划，分清资金渠道，有计划的领取和支付现金。

⑨ 及时与银行对账，做好银行对账调节表。

⑩ 根据规定和协议，做好应收款工作，定期向主管领导汇报收款情况。

⑪ 严格遵守、执行国家财经法律法规和财会制度，做好出纳工作。

二十二、市场部经理岗位职责

1. 目的

建立市场部经理岗位职责。

2. 范围

市场部。

3. 职责

市场部经理。

4. 内容

① 负责产品销售管理工作。

② 负责市场开拓和管理工作。

③ 负责编制本部门年、季、月销售和预算的计划工作。

④ 对销售管理办法的研究和改进。

⑤ 产品市场销售潜力的调查和分析。

⑥ 对下属人员工作的考核、评比、激励。

⑦ 销售成绩的统计与分析。

⑧ 对同业、客户、环境的调研。

⑨ 负责对账物卡的核对。

⑩ 定期或不定期地组织对销售情况的分析和讨论。

⑪ 半年一次销售情况的评价。

⑫ 有对下属的人事推荐权和考核、评价权。

（1）岗位要求

① 具有大专以上文化程度和营销管理知识。

② 具有较强的管理能力和工作协调能力。

③ 熟悉公司产品和基本生产情况。

（2）参加会议

① 参加公司召开部以上有关工作会议。

② 参加公司每月、季的工作协调会。

③ 参加公司年度工作评比会。

二十三、市场部计划员岗位职责

1. 目的

为了采购的物资质量符合要求，价格合理，在全国范围内，做好同等物资价格比较工作。

2. 范围

市场计划。

3. 职责

① 编制采购计划任务单和发放产品定额领用表，安排供货计划，计划要合理，当好领导参谋，保证供应服务质量，满足生产计划要求。

② 做好物资的计划、采购、贮运、保管、发放、使用和核算等工作台账，做到供应好、周转快、消耗低、费用省的目标。

4. 内容

① 汇总公司所有物资请购单，按轻重缓急和规格型号实施采购计划。

② 随时掌握库存情况，协调物资的需求矛盾。

③ 工作权限定额领用表的修改权；采购计划的调整权；采购计划时间的实施权；上级授予的其他权限。

④ 完成上级交办的其他工作。

二十四、市场部包装材料采购员岗位职责

1. 目的

建立市场部包装材料采购员岗位职责，规范包装材料采购工作。

2. 范围

包装材料采购。

3. 职责

场部包装材料采购员。

4. 内容

① 在部门领导下，全面负责生产所用的包装材料的采购工作，并建立合格供给商档案。

② 根据生产计划和资金情况，编制采购计划。

③ 供应商的开发、甄选及评核，按流程执行采购任务，包括：询价、比价、订样、采购合同的谈判等。

④ 按生产需要以及食品卫生要求，保质保量地组织好包装材料采购供给工作，把握好实际库存和在途物料情况。

⑤ 执行并完善成本降低及控制方案。

⑥ 合理安排采购顺序，对紧缺材料及需长距离采购的材料应提前安排采购计划及时购进，以免耽误生产。

⑦ 根据就近就地原则选择资源充分的供给商，对主要材料供给商，要对其卫生、产品质量、供货能力、企业质量保证能力、企业信誉等方面进行考查，以保证产品质量和正常生产。

⑧ 选择信誉可靠的供给商，在部门批准后签订购货合同，并随时把握合同履行情况，合同中必须注明我公司对产品质量要求的条款，如需更改合同，在请示常务副总后，得到批准方可执行。

⑨ 购进的材料必须符合食品卫生和工艺要求，符合公司标准或国家标准，不得随意更改厂家、质量标准、规格、型号等有关质量要求，如需变更，请示常务副总批示后方可执行。

⑩ 严格执行包装材料入库检验制度，对不合格的材料绝对不答应入库和投入生产、入库材料必须具备合格证，合格证需妥善保管，以备复查。

⑪ 随时把握包装材料市场行情，以及新材料的应用信息，做好市场分析，随时把握国家相关产品的标准和政策变化，做好政策分析，为公司决策提供有价值信息。

二十五、市场部原料采购员岗位职责

1. 目的

建立市场部原料采购员岗位职责，规范市场原料采购工作。

2. 范围

市场原料采购。

3. 职责

市场原料采购。

4. 内容

① 认真执行有关法规，遵纪守法，努力钻研业务，熟悉各种材料，及时准确、保质保量完成任务。

② 凡与经销产品相关的厂家代理资质、培训计划、促销政策、奖励、返点、厂家资源的掌握、价格体系更新等必须做到了如指掌，落实到人。

③ 要积极主动配合业务部门做好每个项目方案，并与业务部门达成共识。

④ 承担所负责区域产品项目的标书制作、现场答议、评委协调等与投标有关的一切事

宜，对于临时应急，在客户部不能给予支持的前提下，必须与用户进行深层感情沟通后再进行投标。

⑤ 严格执行采购计划，大宗物品根据公司招标确定的定点单位采购。零星急用材料由各部门先请定点单位送货，后由采购人员凭入库、领用等手续报销入账。

⑥ 严把质量关，主动跟项目经理和有关部门对材料进行验收。

⑦ 协助经理搞好供货渠道建设。

⑧ 每月提供一份三家商店市场相同规格材料的价格，供公司参考决策。

⑨ 经常与现场施工员联系，及时供应材料，确保施工进度。

⑩ 严格执行合同管理规定，要按时签订，不得延误，并在第一时间将合同传递给与项目相关的人员。

⑪ 负责客户部项目执行中与技术部、财务部的协调及结算信息的传递。

⑫ 综合调配公司库存资源，订货时掌握好实际库存和在途物料情况，在有库存的情况下要以先出库存为主。

⑬ 参加本部门员工业务培训。

⑭ 树立公司的专业形象，保证公司的名誉不受到侵害。

⑮ 服从分配，发扬敬业爱岗、不辞辛苦精神，尽心尽力完成交给的任务。

⑯ 完成交办的其他任务。

二十六、行政部经理工作职责

1. 目的

建立行政部经理工作职责，负责全面主持本部的管理工作。

2. 范围

受总经理的委托，行使对公司行政后勤、总务、保卫工作的指挥、指导、协调、监督、管理的权力，并承担执行公司各项规程、工作指令的义务。

3. 职责

对所分管的工作全面负责。

4. 内容

① 负责主持本部的全面工作，组织并督促部门人员全面完成本部职责范围内的各项工作任务。

② 贯彻落实本部岗位责任制和工作标准，加强与有关部门协作配合。

③ 负责组织行政后勤、保卫工作管理制度的拟订、检查、监督和执行。

④ 负责组织行政年、季、月度行政后勤、保卫工作计划。本着合理节约的原则，编制后勤用款计划，搞好行政后勤预算工作。

⑤ 做好公司生活用房及财产管理工作。建立生活用房屋固定资产账册、员工宿舍等用于行政后勤生活服务的财产账册。

⑥ 负责公司内部治安管理工作。维护内部治安秩序，搞好治安综合治理，预防犯罪和治安灾害事故的发生。

⑦ 负责做好公司用水、电的管理工作。认真抓好水、电的计量基础管理工作，定期检查和维修计量器具，搞好电器设备和线路的保养维修工作。

⑧ 负责组织部门人员的培训教育工作。协同人事部做好各项工作，定期开展岗位优质服务和业务竞赛评比活动。

⑨ 做好调查研究、归纳分析，对存在的问题提出解决办法，尽力当好参谋助手。

⑩ 参与公司形象策划，做好宣传工作。

⑪ 认真组织行政部人员日常政治和业务学习，不断提高本部人员的政治素养和业务素质。

⑫ 参与招聘本部工作人员工作，负责本部人员岗位责任制的制订，并做好平时考核工作。

⑬ 参加公司年度总结会、计划平衡协调会及有关会议。

⑭ 参加季、月度经理办公会、经济分析会、考核评比会等。

⑮ 参加公司临时召开的有关会议。

⑯ 按时完成公司领导交办的其他工作任务。

二十七、物控部经理工作职责

1. 目的

降低生产成本，提高生产效率。

2. 范围

物控。

3. 职责

物料控制。

4. 内容

（1）工厂物控部门的主要职责

① 物料的分析计算及计划的制订。

② 物料的请购。

③ 存量的控制。

④ 物料进度的控制。

⑤ 呆废料的预防、控制及处理。

⑥ 物料盘点的监管等。

（2）物控部经理岗位职责

① 及时、准确制订备货及物料需求计划，协调相关部门，满足销售、客服出货需求。

② 审核仓库的出入库单据，确保公司库存物品的账、物、卡一致。

③ 规范公司物流 ERP 的实物流程。

④ 制订安全库存方案，定期组织清理仓库呆滞物料。

⑤ 协助总经理提升公司物控方面的管理水平；请购方式与存量基准的设定。

⑥ 生产用料的请购与余料转用。

⑦ 进料异常与生产管理采购协调处理。

⑧ 定期召开物控部例会，布置任务，及时指导协调工作，处理部门员工工作中遇到的困难和问题。

⑨ 整理、汇总部门考核数据，定期报送人力资源部。

⑩ 完成上级领导交办的其他工作。

二十八、办公室主任工作职责

1. 目的

明确各部门负责人质量职责，确保 GAP 工作的实施。

2. 范围

办公室主任。

3. 职责

办公室主任应对自己的职责负责。

4. 内容

① 负责本部门全面工作，向总经理负责。

② 负责协助科技质量部，组织本部门人员做好《中华人民共和国药品管理法》及相关法律、法规的学习、宣传、贯彻、执行的各项计划、安排的实施工作。

③ 负责布置本部门人员按领导要求，及时起草总结、计划、决议和其他文稿材料，并审核把关。

④ 企业质量管理规程（制度）、质量方针、质量目标、质量管理工作程序等文件的印制、发放。

⑤ 负责企业质量方针、质量目标、《中药材生产质量管理规范》、质量体系实施情况考核组织工作。

⑥ 负责指导办公室文件管理人员的公文函件的收发、分办工作。

⑦ 负责企业印（章）、信、证、照及年检等工作的组织与管理。

⑧ 办公室的日常管理工作。

⑨ 具有上传下达、互相协调的责任。

⑩ 对本部门人员负有指导、监督、检查工作的职责。

⑪ 负责企业大事记编写工作的组织工作。

⑫ 负责企业内部计算机管理的协调组织工作。

⑬ 负责指导本部门档案员的档案管理工作。

⑭ 负责指导本部门人员开展企业的人事管理、机构编制、工资福利、员工保险、劳动合同、离休退休等工作。

⑮ 负责指导本部门人员开展人事、培训、考核等相关管理规程（制度）的制订并参与考核。

⑯ 指导本部门人员进行人事档案的建立、更新与管理。

⑰ 负责员工的岗位教育、技能培训、继续教育等工作的管理。

⑱ 负责企业的安全、保卫、消防和相关制度的制订及管理工作。

⑲ 负责卫生管理工作。

⑳ 负责组织体检和建立员工个人健康档案工作。

㉑ 负责对生产经营用物品、各部门所需办公用品、企业劳保用品进行购进、发放等管理工作。

㉒ 负责其他有关后勤保障工作。

二十九、保安部经理工作职责

1. 目的

建立保安部经理工作职责，全面负责公司的安全保卫工作，确保公司内的人、财、物的绝对安全，为公司创造的一个良好的治安秩序和安全的环境。

2. 范围

公司。

3. 职责

有高度的责任感和事业心，有强烈的竞争意识，有现代企业管理的经验。坚持贯彻执行上级的指示，做好上级在保安工作上的参谋和助手，对公司的安全负有督导的各项责任。

4. 内容

① 组织、布置、协调好保安部门的日常工作。

② 坚持原则、不徇私情、秉公执法，要有吃苦耐劳、勇于献身的精神。带领和督导下属做好安全保卫工作，确保公司人、财、物的绝对安全。

③ 坚持现代管理的规范化、程序化、标准化、制度化，坚持干部的以身作则，最大限度地调动部门员工的工作积极性，并领导下属员工积极开展 QC（全面质量管理）小组活动。

④ 负责制订、健全公司的安全保卫制度的措施，部署保安部的工作计划安排和检查落实情况，审定各部拟定的岗位安全制度、规定，报请总经理批准后实施。

⑤ 协助培训中心，组织开展以"防火、防盗、防破坏、防自然灾害"为中心的四防安全教育和法制教育。

⑥ 开展经常性的法制教育，切实贯彻落实"预防为主，防消结合"的方针，负责对公司员工进行法律知识、安全常识的培训，搞好治安联防工作。

⑦ 负责组织调查内外发生的重大案件、事故，并向上级提出处理意见，汇报查处结果。

⑧ 维护公司内部治安秩序，经常巡视公司各重要"四防"器材设备，以确保保安人员和设备处于良好状态。

⑨ 与当地执法部门、司法部门及其他保安部门保持密切的合作关系，协助执法部门侦破违法犯罪案件和处理火灾。

⑩ 负责本部门员工的分派工作，带领本部门员工尽职尽责，保障员工的生命安全，加强对公司经济部位和要害部位的安全管理。

⑪ 重视内勤工作，组织好保安工作、档案材料的积累和科学管理工作。

⑫ 督导并协助上级领导组建公司安全委员会、消防委员会、交通安全委员会等组织，担任或选派各委员会副主任并主持日常工作。

⑬ 完成公司领导及上级业务部门交办的各项临时性保安工作。

三十、员工培训管理规程

1. 目的

加强公司人力资源管理和合理使用，全面提高员工素质，培养其丰富的知识和技能。

2. 范围

公司全体员工。

3. 员工培训的种类

① 职前培训。

② 专业技能培训。

③ 派外培训。

4. 员工培训的组织

① 由人力资源部具体负责组织和实施员工培训，可根据实际工作需要定期或不定期进行。

② 各部门应于年初，根据本部门的工作需要制订本部门员工的定期培训计划，报人力资源部统一安排。对于需要临时进行培训的部门，也要由各部门负责人制订计划，报人力资源部安排。对于临时培训计划，人力资源部应根据各部门对培训工作要求的紧迫程度，在适当期限内安排培训工作。

③ 人力资源部汇总各部的培训计划后，统筹安排，编制公司年度、季度培训或临时培

训计划表，报分管领导审核无异议后，下达各部门照进度配合执行。

5. 培训实施

① 公司新进员工在上岗前必须接受职前培训，培训工作由人力资源部统一安排，培训内容主要包括：国家有关法律法规、公司简介、经营方针、工作环境及公司各种管理制度的讲解。

② 由各部门主管对新进人员进行业务特点、操作规程及工作要求的培训。

6. 专业技能培训

① 公司所有员工均应参加与自己本职工作相关的专业培训。

② 公司定期进行专业技术培训，大力支持员工个人利用业余时间参加各种培训班，提高自己的专业技能和修养。

③ 各部门还可以根据工作需要，通过讨论、交流以及示范演练等各种方式进行小范围的专业培训。

7. 外派培训

① 各部门推荐有关人员到外学习培训，均需填写"派外培训申请表"并附相应文件，送人力资源部审议。

② 参加外派培训的人员，应在培训结束后 3d 内，将培训资料、考试成绩、结业证书等送人力资源部记录存档，并应在一定时期内将培训所学知识整理成册，向有关人员传授，以达到共同提高的目的。

8. 员工培训结果评估

① 由公司人力资源部统一组织进行的各项培训结束后，所有受训人员均需参加培训考核。个人培训成绩将登录于相应的"个人培训记录"上，最后连同试卷一同存入个人培训档案。

② 考试缺席或不合格者要参加补考。参加岗前培训的新进员工，若没有通过考试，补考也不合格者，公司不予录用。公司正式员工参加培训，补考仍不合格者执行相关行政管理条例。

第七节　物料管理规程

一、物资编码管理规程

1. 目的

为了提高管理质量和管理效率，首先必须对这些物资分类编码，建立一套物资编码管理规程，使之提供的资料一目了然，而且不会漏记物资。其具体意义表现在：编码无处不在，编码是信息化建设的基础；有利于提供正确的物资资料；有利于计算机管理；有利于压缩物资的品种、规格。

2. 范围

GAP 基地所有物资。

3. 职责

物控部。

4. 内容

（1）为了更好地管理物资编码，必须制订合理、科学的物资编码管理体系。

（2）物资编码分类方法　目前对物资进行编码所采用的方法主要有以下四种。

① 英文字母法：英文字母法是指将某项物资用特定的一个字母或一组字母来表示。

② 数字法：指将某项物资用特定的一个数字或一组数字来表示的方法。数字法还可考虑以下几种编码方法。

a. 连续数字法，将所有物资进行分类，并按一定的规律先后排列，然后自 1 号起依顺序编排流水号。此方法优点是代号连贯，缺点在于如果未来新增物质类别时，将无法在中间穿插，只能在后面添加，使编码程序上容易发生紊乱。

b. 阶梯式数字法，首先要求将所有物资分成若干大类，其次再将各大类按其次级类别分成若干种类。

c. 国际十进制分类法，是指将所有物资分为十大类，分别以 0～9 之间的数字代表；然后每大类再划分为十个中类，并分别再以 0～9 之间的数字代表，如此分别再依次进行下去。

③ 暗示法：是指根据物资的特性，采用特定的数字或符号使之能代表物资特性的方法，又可分为数字暗示和符号暗示法。

④ 混合法：是指将英文字母和数字结合起来使用的方法。

（3）物资编码执行操作方法　要将物资进行规范化编码，GAP 基地需按下列步骤进行。

① 成立专职编码小组。编码小组成员由各部门（如开发部、技术部、质量、资材部等）抽出人员组成，并指定编码小组组长，其职责是负责整个编码工作。

② 搜集现有物资的所有种类及规格型号，将搜集的物资种类进行整理分类，确定出大、中、小类；并预测未来可能出现的新类别，需留一定的空位以便未来穿插。

③ 确定大类、中类的位数及代号。

④ 确定小类的位数及编码方法。

⑤ 制订出科学合理的编码规则体系。

⑥ 重点对产品和自制件进行编码工作，其数量和种类多，变化快，使用范围广。

⑦ 对编码数据进行规范管理，制订出编码数据规范办法。

⑧ 制订物资编码管理办法，如：编码使用管理办法，新增物料编码的编码方法等。

（4）编码管理系统　基地对物资编码进行合理规划后，还需借助专门的编码管理系统来管理物资编码，实现编码的计算机管理，把基地编码规则固化到编码管理系统，由编码管理系统管理基地编码规则、编码的生成、编码查询和编码维护等。基地在信息化建设过程中会实施多个不同的管理系统，在实施管理系统中，必须遵循一个原则，那就是统一编码管理原则，确保物资编码在各信息系统中的唯一性和正确性。

（5）物料编码

① 采用 4 位阿拉伯数字进行编码。

② 物料识别 4 位数的具体编制方法如下：

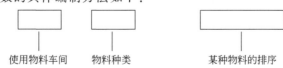

使用物料车间　　物料种类　　　　某种物料的排序

使用物料的车间代码按如下规定填写：

1—固体车间　　　2—注射剂车间　　　3—共用

物料类别按如下规定填写：

1—原材料　　　2—辅料　　　3—包装材料

某种物料的排列序号按照公司规定的物料编码序号填写。

（6）物料进公司批号编制

① 物料进公司批号按如下规定填写年份、月份、日期和日入仓序号。

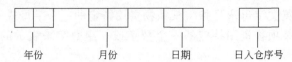

② 年份采用公元制后两位数，月份、日期采用两位数，如为一位月份或日期，应在个位数前补"0"。

③ 日入仓序号为本日入仓物料顺序号即：01、02、03、04 等。

④ 例如 990518-02 批含义是 1999 年 5 月 18 日进仓的第二批物料。

二、物资状态与标记管理规程

1. 目的

规范设备、物料等物资状态标记管理规程，预防设备事故、生产质量事故，保证产品质量。

2. 范围

本规程适用于所有物资（含中间产品及成品）的状态标记、所有产品制造过程中工序的状态标记、所有设备管线的状态标记。

3. 职责

生产部经理、生产主管、设备主管、技术员、车间主任、班组长、设备维修人员、QA 质监员。

4. 内容

（1）各类状态标记牌内容　物料的状态标记：待验（黄底黑字）、合格（绿底黑字）、不合格（红底黑字）。

① 待验状态。凡是进厂或寄库的物料，通过初步检查，证实物料外包装件数符合要求后，物料管理员即将物料的状态标记为"待验"（"待验"状态可以通过放置状态标记牌进行标示，也可以在货位卡上粘贴黄色"待验"标示来表示），本标志为黄色。处于"待验"状态的物料由物料管理员通知取样员取样，取样员在所取样品的外包装上贴上取样证。

② 合格状态。接到该批物料合格的通知后，物料管理员将物料的状态标示更换为"合格"的状态标记，"合格"标志为绿色。

③ 不合格状态。接到该批物料不合格的通知后，物料管理员立即将不合格物料放置于不合格品区，并将状态标示更换为"不合格"状态，然后按照《不合格品管理规程》进行处理。"不合格"状态标记为红色。

（2）设备的状态标记

① 每台设备除了应有的管理标识外，都要有标明设备所处状态的状态标记。通常情况下设备的状态有如下的几种。

a. 运行中：绿底黑字。表示设备处于完好状态，正在操作或运转中。

b. 停止运行：绿底黑字。表示设备处于完好状态，但已停止操作或运转。

c. 已清洁：绿底黑字。表示已进行清洁的设备，有效期内随时可以进行下一批产品的加工。

d. 待清洁：黄底黑字。表示设备操作完成（或维修完成）后，尚未进行清洁的状态。

e. 待维修：红底黑字。表示设备出现故障后停用，尚未进行维修的状态。

f. 维修中：黄底黑字。表示设备出现故障正在进行维修的状态。

② 所有生产区域内停用的设备，正常情况下有两种原因，一是处于待维修状态，二是处于已清洁状态，等待下一批次产品的加工，这两种情况分别用待维修和已清洁来表示。

③ 在设备发生故障时，由车间设备员检查，确认故障存在，则在设备上挂"待维修"状态标记。凡是设备操作完成后，在等待清洁的过程中，则在设备上挂"待清洁"状态标记。

④ 当设备所处的状态发生改变时，应及时更换标记牌，以防发生使用错误，所有的标记牌应贴挂在设备醒目处且不易脱落的位置。

⑤ 设备的各种状态标记牌由设备的操作人保管，但是只有当质量监督员进行了相应状态的检查后，才能更换相应的标记牌。

⑥ 设备管理卡：每台设备都应有标明其基本信息的管理标识，白底黑字。内容包括设备名称、型号、设备编号、使用部门、责任人等。悬挂于设备的适当位置上。

（3）管线的状态标记

① 在生产区内的工艺管线，应有标明介质流向和介质名称的标记，进行管线内物质及其流向的说明。

② 管线的状态标示用"即时贴"进行所需标示的介质名称及表示流向的箭头的裁切，然后粘贴于工艺管线上或能够明显表明文字及箭头所标示的是管线内容物及流向的相邻位置上。

③ 主要管线的标记颜色：饮用水管道绿色、纯化水管道空心绿色；电线套管红色"⚡"符号；压缩空气管道淡蓝色。

（4）计量器具的状态标记　所有的计量器具、仪器仪表应粘贴有周期检定的合格证，并标明合格证的有效期。

（5）工作服、容器、工器具的状态标记

① 工作服、容器、工器具的状态标记分为：清洁、待清洁，清洁状态标记需指明清洁日期、有效期。

② 已清洁——绿底黑字，表示工作服、容器、工器具等经过清洗处理，可以用于下一批产品的生产。

③ 待清洁——黄底黑字，表示工作服、容器、工器具等未经过清洗处理，不能用于下一批产品的生产。

④ 工作服、容器、工器具使用完毕后及时放入相应的清洁间内，悬挂"待清洁"的状态标记，如果使用完后即进行清洗，间隔时间很短或操作人员在现场时可不需挂状态标记。经清洗、消毒处理完毕后的工作服、容器、工器具及时放入相应的存放间，悬挂"已清洁"的状态标记。

（6）生产过程的状态标记

① 采用生产状态标记牌的方式对生产状态进行标记，标记内容有：正在生产——绿底黑字，表示工序处于生产状态。

班组长根据当天生产产品的批生产指令/批包装指令进行生产状态标牌的书写。使用签字笔标明产品名称、批号、规格、该批产品的工序理论产量。

② 生产过程的状态标记使用统一的格式，悬挂于相应生产区域及相应的设备上。

（7）监督检查

① 技术员负责生产车间各个工序生产状态标记牌内容的不定期核查，保证状态标记与实际情况相符合，QA质监员负责各处状态监控。

② 生产部部长、生产主管、车间主任负责定期（每周两次）检查各类状态标记的贴挂情况。

三、物资采购管理办法

1. 目的

规定物资采购管理的职责和控制的要求，以证采购产品满足基地生产经营活动规定要求。

2. 范围

适用于对基地生产经营活动所需各类物资采购活动的控制。

3. 职责

物控部。

负责建立统一、高效的基地物资采购管理体系、采购标准和信息系统，负责基地生产经营活动所需材料、主要生产性辅助材料、大型机电设备及备配件、直接涉及基地形象的主要劳保用品等物资的统一采购的管理工作；负责审核基地一次性采购在 5 万元（含）以上的自行采购物资采购合同，并对其采购活动实施监督与管理；负责统一采购物资的调度和结算；负责全基地的物资采购信息管理。

4. 内容

（1）工作流程　统一采购物资流程见图 2-1。

（2）资料的收集

① 物控部应通过下述方式收集基地需采购产品的市场和可能的供方信息：直接深入市场调查；通过网络或其他相关媒介；通过公开招标。

② 在物资采购过程中，应收集的采购物资市场信息与供方信息包括：所需采购产品的质量状况和质量保障能力；产品的工艺技术状况；生产能力和服务水平；本基地或同类企业对其产品实际应用效果；供给方的资信程度；产品的价格水平与供货能力；运输条件与货款交付方式；目前市场同类产品的价格水平和质量状况等。

③ 评价。物控部部应根据收集的供方资料，对比行业技术信息，参考同类企业和公司各部门的使用效果，进行筛选并组织有关人员（必要时，可邀请相关部门人员）实施评价，并形成记录存档备查。

④ 对供方的评价应包括以下内容：确认供方的单位名称、地址、联系电话、邮政编码和单位性质等基本信息；对供方的生产、交货能力，产品质量状况，工艺技术状况，服务水平和质量保证能力等进行评价，做出定量或定性结论；对供方的价格水平和资信程度进行评价，做出结论。

⑤ 对供方的评价、可以采取以下一种或几种方法（但不限于）：评审和验证供方提交的生产能力、交货能力、产品质量状况（含产品质量、安全认证情况）、工艺技术状况、基地信誉和质量保证能力等资料，必要时应到供方的现场进行考评；对供方的质量管理体系实施局部的或全部的现场审核；在供方现场对其产品进行抽样检验、试验或验证；对比供方类似产品的历史使用情况；对比其他组织的使用经验和/或评价。

⑥ 物控部应根据评价情况的结论，对每一种实施统一采购的物资一般选出 3 家（含）以上的能满足基地要求的供方，填制"合格供方评审表"，连同相关的评价资料，报送总经理批准。注：备选合格供方应尽可能多选几家，确保生产经营需要。

⑦ 经主管基地领导批准的合格供方，由物控部建立合格供方的档案并录入"合格供方分类目录"，存档备阅。

合格供方档案的内容至少应包括：合格供方评审表；合格供方产品质量证明材料；⑤中形成的其他书面评价资料。

⑧ 物控部应建立采购物资统计台账，内容包括供方名称、累计供货量、供应产品的质量状况及发展趋势、交付时间等，并在此基础上，对各合格供方的供货能力进行年度再评价。

（3）采购计划

① 采购需求计划收集。各部门于每年10月底前，根据本基地的下年度生产经营计划，结合本年度的生产经营实际和各类物资的库存情况，制订出下一年度统一采购物资需求计划；每季度末月上旬提出下季度统一采购物资需求计划；每月15日前提出下月统一采购物资需求计划，经总经理审批后，报物控部。

② 采购计划。物控部于每年12月上旬根据各部门的年度统一采购物资需求计划，编制下一年度物资采购计划，报总经理审批。

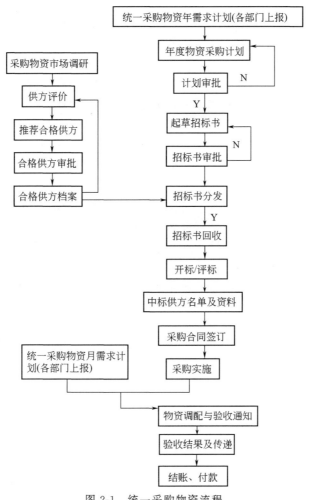

图 2-1　统一采购物资流程

（4）采购实施

① 招标。物控部所采购的物资在正常情况下均应进行招标采购，在生产急需时，可不进行招标采购，但必须报物控部领导批准。

a. 招标书由办公室负责起草，经总经理批准后，根据实际需要采取定向（合格供方）或公开发布招标信息。标书应明示采购物资的数量、基本品质要求和投标书接受时限等内容。

b. 办公室在接到投标书后，按规定的时间提请物控部领导组织评标并确定供方。

c. 评标工作由基地招标小组实施。招标小组应以生产技术部经理为组长，由部门的专业人员、物控部、技术中心相应专业人员组成招标组成员。办公室、财务部、审计部负责人组成监督小组。

② 采购。

a. 采购合同：采购合同由物控部根据采购计划和中标书等内容起草，采购合同应包括采购物资的数量（含途耗）、价格、质量要求和/或安全要求、验收标准、验收方式、交货时间等内容，原燃料质量要求应符合基地相关标准的要求，安全要求应符合相关法律、法规及规章的要求。招标物资的采购价格为中标价；非招标物资采购应由物控部业务员在选定的合格供方中，通过询价，在比质比价的基础上，选定供货商。采购合同必须由授权人签字。

b. 采购：物控部负责按各部门提出的月度物资需求计划，组织物资的采购、调拨、运输，并通知验收，确保各部门生产活动的需要。

③ 验收及处理。

a. 物控部负责采购物资验收的组织工作。对采购的物资及时通知各部门供应部门进行验收，各部门应及时安排验收，对影响铁路运输及重要资源的物资不得以任何理由延时接收。必要时，物控部委派业务人员到部门现场会同相关部门、人员实施验收。

b. 各部门对进基地的原、燃材料，根据物控部的通知，按采购合同和相关文件规定的产品标准或质量要求进行验证，原、燃材料数量必须经过汽车电子衡、火车轨道衡或皮带秤计量。

c. 对到基地的主要生产性辅助材料，大型机电设备及备配件等物资，应按合同的规定要求验证相关证明材料，其中，机电设备及备品配件还应全部清点件数，带有附件和成套的机电设备还应清点主件、部件、备件、零件等。以单重计量的加工备件入库，必须过磅检验单重是否与合同或加工委托书相符。

对需要到供方货源处进行验证的，物控部应在采购合同中对如何实施验证作出规定，并组织相关部门进行验证和各进基地环节的监控。各部门应在验证结果出来后的一个工作日内，将验证结果传递给物控部。

d. 经验证后判定为合格的，各部门应根据验证结果及时办理入库手续。验证后判定为不合格品的，应按下列规定处理：

经验证不合格但经质量控制部门确认可让步接收的原、燃料，应报请部门主管领导批准，让步接收，并即时报物控部；对于不能作为让步接收的原、燃料，即时报物控部处理；物控部对部门的原、燃料验证结论有疑异时，按合同的规定执行或由生产总裁仲裁；经验证不合格的其他采购产品，物控部组织按合同规定办理返工、调换或退货手续。

（5）结算付款

① 各部门经验收合格并办理入库手续的物资应在办理入库手续的同时报物控部，物控部按基地财务管理办法规定及时办理结算业务，实行财务报销挂账与付款分步作业。

② 物控部应根据基地财务管理的相关规定，结合月度物资需求计划、付款现状和采购物资市场状况，编制月度采购物资付款计划，经财务部会签后报物控部主管领导审批。

③ 物控部应根据基地月度付款计划编制付款凭证（附购货发票、入库验收单、原材料检验报告单等），经部门负责人审核、物控部领导批准后交基地财务部，由财务部根据基地资金情况办理付款。

④ 物控部每月 10 日前，根据各分子基地月度物资需求计划和拨款现状编制各部门统一采购物资拨款计划，报物控部领导审批后传递到各部门。

⑤ 各部门应按统一采购物资拨款计划安排的时间和数量将物资采购的资金划拨到基地财务部。

⑥ 物控部与各部门在每季度首月上旬对上季度的物资采购进行一次预结算，预结算金额为采购发票的金额、运输费用和采购管理费之和。

⑦ 财务部负责根据上年度已实际发生的管理费用，并结合下一年度的物资采购计划，提出下一年度采购管理费用预算方案，报请总经理审核，总裁批准后执行。

⑧ 物控部费用应于每年元月份据实结算，结算后的费用由各部门按实际采购产品的金额来分摊。费用分摊的方式采用物资产品交易实现。

（6）特殊规定

① 授权采购规定。经基地总经理授权采购的统一采购物资，授权单位采购时，其采购合同在签订前必须报物控部审核。

② 工作服、安全帽等劳保用品的采购控制。工作服、安全帽、安全鞋、防护镜等标志性劳保用品，直接涉及基地的对外形象，也是日常生产中安全管理活动的一个重要组成部分，因此，对其采购由物控部统一组织实施，并根据基地生产经营实际按下述规定控制。

③ 需求计划的要求。各部门对工作服、安全帽的需求根据安全管理的有关规定确定。在制订工作服、安全帽需求计划时，应根据规定和本基地各岗位人员的实际需要提出，严禁不分类别或超实际需要。

（7）各部门应建立自行采购物资分类台账和月报表，分类台账应通过计算机网络与物控部进行信息沟通，月报表应在每月 5 日前以书面形式传递到物控部。

（8）各部门应于每月 5 日前，对上月自行采购的价格高于物控部指导价的相关采购事项，形成原因分析报告报物控部，必要时，还应提出纠正措施计划。

（9）采购管理

① 凡属统一采购物资范围，除基地总经理已授权采购的部分外，一律由物控部统一采购，严禁各部门自行采购。

② 自行采购物资中，一次性采购金额在 5 万元（含）以上的采购合同在签订前，必须报物控部会签；同时严禁为避免报物控部会签，对一次性采购金额在 5 万元（含）以上的采购合同进行拆分采购的行为。

四、物资接收、清检与入库管理规程

1. 目的

建立一个物资接收、清检与入库管理规程，以规范物资的接收、清检与入库，保证物资不流失。

2. 范围

GAP 基地的所有物资。

3. 职责

物控部、仓贮管理员、仓库保管员。

① 物资接收、验收管理职责。

② 仓库保管员负责物资的接收和验收业务。

③ 采购人员、提货人员、送货人员与保管员共同完成物资的接收和验收业务。

④ 质量检验部门和相关技术部门负责理化检验或技术性检验。

4. 内容

（1）物资接收验收的准备工作

① 物资计划、采购合同、到货通知单、到货记录、换算、检尺和记录等工具。

② 料场、货位、叉车、栈板、垫木、苫布、绳索等搬运物品。

③ 核对证件，接收验收入库物资是否符合物资采购计划、订货合同、入库通知单以及承运部门提供的运单、供货单位提供的发货明细表、磅码单、质量合格证、材质单、检验化验单、说明书、图纸等资料。

（2）物资接收

① 铁路整车接收和集装箱接收。

a. 核对并记录车厢号码、发货名称、数量、发站名称、发车时间、发货人。

b. 如果不是本企业物资，立即通知相关人员与运输部门取得联系，妥善处理。

c. 确定是本企业计划采购物资或合同物资，则依据物资特性，实施搬运、过磅、计数、码垛。如果发现数量不符，及时和有关人员或发货人沟通。

d. 填写《物资接收记录》。

e. 依据物资质量特性，通知质量检验或技术鉴定。

② 物资散件接收。

a. 检查包装是否破损，核对包装标明的物资名称、数量、收货人是否符合。

b. 如果包装破损并有数量减少或物资受损应记录，并通知送货人、提货人或采购员。

c. 如果包装完好，标明的名称、数量、收货人正确，进入物资验收程序。

（3）物资验收

① 质量验收：依据物资的质量特性进行质量检验。

理化检验：即物理检验和化学分析检验。

工具检验：专业人员经过工具或仪器测定的技术检验。

目测：保管员依据经验对常规或普通物资的外观检验。

试用：对特殊材料或试制的产品按照协议的技术文件进行试用性检验并记录。

② 质量检验结果的处理。

a. 质量检验合格物资，进行标识、入库。

b. 质量检验不合格物资，隔离存放、标识，通知有关人员或供货方退货。

c. 没有顾客放行文件，不准将不合格物资入库，更不能流入工序。

d. 当生产急需没有检验或来不及检验时，需质量管理负责人（管理者代表）批准文件方可入库。但是，该文件不能代替检验，必须对该批物资以及加工后的产品进行质量检验和跟踪记录。

e. 批量物资抽检合格后，生产过程中如果发现不合格，应加倍抽样检验的数量。如果加倍抽样检验不合格，应通知采购部门或供应方退货。

③ 数量验收：用如下方法对物资进行数量确认。

a. 计件法。对计件物资，一律开箱，逐件清点。

b. 检斤法。对大批量、大宗物资利用电子秤、轨道衡、地衡检斤计数。

c. 检尺法。对以长度、面积、体积为计量单位的物资进行检尺计数。

d. 抽查法。对数量巨大并且有包装的物资，可以按 $10\% \sim 30\%$ 比例抽查。

e. 理论换算法。对钢材、石油等产品根据理论数据进行换算计数。

④ 数量检验结果的处理。

a. 损益在规定范围之内，按实际验收数量入库。

b. 损益超过规定范围的，核实后做好记录，填写物资数量查询报告，通知采购人员或供货单位。未有处理结果前，该物资不得动用。

⑤ 物资接收验收的要求。

a. 及时迅速。危险品，当时验收，一般物资验收时间 1～3d，大宗物资 3～7d。

b. 全面准确。资料齐全，数据准确。

c. 认真负责。工作踏实、一丝不苟，严格执行验收规程，坚持验收标准。

五、物资贮存与发放管理规程

1. 目的

建立物资贮存、发放、销毁控制的管理制度，加强物资全过程的管理。

2. 范围

适用于本公司仓库标签、说明书等物资的管理。

3. 职责

仓库主管、仓管员。

4. 内容

① 标签、说明书等物资等物资进公司后，仓管员应按标准样本检查外观、尺寸、式样、颜色、文字内容，凡不符合要求的，应予以拒收。检查无误的，按要求抽查内包装数量，如有误差，做好原始记录。

② 同意收货的标签、说明书等物资，仓管员应按规定要求填写原材料包装材料总收，挂上黄色待验牌、贴上黄色待验证，同时填写请检单交厂质管部检验，填写货位卡。

③ 仓管员应根据"检验报告单"的结果变更质量状态标志，符合规定的贴上合格证，填写物料分类账。

④ 仓管员应监督搬运工按要求装卸标签、说明书等物资，防止外包装破损、散落、污损。

⑤ 标签、说明书等物资需分类、专库（柜）存放，并上锁由专人管理。

⑥ 未经检验或未经同意使用的标签、说明书等物资，仓库不得发放使用。经检验不符合规定的，仓管员应及时移入不合格品仓，挂上红色不合格标识牌，填写不合格总账。

⑦ 标签、说明书等物资的领用应按生产计划由车间综合员领取，仓管员按车间填写的限额领料单发料，并填写标签发放记录，经办人签字认可。

⑧ 生产车间如遇到限额发放的物料不够需超额领料时，首先要认真检查原因，确认生产过程无异常情况下，经生产部门负责人审核、质管部门负责人批准后，填写超额领料单方可发料。

⑨ 车间生产剩余（没有打批号）的标签、说明书等物资应及时退库，退库时应清洁完好，由车间填写退库单，车间主任、质监员等签字后方可退库，并及时入账归类、存放。

⑩ 生产包装后的残损标签、说明书等物资应及时退回仓库，由仓库主管填写"不合格品销毁通知单"安排销毁，质管部监督实施，并填写销毁记录。

六、物料使用管理规程

1. 目的

建立物料使用管理规定，防止物料错收、错投。

2. 范围

固体制剂车间原辅料、包装材料的使用。

3. 职责

① 各工序负责人有责任按本规定组织实施。

② 工序操作人员严格按本规定执行。

③ 工艺员、质监员负责监督、检查。

4. 内容

① 车间内原辅料使用前各工序操作人员均需核对品名、规格、批号、数量、检验合格证，确认符合要求后，方可按批备料，并填写称料记录，称料人、复核人均签名。

② 凡必须于车间启封的整装原辅料，操作人员每次启封使用后，剩余原辅料应及时严格密封，并在容器上注明启封日期、剩余数量，使用者签名，加封后按退料标准操作程序办理退库。再次启封使用时，应核对记录，如发现外观有变化者应停止使用，对性质不稳定的原辅料需复验合格后方可继续使用。

③ 根据产品的不同要求，制订生产前小样试制制度。对制剂成品质量有影响的原辅料，在货源和批号改变时，应进行必要的生产前小样试制，由质监科检验，确认符合要求后附合格报告单，经有关部门审批后，才能投入生产。

④ 车间包装班在使用包装材料时，必须严格检查包装材料的外观质量，发现印刷不清、字迹模糊、歪斜、有污迹、破损等质量问题的包材，必须挑出，集中放置，按不合包装材料管理规定办理退库。

⑤ 印有与标签相同内容包装物，应按标签管理规定处理。

七、特殊物料的管理规程

1. 目的

保证特殊物料贮存安全合理。

2. 范围

对条件有特殊要求的物料及危险物料。

3. 职责

检验室负责人。

4. 内容

（1）特殊物料的入库　特殊物料在取样检验合格后方可入库。

（2）特殊物料的贮存环境

① 对温度、湿度等贮存环境条件有特殊要求的物料应严格按规定条件贮存。

② 固体、液体物料应分开存放，有明显标志。

③ 固体物料应离地贮存，留有适当空间，便于清洁、取样和检查。

④ 挥发性物料应注意避免污染其他物料。

⑤ 加工后的物料应与未加工的分区存放。

⑥ 危险物料的验收、贮存、发放都严格按照国家规定执行。

⑦ 易燃、易爆和其他危险品相应的贮存条件，安全、防火设施。

（3）特殊物料的出库

① 物料管理者负责物料的出库记录工作。

② 填写好出库记录，包括物料的名称、规格、领用量、领用者、领用日期等。

③ 发放人检查包装完好，标签完好无误后方可发放。

（4）物料管理者要保管好物料的出入库记录并定期检查物料贮存环境及核对物料出入库

情况。

八、结退料管理规程

1. 目的

建立一个结退料管理规程，以保证物料的充分利用。

2. 范围

领物料与退物料。

3. 职责

物控部、仓贮管理员。

4. 内容

① 需退库的完好物资必须确保质量，分门别类，随同技术资料退库，无技术资料的应由退料部门委托检验部门检验，取得资料证明。

② 剩余物资准备移作其他工程使用时，要办理假退加领手续。

③ 包装物回收，要充分地发挥效益，凡回收的包装物能退厂的退厂，以收回押金和折旧费，不能退厂的回收后统一分类处理。

④ 对废旧物资的回收，要认真严格执行制度。

九、物料的有效期和复检管理规程

1. 目的

保证物料的质量符合相关规定。

2. 范围

库存的物料。

3. 职责

检验人员。

4. 内容

（1）物料的有效期管理

① 物料要在规定的有效期或贮存期内使用。

② 超过有效期的物料另外保存处理，相关部门不得使用。

③ 定期做好物料有效期的记录。

（2）物料的复检管理

① 每批物料入库前要做好取样和留样。

② 物料的留样量要满足两次复检的全项检验量。

③ 定期进行复检并检查留样观察记录。

④ 复检后，要标记好修改后的贮存期，不得无限期延长有效期。

⑤ 复检要由专业人员进行。

（3）做好的记录要完整保存。

十、不合格物料管理制度

1. 目的

建立不合格物料的管理规程。

2. 范围

本公司所有不合格物料的处理。

3. 职责

科技质量部负责人、过程控制员应对本程序的实施负责。

4. 内容

① 本公司所有不合格物料的处理以及处理程序，均要通过过程控制员或同等资格人员的审核。

② 本公司不合格物料处理。

a. 不合格半成品的处理：由加工车间负责返工，返工后仍不能合格的，按不合格品处理。

b. 不合格包装材料的处理：退回生产厂家。

c. 不合格成品的处理：如果经过加工处理能够合格的，重新进行加工处理；不能加工处理的，可以向食品、化工或中药提取物的生产厂家销售；既不能加工处理，又不能向外销售的，作销毁处理。

d. 不合格种子、种苗的处理：不合格种子作销毁处理；不合格种苗能加工成品的可以作加工成品掺用（混等品）；不能加工成品的作销毁处理。

e. 不合格产品的销毁：按照《中药材报废、销毁管理规程》处理。

f. 做好不合格中药材记录。

③ 过程控制员、科技质量部负责人有权对本公司所有不合格物料的处理以及处理程序进行审核。

a. 过程控制员、科技质量部负责人在对本公司所有不合格物料的处理以及处理程序审核过程中，如有异常情况，要以书面形式上报总经理或主管经理。

b. 过程控制员、科技质量部负责人对不合格物料的处理以及处理程序审核后，则将所有相关资料进行整理，汇入本批产品的批生产记录。

十一、危险品物料仓贮管理规程

1. 目的

对危险品进行合理管理，保证 GAP 工作、生产环境以及员工安全。

2. 范围

物料仓库。

3. 职责

物控部。

4. 内容

① 填写危险品保管记录表。

物料仓库危险品保管记录

日期	品名	供货单位	生产厂家	计量单位	数　量		结存	领用人	存放地点	备注
					入	出				

② 按照危险品物理特性进行合理存放。

十二、物料报废销毁管理规程

1. 目的

建立物料的报废申请、审批手续及对报废的物料进行处理的管理制度。

2. 范围

适用于物料的报废申请、鉴定、审批和处理。

3. 职责

① 仓管员负责提出物料的报废申请。

② 质量管理部门负责人确认申请报废物料的质量情况。

③ 生产部门、质量管理部门、财务部门负责人负责审批报废物料。

4. 内容

（1）物料申请报废范围

① 因保管、搬运不善或超过贮存期而失效，并经公司质量管理部门确认不能使用的物料。

② 因产品更新换代或更改包装而不再使用的物料。

③ 进仓检验合格入库，在实际生产中发现质量问题并经质检部门确认不能使用的物料。

（2）管理办法

① 物料的申请报废应由仓库提出，仓管员填写物料报废申请审核表，提出报废申请。

② 质量管理部门、生产部门、财务部门负责人审核并签署因何原因报废及是否同意报废的意见，并上报总经理批准后方可实施报废。

③ 被确认报废的物料，仓管员应及时转入不合格区域，挂上红色标示牌。

④ 可转售的物料，由生产部门安排转售、回收残值，对带有公司标识的物料必须销毁，防止流入假冒产品。

⑤ 需销毁的物料，由生产部或仓库主管安排销毁，质量管理部、财务部安排监督实施，做好销毁记录。

⑥ 财务部和仓库主管以批准后的物料报废申请审核表作为出库凭证，进行账务处理。

十三、阴凉干燥处药材管理规程

1. 目的

建立阴凉干燥处药材管理规程，规范阴凉处干燥处药材的管理。

2. 范围

药材。

3. 职责

仓库管理人员。

4. 内容

① 场地应清洁、通风，具有遮阳、防雨和防鼠、虫及禽畜的设施。

② 有毒、有害、易串味物质不得混装。

③ 药材包装前，公司质量检验部门应对每批药材按中药材国家标准或经审核批准的中药材标准进行检验。检验项目按国家规定至少应包括如下内容：药材的性状、杂质、水分、灰分与酸不溶性灰分、浸出物、指标性成分或有效成分含量、农药残留量、重金属及微生物

限度。

④ 检验报告应由质量检验人员、质量检验部门负责人签字盖章。检验报告应存档。

⑤ 生产企业应配备专人负责环境卫生及个人卫生检查。对从事加工、包装、检验人员应定期进行健康检查，患有传染病、皮肤病或外伤性疾病等不得从事直接接触药材的工作。

⑥ 所有原始记录、生产计划及执行情况、合同及协议书等均应存档，按国家有关规定保存。档案资料应有专人保管。

⑦ 入库前的检查。

a. 随机性检查。包括日常性检查和质保科组织安排的检查，一般检查库区的清洁、干燥、通风、温湿度情况，各种状态标志有无脱落，包装有无破损，药材有无虫蛀霉变等变质现象。在天气变化时还应检查门窗开关密封情况。

b. 定期检查。每周对库存药材进行一次检查，易霉易蛀药材重点检查，每月对库区内外环境、库存药材进行全面性检查，除查看"①项"中有关内容外，还应对库房内外墙壁进行查看，并分别从药材垛的不同层位，抽取一定件数，破包查看有无受潮、虫蛀霉变、泛油等变质现象，以及检查相应的有关记录等。

⑧ 养护方法。

a. 清洁养护法。库区应保持清洁、干燥、通风的环境，经常对仓库周围环境进行清扫。

b. 密封法。对药材垫板利用药材出空的机会，进行清扫、消毒。对于量多体积大的一般性药材，可以采用整仓密封的方法，即用旧棉布将库房的门窗缝隙填严、封严。对于量少体积小的药材可以采用小件密封，用塑料薄膜、方便袋等材料将药材进行密封，密封养护法与除湿养护法相结合效果会更好些。

c. 除湿养护法。在密封仓内放置一定量的生石灰或无水氯化钙等吸湿剂，以降低库房湿度，保持中药干燥。此法适用于受潮不严重的药材养护处理。对于受潮严重的药材可以采用晾晒或加热烘干的方法，以散发水分，使药材干燥。

d. 晾晒法。凡在阳光下不影响质量的药材均可采用晒干的方法，对于直晒有影响的药材，可以采用阴干方法，摊晾在阴凉处。

e. 真空干燥法。含水量过高，又不能晾晒的药材，可以采用真空干燥法加热烘干药材，多数药材均可利用此法在短时间内除去水分，杀死虫卵。注意掌握烘干的温度、时间及操作方法，一般药材 $50 \sim 70℃$ 烘 2h 即可；含糖分、挥发油类药材，贵细药材，温度应控制在 $45℃$ 以下，以免损失有效成分或出现不必要的损耗。

f. 通风法。利用库房内外空气流动变化，及时对比库内外温湿度，有计划地开启门窗，打开排风扇进行通风。此外，在雨季或药材含水量过高时采用翻垛通风的方法，以利于药材的除湿防霉、养护。此法适用于多数动植物类药材，含结晶水易风化的药材不宜采用此法。

g. 化学药剂熏蒸法。

硫黄熏蒸法：适用于对垫板货架等材料的杀虫消毒。

磷化铝熏蒸法：在密封的库房熏蒸。根据药材垛的体积在垛上和地面上设多点投药，将药片放置在铁盘或木盘内，不得直接接触包装和药材，用量为 $2 \sim 3g \cdot m^{-3}$。库房至少应密闭 3d，熏后将库房门窗打开通风排气 3d，通风后将磷化铝粉末残渣运往空旷处，挖坑 0.5m 以下深埋。此法适用于多数库存药材的杀虫。使用时应注意检查库房的气密性，施用过程应戴好防毒面具和橡皮手套。

生物农药熏蒸法：仅适用对库房地面墙壁及周围环境的杀虫。

⑨ 记录。每次养护措施和方法应详细记录在养护记录中。

十四、包装材料管理规程

1. 目的

建立包装材料的管理规程，保证药材质量。

2. 范围

产品包装材质。

3. 职责

供应商、库房管理员、科技质量部应对本规程的实施负责。

4. 内容

① 建立产品包装的标准管理规程，保证药品不受包装材料的污染。

② 科技质量部选择有资质的供应商提供产品的包装。

③ 所使用的包装应为无污染、清洁、干燥、无破损并不影响药材质量的材料。

④ 入库前由库房管理员进行初检，合格后上报科技质量部进行复检。

⑤ 经科技质量部复检合格后的包装材料方可投入使用。

十五、产品寄库、入库与发货管理规程

1. 目的

建立产品的寄库、入库、贮存与发货的管理规定。

2. 范围

适用于产品的管理。

3. 职责

仓库主管、仓管员。

4. 内容

（1）产品的入库

① 仓管员凭车间的产品进仓单接收，严格核对品名、规格、批号、数量、包装是否完整，有无受潮、水损、发霉、破损、字迹不清，并做好记录。

② 经验收入库的合格品应放置在仓库的指定地点，并分类、分批、分区存放，挂上绿色标色牌和货位卡，记录收发情况。

③ 正在检验而需寄放的产品，应放置在待检区内，挂上黄色待验牌，做好原始记录。

（2）产品的贮存、养护

① 经检验合格的产品应及时取下黄色待验牌，挂上绿色合格牌，转入合格区域，被判为不合格的产品应及时转入不合格区（仓），挂红色不合格牌，做好不合格品记录。

② 产品在贮存期间，要做好仓库的养护工作，防止晒或受热受潮、霉烂、污染、鼠咬、变质等情况发生。

③ 仓管员应加强巡查，严禁闲人入库，严禁烟火，确保产品安全。

（3）产品的发放

① 经检验合格后的产品才能出仓，并执行"先进先出"的原则。

② 仓管员接到生产部的出仓通知后，及时填写产品送货单，内容包括：收货单位、品名、规格、批号、数量、代码、发货经手人。

③ 产品出库时，仓管员与运货人（提货人）共同监督搬运装车，并共同清点数量，确认无误后，在送货单上签收。

④ 仓管员按规定做好产品的出仓记录。

⑤ 产品出库完毕后，仓管员及时在仓存卡填写发放数量、去向、结存情况，并填写产品分类账，保持账、物、卡一致。

十六、产品紧急收回管理规程

1. 目的

建立产品退货标准操作规程，保证人民用药安全。

2. 范围

所有收回的产品。

3. 职责

销售部门、质量管理部门。

4. 内容

① 企业已经发现或有证据表明市场销售的产品有质量问题时，就迅速采取退货或换货的措施，收回已售出的产品。

② 根据收回产品的时限，收回产品可分为一般情况产品收回和紧急情况产品收回。

③ 药品存在的质量问题可能危及或伤害患者身体健康的药品，采用一般情况产品收回方式。药品存在的质量问题可能严重危及或伤害患者身体健康的，采用紧急情况产品收回方式。

④ 一般情况产品收回程序。

a. 由企业主管质量领导指定一人负责品收回工作，此人须独立于销售部门之外，负责产品收回及协调工作。

b. 收回工作负责人接到产品收回决定后，迅速调阅销售记录，制订收回计划，计划内容包括产品名称、规格、批号、收回单位名称、地址、电话（或传真）、联系人、收回产品数量、收回方式、时限、收回原因等。

c. 把收回计划通知销售部门及有关人员，立即实施收回计划。

d. 执行人员（部门）定期报告收回工作情况及异常情况，统计收回差额及收回率等。

e. 收回的产品进成品仓时，启用"退回产品接收工作程序"。

f. 做好产品收回的各项记录，记录内容包括品名、批号、规格、数量、收回单位、地址、电话、传真、收回原因、日期、处理意见等。

⑤ 紧急情况产品收回程序。

a. 经批准，决定进行产品紧急收回。

b. 成立由企业主管质量领导、质量管理部门及经营部门负责人组成的紧急收回领导小组，负责紧急收回全过程的领导决策和异常情况处理。

c. 成立以经营部门为主，质量管理部门和仓贮部门参加的工作小组，负责实施产品紧急收回工作。

d. 紧急收回决定下达后要在 24h 内准备如下产品资料：品名、规格、剂型、批号、数量；产品批销售记录；产品停止使用说明或停止销售说明，包括紧急收回原因，可能造成的医疗后果，建议采取的补救措施或预防措施，立即停止销售、使用的通知。

e. 把收回产品的资料及停止销售使用的说明和通知等资料呈报当地药品监督管理部门。

f. 销售部门以最快的手段和途径通知销售记录中该批的收货单位，把收回产品的资料及停止销售使用的说明和通知等发至收货单位。

g. 收货单位接到通知后，转发至各销售单位，直到该批产品售往的药品批发企业、医院、药店，直到个人为止。

h. 在颁发及转发通知的同时收回产品，注意收回率、收回数量与规定的差额。

i. 在紧急收回过程中，工作小组应定时向领导小组报告收回工作进展情况，应 24h 留有值班人员，处理随时可能发生的情况。

j. 收回的产品运到厂成品库时，启用"退回产品接收工作程序"。

k. 紧急收回的每一阶段，每一参与人员均应详细记录所采取的措施和时间等，收回工作结束后要整理分析并归档，存入产品质量档案中。

l. 领导小组根据收回情况决定是否紧急收回工作结束，若可以结束，应以书面形式宣布并通知有关部门。

⑥ 因质量原因的退货和收回的药品制剂，应分析是否会涉及其他批号，若可能会涉及其他批号时，所涉及批号的产品应同时做收回和退货处理。

十七、产品退货管理规程

1. 目的

建立产品退货标准操作规程，保证人民用药安全。

2. 范围

所有退回的产品。

3. 职责

销售部门、质量管理部门。

4. 内容

① 产品退货分为质量原因和非质量原因退货。

② 产品退货原则。

a. 产品一经售出，无正当理由，一律不准退货。

b. 非质量原因的退货必须经过严格的审批，销售人员无权批准退货，销售部门负责人无权批准自己经手销售产品的退货，超一定数额的退货应由主管销售的企业领导人审批，数额较大的应由企业领导人审批。

c. 非质量原因退货还应遵循下列原则：超过有效期的药品不予退货；零箱不予退货；间接客户不予退货。

d. 产品质量原因的退货遵循下列不予退货的原则：由于客户原因造成的产品质量变化；退回的产品无法清点接收的；混有假药的退货。

e. 因质量原因的退货和收回的产品，应分析是否会涉及其他批号，若可能会涉及其他批号时，所涉及批号的产品应同时做收回和退货处理。

十八、产品回收管理规程

1. 目的

建立产品回收的管理规程。

2. 范围

存在质量问题的产品。

3. 职责

授权回收负责人、销售部及质量部的协助人员。

4. 内容

① 由授权人（此人员须独立于销售部门）负责产品回收工作与协调工作，相关部门人员须协助实施产品回收工作。

② 任何产品回收工作均需通知授权人。

③ 产品回收工作执行批准的书面规程，销售部门须迅速通知用户及有关部门，以最快的速度收回产品，不得延误。

④ 产品回收工作授权人接到产品回收的通知后，迅速查阅销售记录，根据该药材批次的销售记录制订回收计划，包括品名、规格、批号、回收单位名称、数量、地址、电话、联系人、回收方式、回收时限、回收原因，通知销售部门及有关人员立即执行。

⑤ 执行部门要定期向回收工作负责人报告回收进展情况和异常情况，以便随时进行调整。

⑥ 回收的产品须立即放置留验区，挂上待验标记，没有书面批准的放行证不准再行发出。回收产品执行退货处理规程。

⑦ 产品回收的各个阶段要由参与人员做好记录，包括所采取的措施、日期、时间等。整理签名后交产品回收负责人归档，并保存产品销售后 3 年。

十九、中药材养护管理规程

1. 目的

建立中药材养护管理规程，保证中药材养护得以有效实施。

2. 范围

中药材。

3. 职责

科技质量部、中药材养护员及业务部对本规程负责。

4. 内容

① 中药材应按所需的贮藏条件进行贮存。

② 定期对在库药材的贮存条件进行检查：每日上、下午各一次，定时测定库房温湿度，如温湿度超出规定范围，应及时采取措施。

③ 根据流转情况，每季度对库存中药材进行养护和检查，并做好《中药材养护检查记录》。对易霉变、易潮解的中药材及夏季、冬季重点养护季节，视情况缩短养护检查周期。

④ 对中药材按其特性，采取干燥、降温、熏蒸等方法进行养护。

⑤ 做好《中药材养护措施记录》。

⑥ 对由于异常原因可能出现质量问题的中药材和在库时间较长的中药材、易变质中药材及已发现质量问题中药材的相邻批号中药材，应报科技质量部抽样送质量检测机构检验。

二十、液体物料输送的管理规程

1. 目的

建立化学试剂配制管理规程，保证检验工作质量。

2. 范围

化学试剂、试药、贮备液。

3. 职责

化学试剂配制者、检验室负责人。

4. 内容

（1）实验室化学试剂贮存环境　实验室化学试剂应单独贮藏于专用的药品贮存室内。该贮存室应阴凉避光，防止由于阳光照射及室温偏差等造成试剂变质、失效。

（2）实验室化学试剂的贮存

① 化学试剂的贮存由专人负责。

② 该保管员应由具备一定的专业知识、经过专业培训且考试合格、具有高度责任心的专业技术人员担任，保证化学试剂按规定的要求贮存。

③ 实验室操作区内的橱柜中及操作台上，只允许存放规定数量的化学试剂，不允许超量存放。多余化学试剂须贮存在规定的贮存室中。

④ 检验中使用的化学试剂种类繁多，须严格按其性质（如剧毒、易燃、易爆、易挥发、强腐蚀品等）和贮存要求分类存放。

a. 分类：一般按液体、固体分类。每一类按有机、无机、危险品、低温贮存品等再次归类，按序排列，分别码放整齐，造册登记。每一类应贴有状态标记，内容包括类别、贮存条件、异常情况下紧急处理方法等。

b. 贮存：易潮解吸湿、易失水风化、易挥发、易吸收二氧化碳、易氧化、易吸水变质的化学试剂，需密塞或封蜡保存，见光易变色、分解、氧化的化学试剂需避光保存，爆炸品、剧毒品、易燃品、腐蚀品等应单独存放，溴、氨水等应放在普通冰箱内，某些高活性试剂应低温干燥贮存。

⑤ 各种试剂均应包装完好，封口严密，标签完整，内容清晰，贮存条件明确，最好每瓶外均贴有状态标记，根据此标记存放到规定室（柜）内。

a. 色标含意。红色，剧毒品；蓝色，危险品；黄色，氧化剂；白色，腐蚀剂。

b. 标记符号。W，怕水；H，怕热；L，怕光。标在哪种色相上即为哪一类。

⑥ 化学试剂保管员必须每周检查一次温湿度，并记录。超出规定范围应及时调整。

⑦ 无标签的试剂未经验证之前不得发放。

⑧ 保持室内清洁、通风和温湿度，保证所贮存试剂的实际贮存条件符合规定要求。

（3）配制试剂的贮存

① 配制试剂一般在实验室操作区内保存，保存条件略低于化学试剂贮存室，因而这部分试剂的管理尤为重要。除执行化学试剂贮存要求外，还应特别注意其外观的变化。

② 由使用人员负责保管。一般贮存3～6个月为宜，过期不得使用，需重新配制。

③ 注意避免阳光直射和室内通风。

④ 注意室内温湿度变化，夏季高温季节应放在冰箱内保存。

⑤ 配制试剂要封口严密，瓶口或盖损坏要及时更换。

（4）化学试剂的发放

① 试剂管理员负责试剂的发放工作。

② 填写发放记录，包括品名、规格、领用量、领用者、领用日期。

③ 发放人检查包装完好，标签完好无误方可发放。

（5）试剂的使用

① 试剂在使用前应首先辨明试剂名称、浓度、纯度，生产厂家牌号、批号是否已过使用期。无瓶签或瓶签字迹不清、超过使用期限的试剂不得使用。

② 试剂使用前还应观察试剂性状、颜色、透明度、是否沉淀、是否变质等。变质试剂一律不得使用。

③ 按需取用，用剩试剂不允许再倒回原试剂瓶中。

④ 试剂使用过程中要注意保护瓶签，避免试剂洒在瓶签上。

⑤ 防止污染试剂的取用方法：取用液体试剂应倒入小烧杯中，再用吸管吸取。对吸管、瓶塞、瓶口要做到以下的注意事项：吸管——不要插错吸管，以免混淆，切勿接触别的试剂，勿触及样品或试液；瓶塞——塞心勿与他物接触，勿张冠李戴；瓶口——不要开的太久，以免受污染或变质。

⑥ 需冷冻贮藏的试剂在使用过程中注意不要反复冻融，反之会加速试剂变质，在使用之前做好计划，应按日用量分装冷冻，按需取用。

⑦ 低沸点的试剂用毕应盖好内塞及外盖，放置冰箱贮存。

⑧ 贮于冰箱的试剂使用后应立即放回，防止因温度升高而使试剂变质。

⑨ 各类试剂应依次码放整齐，用后归还原处，不要乱放，防止因紊乱而造成不应有的差错。

（6）溶液的贮存

① 环境条件要适宜。

② 专人负责。

③ 按规定的位置排列有序。

④ 瓶口注意防尘。一般可用无毒、洁净的塑料袋捆紧，必要时注意避光保存。

⑤ 每日检查室内温湿度并记录。不符合要求应及时调整，特别应注意那些稳定性差的标准液。做好记录。

⑥ 保持室内干净、整洁、有序。

⑦ 过有效期的标准溶液不得发放，使用部门不得使用。

⑧ 发放应有记录。内容：品名、浓度、有效期、数量、编号、领用部门、领用日期、领用人、发放人。记录保留至试剂用完后 1 年。

第八节　其他管理规程

一、用户投诉及信息管理规程

1. 目的

建立用户投诉及信息管理规程，规范用户信息管理，做好产品售后服务。

2. 范围

用户投诉及信息。

3. 职责

办公室。

4. 内容

（1）用户投诉处理原则　当用户来电或上门投诉时，须坚持"五清楚，一报告"的处理原则。

① 听清楚。在接听用户投诉时，接听人员应当耐心听用户讲完，听清楚用户投诉的内容。不得随意打断用户说话，更不能急于表态。

② 问清楚。待用户讲完后，要进一步询问有关情况。切忌与用户正面辩驳，应客观冷静地引导用户叙述清楚实际情况，并从中发现问题症结。

③ 回复清楚。对用户的投诉在充分了解有关情况后，应及时把处理的过程及结果清楚

地回复用户，以表明用户的投诉已得到足够的重视和妥善的解决。

④ 跟清楚。受理用户投诉要坚持一跟到底的工作作风，面对用户投诉问题，要直到问题得到解决并回复用户为止。对暂时不能解决的投诉，应婉转地向用户解释清楚，并明确可能解决的时间或下次回复的时间。

⑤ 记清楚。处理用户投诉后，应把投诉的事项、处理过程及结果清楚地记录于用户意见受理表内，由用户加盖意见后收回存档。

⑥ 报告。重大投诉，必须马上报告部门主管或公司领导。

（2）用户投诉处理程序

① 一般性投诉。当接到一般性投诉时，将情况记录在用户意见受理表后，向有关职能部门反映，并立即将情况回复用户。通过管理部处理的一般性投诉有：装修噪声滋扰他人办公；茶水间、厕所等公共设施使用出现故障和问题；用户室内电器故障及各类设施需要维修；用户邮件报纸遗失或欠收；公共区域环境清洁卫生及园卉花木问题；鼠虫害防治问题；涉及管理公司所提供各类服务的问题。

② 重大投诉。对用户的书面投诉，要在公司收文登记簿上登记后呈公司领导，按投诉性质一般以书面回复用户。

③ 投诉汇总。每月对投诉进行一次汇总，记录在用户意见受理表上，并根据用户投诉情况，进行用户回访。

二、管路涂色及物料流向标志管理规程

1. 目的

建立一个管路涂色及物料流向标志管理规程，以保证气体、物料输送正确、通畅。

2. 范围

基地管路、物料。

3. 职责

物控部、生产部、质量部、办公室。

4. 内容

（1）管路涂色标志管理规程　主要管线按规定涂色，并应有介质名称、流向指示。

① 自来水管涂绿色，刷淡黄色色环。

② 压缩空气管道（无缝钢管）刷淡蓝色。

③ 真空管道涂刷白色。

④ 冷却水管道刷绿色。

⑤ 消防管道刷红色。

⑥ 排污水管刷黑色。

⑦ 热水管刷橙色。

⑧ 不锈钢管、蒸汽保温管、冷冻水保温管外壳均不刷颜色，但应刷基本识别色环，色环宽度为 50mm，再刷上与色环颜色一致的箭头符号标明流向，再用汉字符号标明管内流体名称。

（2）物料流向管理标志管理规程

① 工艺物料管道刷黄色色环。

② 饮用水管道刷淡绿色色环。

③ 蒸汽管道刷红色色环。

④ 压缩空气刷淡蓝色色环。

⑤ 纯化水管道刷深绿色色环。

⑥ 冷冻水管道刷草绿色色环。

⑦ 真空管道刷深蓝色色环。

⑧ 溶剂管道刷棕色色环。

⑨ 酸管道刷紫色色环。

⑩ 碱管道刷粉红色色环。

⑪ 电线套管刷红色 "⟋" 符号。

三、计量管理规程

1. 目的

建立一个计量管理规程，保证计量器具的领用、发放、使用、检定等按规范进行。

2. 范围

本规程主要说明了相关的人员的职责、计量器具的购置和建账管理、计量器具领用和发放、计量器具的使用和保养、计量器具的周期检定、不合格计量器具和处置及奖惩条例等内容。

3. 职责

① 质量部部长职责：负责计量器具的控制管理，组织对计量器具按计划要求实施周期检定，保存检定/校准记录。

② 计量室组长职责：负责对计量器具和试验设备的控制，对各部门在用的计量器具、试验设备进行标识并建立台账；编制计量器具和试验设备周期计划，经批准后严格按计划实施周检，按计划做好各种计量器具和试验设备的检定工作，并保存检定记录。

③ 计量器具/工具保管员职责：负责对本部门计量器具和试验设备的控制。建立本部门在用计量器具和试验设备台账，做到账实相符；负责本部门计量器具的周期检定的送检工作，保证在用计量器具的受控；监督操作者及检验员正确使用计量器具。

④ 操作者职责：正确使用并妥善保管好计量器具，做好计量器具的保养工作，以保证产品质量。

⑤ 检验员职责：正确使用并妥善保管好计量器具，做好计量器具的保养工作，以确保其精度。

4. 内容

(1) 计量器具的购置、自制

① 各部门按加工零部件的情况，需要添置计量器具时，由使用部门填写计量器具请购单，明确计量器具的名称、型号（规格）、准确度，经部门领导签字后交质量管理科审核，经主管批准后由质量管理科组织采购。

② 若需添置的计量器具列入固定资产时，由使用部门填写计量器具请购单，交物控部部长审批后，报主管批准，由物控部组织采购。

③ 所需的计量器具需自制的，由技术科设计图纸，定作。完工后交计量室检定/校准，纳入计量器具正常管理。对一些简单的专用量具如光滑塞规等允许自制，完工后交计量室检定合格后，纳入计量器具正常管理。

(2) 计量器具的管理

① 计量室建立全厂的计量器具台账，并按需要分别建立各种计量器具的分类台账。同时分别建立各类计量器具检定修理原始记录卡。组织对计量器具使用的巡检。

② 各部门应建立本部门在用的计量器具台账。并应制定计量器具的借用管理办法。

③ 在用计量器具必须是经检定/校准合格的，并有检定/校准合格证书或其他合格标识。应贴有明显的状态标识，表明其检定/校准状态。状态标识分为合格证、准用证、禁用、封存等，表明不同的管理要求。

（3）计量器具的领用和发放　计量室组长负责全厂计量器具的发放与合理使用，并给予严格控制。各部门对其内部使用的计量器具应建立相应的领用、发放办法，合理调配本部门内计量器具，严格控制本部门计量器具的发放和使用。

① 凡操作者、检验员长期使用的计量器具，必须在所在部门办理登记，并建立账目。使用者必须做好计量器具的保养工作。

② 临时借用的计量器具，应办理借用手续。用后应及时归还，不能及时归还者，予以一定的经济处罚。

③ 超出检定有效期或未经计量部门检定/校准的计量器具，严禁发放使用。

（4）计量器具的使用和保养

① 严格按要求使用计量器具。除专业人员外，任何人不得私自拆卸、更换零件。

② 在用的计量器具，各使用部门和使用者应做好日常维护工作。在使用完后要及时保养，妥善放置。每月进行一次全面的维护保养。

③ 备用和封存的计量器具应保持其精度和可靠性。应避免与潮湿、酸碱等有腐蚀性的物质接触。

④ 计量器具的维修由计量室进行。经过修理后的计量器具应重新进行检定。使用者在使用中发现计量器具有异样时，应及时和计量室联系，由计量室负责解决。严禁私自拆卸和修理。

（5）不合格计量器具的处置　对已损坏或经检定不符合要求，经修理后仍达不到使用精度的计量器具，由检定员提出报废。计量器具的报废程序如下：一般计量器具由计量室组长批准；比较贵重的计量器具由物控部长批准。属于固定资产的计量器具，还要按固定资产报废手续办理。计量器具一经报废，应立即在计量台账上注销。并由计量室统一回收。严禁再行使用。

（6）奖惩条例

① 计量器具由于保管不妥或使用不当，引起人为损坏、遗失或缺件者，按相应规定进行处罚。

② 对故意破坏计量器具的，除按相应规定加倍处罚外，严重的还要追究法律责任。

③ 对发现在使用未经检定或超出检定周期的计量器具的，发现一次，扣使用者和部门计量/工具保管员 10 元。

④ 扣罚款在当月奖金中扣除。

四、计量校验管理规程

1. 目的
建立计量校验管理规程，规范精密计量仪器的校验，延长计量仪器使用寿命。

2. 范围
计量仪器校验。

3. 职责
质量部计量校验员。

4．内容

① 计量仪器属于比较精密的仪器，计量器具购入后，由购置部门交计量室进行首次校验。校验合格的计量器具由计量室出具校验证书，准予入库或投入使用。经校验不合格的计量器具由计量室出具校验结果通知书交物控部办理退货。

② 自制的计量器具由计量室按国家计量规程进行首次校验，合格的准予入库或投入使用。无计量校验规程的可按设计图纸或由计量室制订校准规程报科长批准后执行，必要时由上级计量部门认可。

③ 周期校验。

④ 计量室根据企业的生产、经营以及计量器具的使用情况，每年12月底前编制下年的计量器具周期校验计划并报质量管理科科长批准后执行。

⑤ 计量室根据周检计划于次月5日前下达计量器具送检通知单，各部门按送检单要求送检，由计量室送有关计量机构校验或进行自检。

⑥ 自检的计量器具由校验员按规定要求填写计量仪器校验记录卡。

计量仪器校验记录卡　　　　　　　　　　　　No.

仪器名称		编号		使用部门		校验部门	
校验项目							
校验方法							
校验周期							
年度计划校验日期							

校验记录：

日期	校验数据	修正值	校验者	下次校验日期	备注

说明：1．计量仪器应定期校验。

2．下次检验时间应明示于计量仪器明显位置。

五、计量器具编码管理规程

1．目的

建立一个计量器具编码管理规程，使计量器具管理规范化，也方便员工查找和使用。

2．范围

GAP 基地所有的计量器具。

3．职责

物控部、生产部、质量部、办公室。

4. 内容

序　号	计量器具名称	编号方法
1	游标卡尺类	LK
2	外径千分尺类	LQ
3	指示表类	LSB
4	内径千分尺类	LN
5	米尺类	LM
6	直线仪	LSH
7	圆度仪	LR
8	光学计量仪器	LG
9	量块	LL
10	内径标准规	LGH
11	标准棒	LGB
12	酸碱度类	TCP
	酸度计	TCP01
	耐腐蚀试验仪器（盐雾试验箱）	TCP02
13	黏度仪器	CV
	黏度计	CV01
	细度计	CV02
14	电容仪器	EC
	电容测量设备	EC01
	电感测量设备	EC02
15	标准物质	CS
	标准金属物质	CS01
	标准溶液	CS02
	标准气体	CS03
	标准色卡	CS04
16	转速仪器	FN
	光电转速表	FN01
	电子转速表、脉冲转速表	FN02
	机械转速表	FN03
17	电功率仪器	EP
	功率表	EP01
	功率因素表	EP02
	频率表	EP03
	相位表	EP04
	电能表	EP05

六、计量器具档案管理规程

1. 目的

加强计量器具档案管理，有利于掌握仪器设备运行状况，有利于设备档案资料保管的完整性，为仪器设备的及时维修提供依据。

2. 范围

GAP 基地所有计量器具。

3. 职责

物控部、办公室。

4. 内容

① 对计量器具和仪器在五个环节，即申购、论证、购买、使用检测、报废（淘汰）进行管理，为了管理和使用上的方便，一般对上述每个环节都建立相应的档案内容。计量器具的档案内容一般包括：申购论证书、购置合同书、验收报告；仪器的使用说明书和维修说明书；仪器的使用情况登记本和操作规程；仪器维修履历本，仪器报废申请单；计量器具总台账，强制检定计量器具管理目录；计量器具周期检定表；计量器具周期检定计划表；检定证书等。

② 根据实际情况，试验室对计量器具档案采取一定的措施加以管理。

a. 建立管理机构：中心领导重视，建立专用档案室，并设有兼职档案管理人员。

b. 制定管理方法：编制一套科学、合理、简便、实用的仪器管理程序。科室检索、时间检索、仪器原理分类检索。将各类资料、凭证存放在档案盒内，档案盒贴上分类标号，然后存放在档案柜内。

c. 强化管理手段：出台一系列档案管理制度。主要有：管理人员兼任档案管理员，这样便于档案资料不断更新。管理人员要不断提高水平，特别是微机化管理技术，人员调离时要进行交接班手续，以防资料丢失；严格档案借出手续，对借出的资料要进行登记，并限期归还；必要时还可以加入图片资料，以便使档案更客观、生动。

七、 GAP 自检管理办法

1. 目的

建立一个药材生产 GAP 自检管理办法，保证药材生产的规范化。

2. 范围

适用于所有药材 GAP 生产自检。

3. 职责

质量部、生产部、物控部、办公室。

4. 内容

① 生产自检是指对药材生产过程是否与预期的生产要求和质量保证相一致的情况进行审查。

② 自检是实施 GAP 认证的重要内容，是药材生产基地发现问题、制订整改措施的依据，是培养和锻炼自己的 GAP 审核员的重要途径。

③ 成立药材生产 GAP 自检小组，自检小组由企业领导组织生产、质量部负责人及熟悉自检程序和 GAP 知识的有关人员参加。自检必须精心组织，认真对待。

④ 自检工作应做到有计划地定期进行，严格按现行 GAP 规范和认证检查项目的内容，逐项检查，逐项评分，并详细记录找出的缺陷和问题。

⑤ 药材生产至少应每季定期组织人员进行或者在特殊情况下进行。

⑥ 药材生产自检应有相应记录，内容包括：自检部门、检查日期、检查人员、自检结果、与 GAP 要求偏离情况、负责整改部门、预定纠正日期、实际纠正日期。

⑦ 对自检过程中找出的缺陷和问题，自检领导小组应召开专门会议。针对找出的缺陷和问题，领导小组要在充分讨论的基础上，制订出切合实际的整改计划，整改计划要突出时效性、责任性、监督性，即要明确整改期限和有关责任人。整改到期应组织监督验收，验收可与自检查相结合。由于中药材生产是个系统工程，因此一次的自检和整改不可能解决全部问题，所以自检和整改是需要反复进行的，需要通过"自检→整改→自检→整改"的多次循环，努力使企业的软、硬件系统均能达到现行 GAP 规范的要求。

⑧ 自检工作结束后，自查报告应归档，至少保存 5 年。

八、标签、印字包装材料、说明书的设计批准印制管理规程

1. 目的

建立标签、印字包装材料、说明书的设计批准印制管理规范。

2. 范围

生产所用标签、印字包装材料、说明书。

3. 职责

生产部、质管部、仓库及生产车间。

4. 内容

（1）标签、印字包装材料、说明书的设计与领取

① 标签、印字包装材料、说明书按公司设计原图，由 GAP 基地整体印制，车间综合员根据包装通知单，按实际需要量填写限额领料单，由车间负责人签字后领取。

② 仓管员根据批准的领料单，经认真核对品名、规格、数量等后，如数发放。

③ 车间综合员按仓库发放的标签、说明书，认真检查核对品名、规格、数量等，确认无误后，双方签字。

（2）标签、说明书的保管　标签、说明书进入车间后，综合员填写标签、说明书台账，要专人专柜专锁保管，发放到班组，领、发人核对并签名，做好发放记录。

（3）标签、说明书的使用

① 标签在打印批号前，应准确估计包装量，避免盲目打印造成损失。

② 生产结束后，要清点标签数量，做到使用数、残损数及余数之和与领用数相符，并在生产记录上标明。

③ 未打印批号的余标签应作退库处理。车间使用中发现的原损不合格标签、说明书应集中统计数量填写记录，经质监员检查同意后，由车间综合员办理退库及补领手续。

④ 严格控制标签的消耗定额，若发现标签消耗定额超标应查找原因，按偏差管理办法处理。

⑤ 标签、说明书严禁涂改或挪作他用。

（4）标签、说明书的销毁处理

① 对于已打印批号的余下标签和印刷废品、残损的标签、说明书，车间应集中退库，仓管员对残损标签提出具体处理意见后，经批准由仓库、质管部一起监督销毁，销毁人、监销人均应在销毁记录上签字。

② 同时将销毁数据报财务部，做好账务处理。

九、仓库称量记录管理规程

1. 目的

根据 GAP 要求，保证基地仓库物品进出的可控性，并保证称量仪表、量器的测量数据、控制参数准确无误。

2. 范围

温郁金（温莪术）GAP 基地仓库。

3. 职责

生产部、质量部、物料部、QC 人员、QA 人员。

4. 内容

（1）量具的购买与保管

① 常用量具应按生产及检测需要编造计划，新增量具必须由相关部门提出申请，经公司领导批准后统一由采购员进行购买，其他任何人不得私自采购。

② 新购量具，尤其是精度较高的，必须经计量员检验合格后，方可登记入库。

③ 量具的保管要防潮、防碰、防压，保持其应有的精度。

（2）量具的修整与检定

① 各种量具，必须定期进行检查，如发现精度偏差，应送交计量员检验。

② 如使用周期未到则需修理的量具，使用人应说明原因，由计量员检定后，方可修理。

③ 修理后的量具必须保证质量，其精度要达到国家检定标准，方可使用。

（3）仓库称量时环境要求

① 仓库室内应避免日光照射，室内温度也不能变化太大，保持在 20～30℃ 范围为宜；室内要干燥，保持湿度 45％～60％ 范围为宜。室内应备温度计和湿度计。

② 仓库室内地面、墙壁和屋顶应平整，不得起灰或有脱落物。

③ 称量室除存放与称量有关的物品外，不得存放或转移其他有腐蚀性或挥发性的液体和固体。

④ 称量台应避免阳光直射，即不得在天平室窗口下的墙壁处，照明灯不得直射操作台，不得在空调或带风扇的装置附近，避免辐射热量的干扰。

（4）称量

① 根据称取物质的量和称量的精度的要求，选择适宜精度的称量器具。

② 用电子天平称量时，仪器预热至少 30min（也可以于上班时预热至下班关断电源，使长期处于预热状态），方可进行操作称量。

③ 称量样品应放置在秤盘中央，防止四角误差。

④ 称量之前应先检查显示器是是否处于"零点"位置，应进行回零，防止零点误差。

⑤ 对微量及半微量天平，秤盘在较长时间（30min 以上）的负荷称量后，需进行一次简短的加载初始称量作用。

⑥ 从干燥器或冰箱里取出的样品不得进行直接称量，应使称量样品在称量室放置，直到同称量室具有相同温度后方可进行称量，尽量使用表面积小的样品容器，避免温度影响。

⑦ 称量易挥发（吸湿）的样品应用细颈称量瓶或有盖（塞）称量瓶。

⑧ 称量复现性差、显示不稳定时，应对样品上的静电进行去除，增加天平室空气湿度达到（45％～60％）或更换不同称量容器。

⑨ 对磁化了的材料（铁、钢等）样品进行称量时，应进行脱磁后称量或置于非磁性的支架上称量。

⑩ 称量时，不要开动和使用前门，应使用侧门，以防呼吸出的热量、水汽和二氧化碳及气流影响称量。

⑪ 分析天平移动位置后应进行重新校正。

⑫ 称量范围不得超过天平的最大载荷。估算，先用量程大的进行普通天平称定，再按检验要求称量。

（5）称量记录

① 称量后要及时记录，并记录详细信息，包括精确数值、单位、测量地点、时间、环境状况、称量人、记录人、称量原因等等。

② 称量记录要及时存档，并长期保存。

③ 称量记录要有专人管理。

十、库房管理规程

1. 目的

制订物资的账册管理、清库盘点、安全卫生管理等制度，加强物资的保管和保养工作，减少积压和损耗，提高库存周转，按时、按质、按量供给生产经营需要。

2. 范围

适用于本公司库房物资的管理。

3. 职责

① 物资供应部经理负责库房的行政管理工作。

② 库房主管负责库房的业务管理工作及安全防范工作。

③ 仓管员负有对物资保管、保养的责任和负责账册、单据的管理工作。

4. 内容

（1）账册管理

① 库房的材料账必须按规定项目填写，不准无根据调账，严禁凭非正式单据记账。

② 各种单据要及时核算、整理，做到日清月结不跨月。

③ 月不报出的动态表必须收支与结存保持平衡，做到账、卡、物、资金"四一致"。

④ 严格按财务要求管理账册，做到账页整洁无破损，文字、数字要清晰无涂改。

⑤ 随时掌握库内各种材料的收发情况和库存的上下限。

（2）验收、发放

① 接到物资供应计划后，根据存量与进货量，做好库房预算，做到物资随到随到仓。

② 物资进仓，仓管员应认真核对进货凭证和产品合格证，凡严重污染或外包装严重损坏或错到的物资应分别核实记录，及时向主管领导反映情况，不符合要求应予以拒收，做好拒收记录。

③ 物资入库，仓管员应及时交接点收，按来货数量的多少，以 $\sqrt{n}+1$ 的比例抽检内包装数量，如数量有误差，应加倍抽验，并做好记录，上报物资供应部门。

④ 仓管员应指导搬运人员按堆码要求进行堆叠，并在搬运过程中轻拿轻放，不碰撞，物资不倒放，杜绝野蛮装卸。

⑤ 仓管员在接到领料单后，要逐一核对内容，应做到用途不明不出库，手续不全不出库，空白领条不出库。

⑥ 库房应按生产量实行定额发料，控制生产场所存放的物资不超过定额的使用量，超计划或补领料时，经主管领导审批后才能发料。

⑦ 发出的材料质量要完好，按先进先出，近期先出，易坏先出的原则发料，以减少由于保管时间过长而带来的损耗。

⑧ 库房发料要采取永续盘点法发料，即每次发料后，核对账目、货位卡和结存的实际情况，发现差错及时查明原因，当天处理。

⑨ 不合格或待处理的物资不得发放使用。

（3）保管与保养

① 入库物资应按标准规定和有关技术要求分批、分堆、分区、分库存放。

② 对不同品种、规格的物资按其形状特点进行合理堆放，在确保安全的前提下，提高库房容积。

③ 货垛的各项间距要求：垛与垛的间距不小于 100cm；垛与墙的间距不小于 50cm；垛与梁（下弦）的间距不小于 30cm；垛与柱的间距不小于 30cm；垛与地面的间距不小于 10cm；垛堆高度不高于 220cm；库房内主通道宽度不小于 200cm；照明灯具垂直下方不准堆放物资，照明灯具与货垛的水平间距不小于 50cm。

④ 物资码堆时要不偏不斜，力求码堆整齐、清洁美观、牢固、安全，横放都成行、成列。

⑤ 物资入库堆放时，每行每层数量要堆放成整数，以 5 的倍数进行堆放，也即"五五摆放"，做到过目知数。

⑥ 过磅物资安排层次要清楚，分层计数并标明累计数量，同一容器内的材料分开发放时，要在容器上标明每次发货的数量和结存量，便于清点和发放。

⑦ 入库物资按"四号定位"方法摆放，即按库号、架（区）号、层（排）号、位号实行对号，便于查找物资存放位置。

⑧ 注意库房温湿度的调节，做好温湿度情况记录，根据自然气候及库内温湿度变化规律，适当开关门窗和通风设备来控制库房的温湿度。

⑨ 定期对库存物资进行检查，了解物资在保管过程的变化，以便及时采取措施，确保贮存物资的质量完好和数量完整。

⑩ 物资在收发、贮存、运输过程中，包装破损要及时修整重包，做到物资不散、不漏、不挥发、不溶化、不露空。

⑪ 认真做好防虫、防鼠、防火、防盗、防潮工作。

⑫ 易燃、易爆、有毒性、腐蚀性等危险品必须放在专用库房保管。

（4）安全与卫生

① 仓管员要严格执行《中华人民共和国消防条例》，加强物资的安全管理和意识。

② 仓管员每日每班应做好班前班后的检查，如不发现异常，方可关门上锁或开始工作，离开库房前应关好门窗，切断电源。

③ 严格执行安全制度，加强治安保卫，仓管员发现与本库无关人员，随意进入库房的，要及时制止，并不准领料人员擅自挪取库房物资。

④ 仓管员应对库房内外做好安全防范，经常检查库房内外的安全和消防设施，全面做好防火、防事故、防盗窃、防破坏工作。

⑤ 易燃、易爆、有毒性、腐蚀性的物资必须分库存放，并要有专人管理，收、发必须有严格的审批和登记。

⑥ 保持库内外整洁卫生，包装杂物要有专门地点堆放，并经常清理。

⑦ 库房内要做到门窗干净、通道无垃圾，物料上无尘土，天花板无蜘蛛网。

⑧ 库房外周围无易燃杂物、无杂草，通道畅通无积土。

（5）盘点

① 盘点时间要求每月月底，年终重点盘点一次，盘点期间原则上停止收、发。参加盘点的人员，态度应诚实、认真，以保证盘点工作的真实性和严肃性。

② 盘点人员由库房主管牵头组织，包括全体仓管员，并由财务部、供应部人监督盘点工作。

③ 盘点工作开始时，仓管员对库房物资先进行一次清理。

a. 对尚未办入库手续的物资，应予以标明。

b. 对已办理出库的物资，要全部领出。

c. 对生产部门领出的但尚未使用的，要及时办理退库手续。

d. 整理物资堆垛、货架，使其整齐有序，便于计算。

e. 按账目记载为准，核对物料名称、规格、种类，要统一口径，避免技术概念不确切。

④ 每月月底，要求仓管员对自己保管的材料进行盘点，检查库存物料的账、物、卡是否相符，发现差错，及时纠正。

⑤ 年终盘点由仓管员按实际情况列表上报供应、财务部门。

⑥ 由仓管员按盘点表记录的盘点实际库存数与物料账、卡核对，如有误差，列明长年累月盈、盘亏的数量、批号及原因，如实上报，库房主管和供应部门审核，审核内容包括：盘盈、盘亏的结论是否真实，是否因凭证遗失而造成错误；盘点有否遗漏；发生盘盈、盘亏的数量，是否在定额损耗之内和允许磅差之内；发生盘盈、盘亏的原因分析是否合理。

⑦ 仓管员在盘盈、盘亏的原因查清后，经财务部和上级部门同意后，要及时将盘盈、盘亏的物资进、出账做好，做到账、物、卡一致。

⑧ 库房要通过盘点来清理物料管理中存在的问题，及时加以解决和调整。对久贮不用、已淘汰不用、报废的废旧物料应报主管部门核准后，集中处理。

十一、常温库管理规程

1. 目的

建立常温库管理规程，规范化常温库的货物管理。

2. 范围

常温库。

3. 职责

常温库管理员。

4. 内容

① 按照存货的不同自然属性分类，进行科学贮存，防止差错、混淆、变质。

② 做到数量准确，账目清楚，账、货、卡相符。

③ 存货应按贮藏温、湿度要求，分别贮存于阴凉库或常温库、冷藏库内。按下列温度、湿度条件进行贮存。

a. 温度保持在 $0 \sim 30 ℃$。

b. 相对湿度：各库房相对湿度保持在 $45\% \sim 75\%$ 之间。

④ 存货应依据存货性质，按分库、分类存放的原则进行贮存保管，其中：存货与非存货（指不具备存货生产批准文号的物品）应分库存放；品种与外包装容易混淆的品种应分区或隔垛存放；易串味的存货、中药材、中药饮片、化学原料药以及性质相互影响的存货应分库存放；危险品应与其他存货分库存放；存货中的危险品应存放于危险品专库；存货按品

种、规格、批号、生产日期及效期远近依次或分开堆垛，如混批堆码，则每一垛的存货的产品批号或生产日期间隔应不超过一个月；近效期存货即有效期不足一年时，应按月填报近效期存货催销月报表；近效期存货应挂近效期标志；经营特殊管理存货（即麻、精、毒、放类存货），按其相应的管理制度执行。

⑤ 在库存货均实行色标管理。

a. 黄色：为待验存货、退货存货。

b. 绿色：为合格存货。

c. 红色：为不合格存货。

⑥ 存货仓贮保管人员应接受存货养护员有关贮存方面的指导，掌握《主要剂型的贮存保管与养护要点》，与养护员共同做好仓间温湿度等管理，正确贮存存货。

⑦ 存货出库发货时，应坚持执行《存货出库复核的管理规定》，未经复核人员检查复核并签字的存货不得出库发货。

⑧ 存货出库发货时，应做好出库发货复核记录。

十二、冷藏库管理规程

1. 目的

建立冷藏库管理规程。

2. 范围

冷藏库。

3. 职责

库房管理员。

4. 内容

① 冷库要加强产品保管和卫生工作，重视产品养护，严格执行《食品卫生法》，保证产品质量，减少干耗损失。冷库要加强卫检工作。库内要求无污垢、无霉菌、无异味、无鼠害、无冰霜等，并有专职卫检人员检查出入库产品。

② 为保证产品质量，冻结、冷藏产品时，必须遵守冷加工工艺要求。产品深层温度必须降低到不高于冷藏间温度3℃时才能转库，例如冻结物冷藏间库温为－20℃，则产品冻结后的深层温度必须达到－17℃以下。长途运输的冷冻产品，在装车、船时的温度不得高于－15℃。外地调入的冻结产品，温度高于－8℃时，必须复冻到要求温度后，才能转入冻结物冷藏间。

③ 根据产品特性，严格掌握库房温度、湿度。在正常情况下，冻结物冷藏间一昼夜温度升降幅度不得超过1℃，冷却物冷藏间不得超过0.5℃。在货物进出库过程中，冻结物冷藏间温升不得超过4℃，冷却物冷藏间不得超过3℃。

④ 对库存产品，要严格掌握贮存保质期限，定期进行质量检查，执行先进先出制度。如发现产品有变质、酸败、脂肪发黄现象时，应迅速处理。超期产品经检验后才能出库。

⑤ 下列产品要经过挑选、整理或改换包装，否则不准入库：产品质量不一、好次混淆者；产品污染和夹有污物。

⑥ 变质腐败、有异味、不符合卫生要求的产品；易燃、易爆、有毒、有化学腐蚀作用的产品严禁入库。

⑦ 要认真记载产品的进出库时间、品种、数量、等级、质量、包装和生产日期等。要按垛挂牌，定期核对账目，出一批清理一批，做到账、货、卡相符。

⑧ 冷库必须做好下列卫生工作：冷库工作人员要注意个人卫生，定期进行身体健康检

查，发现有传染病者应及时调换工作；库房周围和库内外走廊、汽车和火车月台、电梯等场所，必须设专职人员经常清扫，保持卫生；库内使用的易锈金属工具、木质工具和运输工具、垫木、冻盘等设备，要勤洗、勤擦、定期消毒，防止发霉、生锈；库内产品出清后，要进行彻底清扫、消毒，堵塞鼠洞，消灭霉菌。

⑨ 设备管理。

a. 冷库中的制冷设备和制冷剂具有高压、易爆、含毒的特性，冷库工作人员要树立高度的责任感，认真贯彻预防为主的方针，定期进行安全检查。每年旺季生产之前，要进行一次重点安全检查，查制度，查各种设备的技术状况，查劳动保护用品和安全设施的配置情况。

b. 要加强冷库制冷设备和其他设备的管理，提高设备完好率，确保安全生产。冷库的机房要建立岗位责任制度、交接班制度、安全生产制度、设备维护保养制度和班组定额管理制度等各项标准。根据设备的特性和实际操作经验，制定本厂切实可行的技术规程，报主管部门备查，并严格执行。

c. 冷库所用的仪器、仪表、衡器、量具等都必须经过法定计量部门的鉴定，同时要按规定定期复查，确保计量器具的准确性。

d. 操作人员要做到"四要"、"四勤"、"四及时"。

"四要"是：要确保安全运行；要保证库房温度；要尽量降低冷凝压力（表压力最高不超过 1.5MPa）；要充分发挥制冷设备的制冷效率，努力降低水、电、油、制冷剂的消耗。

"四勤"是：勤看仪表；勤查机器温度；勤听机器运转有无杂声；勤了解进出货情况。

"四及时"是：及时放油；及时除霜；及时放空气；及时清除冷凝器水垢。

e. 操作人员要严格遵守交接班制度，要加强工作责任心，互相协作。

交接班时，要做到：当班生产任务及机器运转、供液、库温等情况清楚；机器设备运行中的故障、隐患及需要注意的事项明确；车间记录完整、准确；生产工具、用品齐全；机器设备和工作场所清洁无污，周围没有杂物；交接中发现问题，如能在当班处理时，交班人应在接班人协同下负责处理完毕再离开。

f. 氨瓶的使用管理，必须严格遵守《气瓶安全监察规程》中的有关事项，特别注意：不得使用已超过检验期的氨瓶；充装量不得超过规定；不得放在热源附近；不得强烈震动；不得在太阳下暴晒；氨瓶必须按期鉴定。

g. 大、中型冷库必须装设库温遥测装置，以保证冷库温度的稳定和设备的正常运转，降低能源消耗。

十三、阴凉库管理规程

1. 目的

建立阴凉库管理规程，规范阴凉库的管理。

2. 范围

阴凉库。

3. 职责

① 阴凉库职责，安全贮存、降低损耗、科学养护、保证质量、收发迅速、避免事故。

② 药品贮存保管与养护的基本工作职责是：按照药品属性进行贮存，防止差错、混淆和变质。

③ 仓库保管人员的基本职责：做到数量准确，账目清楚。

4. 内容

（1）按照药品不同自然属性分类进行科学贮存，防止差错、混淆、变质。

（2）做到数量准确，账目清楚，账、货、卡相符。

（3）药品仓贮保管应执行《药品储存控制程序》，并按《主要剂型的储存保管与养护要点》做好在库药品的贮存保管。

① 药品应按贮藏温、湿度要求，分别贮存于阴凉库或常温库、冷藏库内。

a. 阴凉库：温度不高于 20℃；

b. 相对湿度：各库房相对湿度保持在 45％～75％之间。

② 药品应依据药品性质，按分库、分类存放的原则进行贮存保管，其中：药品与非药品（指不具备药品生产批准文号的物品）应分库存放；内服药与外用药应分库或分区存放；品种与外包装容易混淆的品种应分区或隔垛存放；易串味的药品、中药材、中药饮片、化学原料药以及性质相互影响的药品应分库存放；危险品应与其他药品分库存放；药品中的危险品应存放于危险品专库；处方药与非处方药分开存放；不合格品应存放在不合格品区内，按《不合格药品管理规定》进行管理；退货药品应存放在退货区，经质量验收并确认为合格品后再移入合格品区；经质量验收为不合格的入不合格品区；药品按品种、规格、批号、生产日期及效期远近依次或分开堆垛，如混批堆码，则每一垛的药品的产品批号或生产日期间隔应不超过一个月；近效期药品即有效期不足一年时，应按月填报近效期药品催销月报表；近效期药品应挂近效期标志；经营特殊管理药品（即麻、精、毒、放类药品），按其相应的管理制度执行。

③ 在搬运和堆垛等作业中均应严格按药品外包装图示标志的要求搬运存放，规范操作。不得倒置，要轻拿轻放，严禁摔撞。怕压药品应控制堆放高度，并定期翻垛。

④ 药品的货堆应留有一定距离，具体要求如下：药品垛与垛的间距不小于 100cm；药品垛与墙、柱、屋顶、房梁的间距不小于 30cm；药品垛与散热器或供暖管道、电线的间距不小于 30cm；药品与地面的间距不小于 10cm；库房内主要通道宽度不小于 200cm；照明灯具垂直下方不准堆放药品，其垂直下方与药品垛之间的水平距离不小于 50cm。

⑤ 在库药品均实行色标管理。其中：黄色为待验药品、退货药品；绿色为合格药品；红色为不合格药品。

⑥ 药品入库时应按照《进货药品验收入库工作流程》及其图示经过质量检查验收，并依据检查验收员签字或盖章的"验收入库通知单"办理入库手续。

⑦ 药品仓贮保管人员对货与单不符、质量异常、包装不牢或破损、标志模糊等情况，有权拒收并报告企业有关部门处理。

⑧ 药品仓贮保管人员应接受药品养护员有关贮存方面的指导，掌握《主要剂型的贮存保管与养护要点》，与养护员共同做好仓间温、湿度等管理，正确定存药品。

⑨ 药品出库发货时，应坚持执行《药品出库复核的管理规定》，未经复核人员检查复核并签字的药品不得出库发货。

⑩ 药品出库发货时，应做好出库发货复核记录。

⑪ 对于销后退回药品，应按《退货药品的管理规定》做好退货记录与存放、标识等管理工作。

⑫ 药品仓贮保管人员每月底应定期做好库存盘点工作，做到货、账、卡相符。

十四、消毒设施管理规程

1. 目的

建立消毒设施管理规程，规范化消毒设施的管理，保证生产区各种消毒设施的规范使用。

2. 范围

温郁金（温莪术）GAP基地消毒设施。

3. 职责

生产区操作人员、清洁人员。

4. 内容

（1）消毒仪器管理规程

① 仪器的使用。

a. 仪器的使用要实行定机定人制度，要严格执行岗位责任制，做到正确使用仪器。单人使用的设备由操作人员负责，多人操作，集体使用的设备由负责人负责。

b. 所有仪器都要制订操作规程，重点仪器，技术水平要求较高的仪器，其操作规程要制订详细、清楚。

c. 主要仪器要填写好仪器的使用记录，标明仪器的使用状况。

d. 严禁仪器超负荷运转。

e. 精密仪器应放置在清洁干燥的环境中，放置台案应无振动。

按仪器的使用要求，应设立通风、防潮、温度控制等设施。

② 仪器的维修保养。仪器的维修保养应贯彻预防维修为主的方针，即在仪器故障发生前，按照检修计划或相应的技术规定进行维修保养，防患未然。

③ 仪器的日常保养。仪器的日常保养是仪器维护的基础，是预防事故发生的积极措施。通过对设备的检查，清扫和擦拭使设备处于整齐、清洁、安全、润滑良好的状态。

④ 保养内容。

a. 仪器的完好性：部件、配件是否遗失。

b. 检查仪器螺丝，对螺丝进行紧固处理，以防止在使用中脱落。

c. 检查安全防护装置是否完整、安全、准确、可靠。

d. 按各种仪器的检修程序进行月、季度、年的校检，确定其检定周期，填好记录。

（2）消毒剂管理规程

① 每种消毒剂使用方法、条件和适用介质一经确定，不得随意变动，若需变动，须验证合格并经质管部经理批准后才得使用。

② 生产区各区域所用的消毒剂，不得随意更换，若需更换其他消毒剂，须验证合格并经质管部经理批准后才能使用。

③ 各区域消毒剂不得相互交叉使用。

④ 消毒剂应交替更换使用，每月更换一次，以免微生物产生耐药性，并有记录。

⑤ 消毒剂分类。

a. 一般生产区：1%来苏水——用于地面清洁消毒。

b. 洁净区：0.1%新洁尔灭——用于擦拭各表面及消毒；3%双氧水——用于物料管道、纯水管道系统消毒；75%乙醇——用于擦拭各表面及消毒。

⑥ 消毒剂配制好后每料一容器并有明显标示：红色——1%来苏水；果绿色——0.1%新洁尔灭；橙色——75%乙醇。

⑦ 使用过的消毒剂不得随意倾倒，须按规定收存，统一处理。

⑧ 消毒剂的使用按各室清洁规程执行，且专人负责。

十五、危险品库管理规程

1. 目的

建立危险品库管理规程，对危险品进行规范管理。

2. 范围

危险品库。

3. 职责

危险品库管理人。

4. 内容

① 本规程所称危险品主要指基地科研、生产中使用的剧毒、易燃、易爆、强腐蚀等危险性大的化学试剂和各种放射性物品。

② 危险品的采购、提运、保管必须严格遵照公安部门和交通部门的有关规定执行。

③ 危险品应设立危险品专库保管，分类存放。

a. 危险品库内外应安放必要的消防、防毒、防辐射设备。

b. 危险品库为双门双锁，钥匙两人保管，两人开门方得进入库内，非管理人员不得入内。

c. 危险品库严禁烟火，注意保持通风、干燥，温度一般不应高于 30℃。

d. 危险品库需建立和执行定期安全检查制度，自觉接受保卫部门监督、检查。

④ 库存危险品和实验室使用危险品都必须单独建立严格的明细账。在使用危险品时要严格填写"材料、低值品、易耗品使用消耗记录"，实验中心主任每月要对危险品使用情况和账目检查一次，发现问题及时上报。

⑤ 危险品按危险程度分级，分类管理。下列危险品列为一级危险品。

a. 剧毒品：氰化物、砷、砷酸、砷酸盐、汞、铅等重金属的化合物，如氰化钾、氰化钠、硝酸汞、二氯化汞、三氧化二砷等。

b. 低温自燃的物质和遇水燃烧的物质：如金属钠、铝粉、镁粉、锌粉、黄磷等。

c. 易燃品：如乙醚、乙醛、二乙胺、苯等。

d. 爆炸品：如苦味酸、间二硝基苯、炸药等。

e. 强腐蚀剂：如氢氟酸等。

f. 各种放射性元素。

其他危险品为一般危险品。

⑥ 支领危险品的要求。

a. 支领一级危险品须经总经理审批，按当天需求量供应。当天剩余的一级危险品必须于当天下班前送回危险品库，晚上不得存放在实验室。

b. 支领一般危险品由部门领导审批，领取量一般不应超过三天。放假前须交由危险品库保管。

c. 支送一级危险品须由两名实验室人员或员工一起办理。

不按上述支领、退回程序办理，发生事故，视情节轻重给予责任人行政处分，构成犯罪的由司法机关依法追究刑事责任。

⑦ 支领和使用危险品过程必须小心谨慎，确保安全。

⑧ 保管和使用危险品的人员应熟悉危险品的性能和防护常识，严格按不同危险品的防护要求保管和使用。

⑨ 剧毒品和放射性元素的容器、废液、残渣等严禁随意抛弃，应在保卫人员的监督下妥善处理，做好记录，并报实验室管理科存档。

十六、退货库管理规程

1. 目的

建立退货库管理规程，规范退货库的管理。

2. 范围

退货库。

3. 职责

退货库管理员。

4. 内容

（1）入库验收。公司购进的药品要全部进行检查验收，合格方能入库。检查验收由质量管理部组织，验收员负责具体验收工作。验收时严格按照药品质量验收管理制度的要求，对每批购进的药品及销后退回药品逐批次地从外观性状、内外包装、标识、供（退）货单位、购进（退回）数量等进行全面的检查验收，并做好药品购进（退回）检查验收记录。同时，对进货发票进行审核，如发现质量问题或货票不符的情况，及时进行相应处理。

（2）销售、出库、运输与售后服务。合格品出库，发货人员应按发货凭证对照实物进行质量检查和核对，并由复核人员认真复核无误后，方能出库。如发现质量问题立即停止发货，并报有关部门处理。药品的运输，针对所运药品的包装情况及道路状况，采取相应的措施，对有温度要求的药品的运输，根据季节变化和运程都采取必要的保温及冷藏措施。

（3）仓库管理员应具有中专以上医药或相关专业学历，或高中以上文化程度，经岗位培训和地市级以上药品监管部门考核合格后，取得岗位合格证书方可上岗。并定期接受企业或药品监管部门组织的继续教育。

（4）经常检查在库药品的贮存条件，配合仓库保管人员做好仓间温湿度的检测和管理工作。每日上午9时、下午3时各一次定时对库内温湿度进行记录。如库内温湿度超出规定范围，应及时采取调控措施，并予以记录。

（5）物资的贮存保管，原则上应以物资的属性、特点和用途规划设置仓库，并根据仓库的条件考虑划区分工，凡吞吐量大的落地堆放，周转量小的货架存放，落地堆放以分类和规格的次序排列编号，上架的以分类四号定位编号。

（6）物资堆放的原则是：在堆垛合理安全可靠的前提下，推行五五堆放，根据货物特点，必须做到过目见数，检点方便，成行成列，文明整齐。

（7）仓库保管员对库存物品负有经济责任和法律责任。因此坚决做到人各有责，物各有主，事事有人管。

十七、中药材库管理规程

1. 目的

加强中药材库设置管理，确保中药材安全、合理贮存。

2. 范围

中药材库。

3. 职责

质量部、销售部、保管员对本规程负责。

4. 内容

① 中药材库面积应能满足公司正常业务的开展。

② 根据生产中药材的贮存要求，设置不同温湿度条件的库房：常温库为0～30℃；阴凉库不高于20℃；冷库温度为2～10℃；各库房相对湿度应保持在45%～75%之间。

③ 库区应地面平整，无积水和杂草，无污染源，并做到：中药材贮存作业区、辅助作业区、办公生活区应分开一定距离或有隔离措施；库区应有符合规定要求的消防、安全设施。

④ 库房应符合以下要求：库内墙壁、顶棚和地面光洁、平整，门窗结构严密；库内应具有避光、通风、排水的设备；库内应具有符合用电要求的照明设施；库内应有防尘、防潮、防霉、防污染以及防虫、防鼠、防鸟的设备。

⑤ 库房内应配备以下设施、设备：中药材与地面保持10cm以上距离的底垫。中药材与墙面距离为30cm；中药材与房顶距离为50cm；批与批之间的距离为50cm。

⑥ 库房应根据中药材分类贮存等需要，设立以下专库（区）并按色标管理：待验中药材库（区）、退货中药材库（区）——黄色；合格中药材库（区）、待发中药材库（区）——绿色；不合格中药材库（区）——红色。

十八、火灾应急管理规程

1. 目的

建立火灾应急管理规程，保证发生火灾时能够快速处理。

2. 范围

各个部门。

3. 职责

全体员工。

4. 内容

① 一旦发现火情，公司全体职工和消防队员应保持镇静，有条不紊地按照预先制订的扑火方案进行施救。必须迅速及时地将火扑灭，把损失控制在最低限度。为此特制定火灾应急管理规程，其具体分工如下。

a. 最先发现火情的人要大声呼叫，某某地点或某某部位失火，并及时报告义务消防队负责人。

向内部报警时，报警人员应叙述出事地点、情况、报警人姓名。

向外部报警时，报警人应详细准确报告出事地点、单位、电话、事态现状及报告人姓名、单位、地址、电话；报警完毕报警员本人或其他人应到路口迎接消防车及急救人员的到来。

b. 消防队长负责现场总指挥。由紧急事件联络员打电话通知119报告失火地点、火势以及联系人和联系电话，同时通知项目管理部主管领导和报警员、车辆引导员。

c. 组织义务消防队按应急方案立即进行自救，打开消火栓井盖后接上水龙带水源，用水龙带灭火。义务消防队队员用灭火器灭火，用消防桶提水，使用消防钩，用铁锹铲土等力争在火灾初起阶段，将火扑灭。若事态严重，难以控制和处理，应在自救的同时向专业救援队求助。

d. 由义务消防队副队长和电工负责切断电源、可燃气体（液体）及物品的输送，防止事态扩大。

e. 在组织扑救的同时，组织人员清理、疏散现场人员和易燃易爆、可燃材料。如有物资仓库起火，应首先抢救化工危险及其他有毒、易燃物品，防止人员伤害和污染环境。

f. 疏通事故发生现场的道路，保持消防通道的畅通，保证消防车辆通行及救援工作顺利进行。消防车由消防机构统一指挥，火场根据需要调动义务消防队及其他人员。

g. 在急救过程中，遇有威胁人身安全情况时，应首先确保人身安全，迅速疏散人群至安全地带，以减少不必要的伤亡。设立警戒线，禁止无关人员进入危险区域；组织脱离危险区域场所后，再采取紧急措施；对因火灾事故造成的人身伤害要及时抢救。密切配合专业救援队伍进行急救工作。

h. 值班车做好备勤工作，把受伤人员及时送医院治疗。

i. 应为消防队及救火人员做好后勤保障工作，保障消防队灭火作战顺利进行。

j. 保护火灾现场，指派专人看守。

k. 现场发生火灾事故后的注意及急救要领。

② 现场出现火险或火灾时要立即组织现场人员进行扑救，救火方法要得当。油料起火不宜用水扑救，可用泡沫灭火器或采用隔离压灭火源。电气设备在起火时，应尽快切断电源。

③ 用二氧化碳灭火器灭火，千万不要盲目向电气设备上泼水，这样容易造成触电、短路爆炸等并发性事故。如果电石库起火，千万不要用水灭火，因电石遇水会放出乙炔气，造成严重的后果。电石库起火时，应用黄砂、干粉灭火器。如果化学材料起火，更要慎重，要根据起火物质选择灭火方法，同时要注意救火人员的安全，防止中毒。

十九、基地生产培训管理规范

1. 目的

为了更好地培养生产所需人才。

2. 范围

负责生产的工作人员。

3. 职责

资深生产专家。

4. 内容

（1）培训教师的管理

① 培训老师需要有相当专业的水平并得到领导的认可。

② 明确培训老师的职责及目的。

③ 培训老师要遵守基地的日程安排、作息时间等制度。不得随意调课，如遇特殊情况应先与领导知会。

④ 培训老师要制订一份周密详细的培训计划。

⑤ 培训老师应定期对学生的培训成果进行考核。

（2）培训学员的管理

① 培训期间，培训学员应接受培训老师的领导和管理。

② 培训过程如对培训老师有意见可与老师交流。

（3）培训学员通过考核后，培训机构发放证件。

（4）培训学员通过考核后方可上岗。

（5）培训证件须有一定的有效期，之后学员还应进行定期培训。

二十、生产基地卫生管理制度

1. 目的

建立基地卫生管理制度，以使公司基地具有符合 GAP 要求的环境卫生条件，避免药材的污染，保证药品质量。

2. 范围

基地药材种植区及基地周边的区环境卫生。

3. 职责

基地清洁人员、质量部人员。

4. 内容

① 生产基地应该设有厕所或盥洗室，厕所或盥洗室的排出物不得对环境造成污染。

② 基地上农户的厕所、猪圈内的排出物需经过充分腐熟后方可于田间施用。

③ 基地上农户的生活污水不得直接排放到田间，必须另外设沟排放。

④ 基地上不得随意焚烧秸秆、垃圾等，以免对基地的大气产生污染。

⑤ 农户家中的生活垃圾不得随意堆放，必须堆放于固定地点，并要定时清理。

⑥ 不得雇佣患有传染病、皮肤病或外伤性疾病等的雇员从事直接接触中药材的工作。

⑦ 基地应配备专门的人员负责环境的清洁卫生工作。

二十一、初加工场地卫生管理制度

1. 目的

建立初加工场地卫生管理制度，保证初加工场地卫生达到 GAP 要求。

2. 范围

药材初加工场地。

3. 职责

生产部、质量部、QA 人员。

4. 内容

① 初加工场地应该选择在周围没有污染源的场所。

② 初加工场地应有防雨、防鼠、防禽等设施。

③ 场地顶棚、墙面、地面应保持干净、整洁，无水迹、霉斑、污垢、蛛网、虫卵、鼠粪等。墙面应及时粉刷，场地应保持干燥。

④ 本次中药材初加工前，应确认无遗留的不同中药材，以免混杂。

⑤ 本次中药材初加工后，应及时将场地打扫干净，并应及时清除中药材残留物、废弃包装物等杂物。

⑥ 初加工场地、设备、容器不得残留前次加工的中药材，场地内不得同时堆放两种以上的中药材，以免混杂。

⑦ 初加工场地不得堆放与生产无关的物资。

⑧ 清洁卫生工具应定点存放。

⑨ 初加工管理人员负责卫生记录的检查。

二十二、包装场地卫生管理制度

1. 目的

建立包装场地卫生管理制度。

2. 范围

包装场地。

3. 职责

生产部、质量部、QA 人员。

4. 内容

① 包装场地应该选择在周围没有污染源的场所。

② 包装场地应有防雨、防鼠、防禽等设施。

③ 包装场地顶棚、墙面、地面应保持干净、整洁，无水迹、霉斑、污垢、蛛网、虫卵、鼠粪等。墙面应及时粉刷，场地应保持干燥。

④ 本次中药材包装前，应确认无遗留的不同中药材，以免混杂。

⑤ 本次中药材包装后，应及时将场地打扫干净，并应及时清除中药材残留物、废弃包装物等杂物。

⑥ 包装场地、设备、容器不得残留前次加工的中药材，场地内不得同时堆放两种以上的中药材，以免混杂。

⑦ 包装场地不得堆放与生产无关的物资。

⑧ 清洁卫生工具应定点存放。

⑨ 包装场地管理人员负责卫生记录的检查。

二十三、库房卫生管理制度

1. 目的

建立库房卫生管理规定，保证库房卫生管理的实施。

2. 范围

基地所有仓库。

3. 职责

物控部、仓库管理员。

4. 内容

① 仓库设施应符合粮食仓库国家标准，仓库门口应有挡鼠板。

② 仓库顶棚、墙面、地面应保持干净、整洁，无水迹、霉斑、污垢、蛛网、虫卵、鼠粪等。墙面应及时粉刷。

③ 存放中药材的仓库内不得堆放废弃包装物等杂物。

④ 每次中药材入库前或清仓后，均应及时打扫干净。

⑤ 清洁仓库卫生的工具应定点存放。

⑥ 由基地仓贮管理人员负责清洁卫生效果的检查。

二十四、工作服管理规程

1. 目的

建立工作服管理规程，确保工作服管理规范化。

2. 范围

一般生产区用工作服、洁净区用洁净服。

3. 职责

① 质量管理部对工作服的材质、式样、颜色负责。

② 操作人员、清洁人员对工作服的清洁整理负责。

③ 质量管理部负责监督检查此规程的实施。

4. 内容

（1）工作服标准　工作服标准见下表。

生产区域	服装类别	材质	式样	颜色
一般生产区	工作服	涤棉布	分体式	蓝色
	工作帽	涤棉布	浴帽式样	蓝色
	工作鞋	帆布、胶底	网球鞋式样	黄色

续表

生产区域	服装类别 标准	材质	式样	颜色
30万级洁净区	工作服、帽	长丝涤纶	连体式	浅蓝色
	工作手套	乳胶手套	五指分开	浅黄色
	工作口罩	长丝涤纶	可反复使用	白色
	工作鞋	长丝涤纶、胶底	网球鞋	白色
化验室	白大衣、白网鞋			
一更用衣	一般生产区工作服			蓝色
备注	洁净区工作服：不设计任何口袋、横褶、腰带、纽扣			

（2）更换频次

① 一般生产区工作服：三天一次。

② 30万级洁净区工作服：两天一次。

③ 更换频次可根据需要增加，填写好工作服收发清洗记录。

（3）清洁整理

① 具体操作详见一般生产区工作服清洁标准操作规程及洁净区工作服清洁标准操作规程。

② 车间洁净服每月定期消毒一次。

（4）保管发放

① 工作服清洗整洁后，按编号存于相应的更衣柜中。

② 工作服编号管理，专人专用。

③ 工作服两年更换一次，白网球工作鞋一年更换一次，军用拖鞋两年更换一次。

（5）使用

① 工作服不能跨区使用。

② 工作服的穿戴方式必须符合该区域的工艺卫生要求，穿戴完毕，逐一检查后才能进入操作间操作。

③ 洁净区工作服完全遮盖身体。

二十五、工作鞋管理规程

1. 目的

建立一套工作鞋的管理制度，有效地管理工作鞋，达到专区专用。

2. 范围

生产区所有人员。

3. 职责

进入生产区的所有人员、车间主任、QA。

4. 内容

① 洁净区工作人员一更用鞋为塑料拖鞋，二更用鞋为白色网鞋。

② 厂部管理员一更用鞋为塑料拖鞋，二更用鞋为白色网鞋。

③ 提取浓缩、喷雾工段用鞋为迷彩色军用胶鞋。

④ 洗润、切制、干燥及炮制工作用鞋为绿色军用胶鞋。

⑤ 净制、精选及外包装工段人员用鞋为蓝色胶鞋。

⑥ 工程人员进入生产区穿未用鞋。

⑦ 工作鞋的更换频率：白色网鞋更换周期为一年一次；迷彩色军用胶鞋周期为一年一次；绿色胶鞋周期为一年一次；蓝色网鞋周期为两年一次。

⑧ 工作鞋只能按规定专区专用，不得穿出规定的范围。

二十六、实验室卫生管理规程

1. 目的

建立实验室卫生管理规程，规范实验室的卫生，为实验室提供一个良好的工作环境。

2. 范围

实验室卫生。

3. 职责

实验室全体工作人员。

4. 内容

① 实验室人员都应积极主动搞好环境卫生，自觉维护和遵守卫生制度。

② 注重个人卫生，实验用的工作服要保持整洁。

③ 每天上班后首先整理实验室，实验完成后都应将实验物品按原样摆放整齐。

④ 注意保持实验室的干净整洁：实验仪器、桌椅和物品应妥善、有序安放，以方便实验者操作，不乱扔垃圾和废弃物，各实验室内外及过道不得堆放垃圾、杂物，违反者按实验室管理制度进行处罚。

⑤ 重点实验室为无烟区，不准吸烟。

⑥ 严禁在实验室吃零食和就餐，不得在实验室做饭、住宿、聚餐。

⑦ 安排每日的实验室卫生负责人，负责人负责当天的实验室卫生，主任对实验室卫生情况进行抽查，如发现实验室未打扫或打扫不干净情况时，要对卫生负责人予以批评并督促其完成。

⑧ 每周全面打扫一次实验室，并经实验室主任检查合格。节假日前要做好实验室清洁工作。

⑨ 将环境卫生与奖惩制度挂钩，对违反实验室管理规定的人员，进行批评教育、罚款、义务劳动，情节严重者，禁止其使用实验室或给予处分。

二十七、清场管理规程

1. 目的

建立清场工作的管理标准，防止混药事故的发生，确保产品质量。

2. 范围

清场管理。

3. 职责

① 操作人员负责按此规程实施。

② 车间主任、QA 人员负责对此规程的实施进行监督检查。

4. 内容

（1）清场目的　防止混药事故的发生，防止药品差错和交叉污染。

（2）清场实施的条件

① 各生产工序生产结束时。

② 更换品种时。

③ 同一品种更换规格时。

④ 同一品种、同一规格更换批号时。

（3）清场要求

① 地面无积灰、无结垢，门窗、室内照明灯、风管、墙面、开关箱外壳无积灰。

② 设备内外无上次生产遗留物，无油垢、无粉尘。

③ 周转容器、工器具清洁干燥，无上次生产的遗留物。

④ 管道内无上次生产遗留物。

⑤ 操作现场不得遗留各种物料、生产记录。

⑥ 废弃物不得存放在现场。

（4）清场操作

① 一般生产区按一般生产区清洁标准操作规程操作。

② 洁净区按洁净区清洁标准操作规程操作。

③ 各种物料、中间产品交给中间站管理。

④ 生产记录上交工艺员汇总。

⑤ 清场操作员填写清场原始记录，经 QA 人员检查合格签字后才能进行下一次生产。

（5）生产操作前再次检查操作现场清场是否合格，是否无上次生产遗留物，如发现有遗漏处应重新清场，经 QA 人员检查合格后才能进行生产。

二十八、清洁剂使用管理规程

1. 目的

保证生产区各种清洁剂的规范使用。

2. 范围

各清洁剂的管理。

3. 职责

① 生产区操作员、清洁工对本规程的实施负责。

② 质管部、车间主任对本规程的监督实施负责。

4. 内容

（1）清洁剂属药品生产车间及辅助部门用清洁专用物料，未经质管部经理批准，不得作为他用。

（2）各清洁对象采取何种清洁剂及方法由制造部会同生产车间提出方案及理由，经质管部审核，质管部经理批准执行。

（3）清洁剂分类

① 一般生产区用清洁剂：无磷洗涤剂——用于擦拭天棚、顶灯、墙壁面、门窗等。

② 洁净区用清洁剂：无磷洗涤剂——用于擦拭或洗涤天棚、顶灯、墙面、管道、容器等。

（4）清洁剂配制严格按产品说明书进行。

二十九、卫生检查管理规程

1. 目的

维护员工健康及工作场所环境卫生。

2. 范围

公司卫生检查。

3. 职责

公司卫生事宜需全体工作人员遵守。

4. 内容

（1）检查内容

① 公司全体员工必须了解卫生的重要性及卫生应用的相关知识。

② 工作场所内，均须保持环境整洁卫生，不得堆积足以发生臭气或有碍卫生的垃圾、污垢或碎屑。

③ 各工作场所内的走道及阶梯，每日至少必须清扫一次，同时根据现场情况采取必要措施和适当方法减少灰尘的飞扬。

④ 各工作场所内，严禁随地吐痰。

⑤ 饮用水必须清洁并符合国家卫生标准。

⑥ 洗手间、厕所、更衣室及其他卫生设施，必须特别保持清洁。

⑦ 排水沟应经常清除污秽，保持清洁畅通。

⑧ 凡可能寄生传染菌的原料，应于使用前施以适当的消毒。

⑨ 凡可能产生有碍卫生的气体、尘灰、粉末之工作，应遵守下列规定：采用适当方法减少此项有害物的产生；使用密闭器具以防止此项有害物的散发；于发生此项有害物的最近处，按其性质分别作凝结、沉淀、吸引或排除等处置。

⑩ 凡处理有毒物或高热物体的工作或从事于有尘埃、粉末或有毒气体散布场所的工作，或暴露于有害光线中的工作等，须着用防护服装或器具者，应按其性质制备。

从事于前项工作人员，对本公司设备的防护服装或器具，必须善用。

⑪ 各工作场所的采光，应依下列的规定：各工作部门须有充分的光线；光线须有适宜的分布；须防止光线的眩耀及闪动。

⑫ 各工作场所的窗面及照明器具的透光部分，均须保持清洁，勿使有所掩蔽。

⑬ 凡阶梯、升降机上下处及机械危险部分，均须有适度的光线。

⑭ 各工作场所应保持适当的温度，温度之调整以暖气、冷气或通风等方法行之。

⑮ 各工作场所应充分使空气流通。

⑯ 食堂及厨房之一切用具及环境，均须保持清洁卫生。

⑰ 垃圾、污物、废弃物等的清除，必须合乎卫生的要求，放置于所规定的场所或箱子内，不得任意乱倒堆积。

⑱ 公司应设置甲种急救药品设备并存放于小箱或小橱内，置于明显之处以防污染而便利取用。每月必须检查一次，其内容物有缺时应随时补充。

（2）本准则经呈准后施行，修改时亦同。

三十、厕所、浴室管理规程

1. 目的

建立一个厕所、浴室管理规程，确保厕所、浴室卫生。

2. 范围

厕所、浴室。

3. 职责

① 每位员工、清洁工对本规程的实施负责。

② 质管部负责监督检查。

4. 内容

① 厕所、浴室设在非生产区，卫生按一般生产区管理。

② 不得将工作服、鞋、帽穿入厕所、浴室。

③ 厕所、浴室每天清洁一次，具体详见厕所、浴室清洁标准操作规程。

④ 厕所使用后立即冲洗，相应物品相应放置。

⑤ 废弃的洗涤用品及其外包装、塑料袋等不得遗留在浴室内。

⑥ 厕所、浴室安装一定的通风设施，保证通风良好。

⑦ 厕所、浴室应保持相对干燥，无积水、无异味。

⑧ 爱护厕所、浴室各项设施，不得随地吐痰，乱写乱画。

三十一、生产区环境卫生管理规程

1. 目的

建立公司环境卫生管理规程，以使企业具有符合要求的环境卫生条件，避免药品的污染和交叉污染的产生，保证药品质量。同时严格的环境卫生标准的制订和执行能全面提高职工素质和良好的文明卫生习惯，有利于提高工作效率和工作质量。

2. 范围

生产区周围的厂区环境卫生。

3. 职责

① 清洁工对所管区域的清洁卫生工作负责。

② 工作人员按要求保持环境卫生和本工作区域内的卫生清洁。

③ 各部门管理人员负责本部门卫生区域清洁工作的管理监督检查工作。

④ 厂办负责全厂环境卫生的全面管理工作，质量管理部对环境卫生是否符合 GMP 要求进行监督检查。

4. 内容

① 环境卫生管理是从净化、美化、绿化环境出发，对厂区的建筑物、道路、草坪、树木、花坛等生产和活动场地，提出总的规范和不同的标准，以此规范全公司各部门和员工自觉遵守和爱护环境卫生的行为。

② 各部门及每位员工都要树立清洁生产和环境保护意识，养成良好的卫生习惯，自觉服从和维护本规程各项条款。

5. 要求

（1）药厂办公大楼、生产车间、质检大楼、库房等应保持建筑物的整洁；道路、草坪干净清洁。

（2）生产区的环境卫生管理

① 各部门有专人负责区域卫生管理。

② 生产区周围的公司环境清洁、整齐，排水畅通，场地、草坪无杂草、无积水、无蚊虫滋生地。

③ 行政区、生产区、生活区、辅助区分开，并有明显、清晰的标志。

④ 空气清新，符合国家规定的大气标准，无酸性烟雾及粉尘。

⑤ 生产区道路应保持畅通，路面平整清洁无障碍物，润湿不起尘。

⑥ 人流通道、物流通道分开，运输操作对物料不得产生污染。

⑦ 厂区绿化应有效地滞尘，吸收有害气体，减少大气中的微生物，减少露土面积，美化环境。厂区绿化净化面积达 30% 以上。

⑧ 绿化以种植草皮及绿色灌木为主，不宜选用观赏花木及高大乔木。不得种植产生花絮、绒毛、花粉等对大气产生污染的植物。

⑨ 公司车辆及其他物品必须放在规定的区域，不得随意堆放。

⑩ 生产区域不得设立垃圾堆放点。各部门生产过程中产生的废弃物应采取有效隔离，及时运到公司固定的垃圾点。清运做到日产日清，不得对环境产生污染。

⑪ 公司固定垃圾点应与厂区之间采用有效的隔离措施，位置要远离生产区，专区管理，挂放醒目状态标志，并由专人每天定时及时清除。

⑫ 公司公用厕所卫生设施应齐全，保持清洁畅通，有专人清扫管理，不得对环境造成污染。

⑬ 公司施工必须采取有效措施将施工现场与周围环境隔离，并有明显的施工标志。不得对公司环境卫生、物料运输及药品的生产过程产生污染。

（3）办公区内的环境卫生管理

① 办公用品按照定置规定摆放整齐，无灰尘；文件柜顶部无杂物；报纸、表格、杂志等摆放整齐；生产区办公室不准养花养鱼。

② 办公室、工房、更衣室墙壁、门窗、玻璃、电风扇、空调机无尘无垢，地面无积水，无痰迹，无果皮纸屑。

③ 楼道走廊无杂物，墙壁无灰尘、无蜘蛛网、无吊灰。

④ 厕所下水通畅，设施完好无垢，地面无积水。

（4）卫生管理要求

① 全公司员工必须做到着装整齐，不随地吐痰，不乱扔纸屑。爱护环境卫生，对自己工作和分管区域的卫生做好清洁维护。

② 全公司所有部门必须对本部门的卫生区域做到日常保洁和定期的卫生大扫除。

③ 厂办每周对全公司的环境卫生进行1次综合性检查，并公布、考核，每月根据考核情况按经济责任制予以奖励和扣分。

④ 质量管理部在日常质量监督检查和每月的现场检查、GMP自查等工作中，将环境卫生特别是车间、库房等内部卫生清洁是否符合GMP要求作为检查的重要内容。

三十二、生产区清洁管理规程

1. 目的

建立一个生产区清洁管理规程，确保生产区清洁。

2. 范围

生产区。

3. 职责

① 操作人员、清洁人员负责按此规程操作。

② 车间主任、QA人员负责监督检查此规程的实施。

4. 内容

（1）一般原则

① 一般生产区使用的清洁工具只能在一般生产区使用，厕所、浴室使用的清洁工具单独使用，各项清洁工作均有指定的人员负责实施。

② 清扫时不得产生大量灰尘。

③ 清洁人员必须遵循与生产人员同样的卫生规则。

（2）清洁工具及设施

① 可多次使用的抹布。

② 拖把夹及拖把纱。

③ 窗玻璃刮水器、毛刷。

④ 扫把（长把、短把）。

⑤ 手动喷雾器。

（3）清洁剂　无磷洗涤剂。

（4）消毒剂

① 1%来苏水或 0.1%新洁尔灭溶液。

② 主要用于厕所、浴室、地漏消毒及每周一次全区消毒。

③ 1%来苏水、0.1%新洁尔灭溶液每月定期交替使用。

（5）清洁工具的管理

① 清洁工具必须置专用房间定点存放。

② 清洁工具每次使用完后用清洁剂及饮用水洗涤干净，整齐摆在清洁工具挂具上。

（6）清洁内容、频次

① 清洁方法、频次见下表。

对象	清洁设施、清洁方法、频次
地面	拖把、清洁剂湿拖每日
墙、设备	抹布、清洁剂湿抹每日
门窗	抹布、窗玻璃刮水器、清洁剂湿抹每日
台面	抹布、清洁剂湿抹每日
地漏	毛刷、清洁剂刷洗每日
厕所、浴室	专用清洁设施刷洗、湿拖、湿抹每日
清洁工具	清洁剂手搓、冲洗每日
全区	以上全部全面大扫除、消毒每周

② 清洁次数取决于该区域活动的程序，任何岗位在生产中出现污染或产生废物该岗位操作人员应立即实施清洁。

③ 每日清洗工作结束后，专职清洁人员应将废弃物及垃圾用垃圾袋密封清理出一般生产区。

（7）设备清洁管理详见设备清洁管理规程。

（8）容器清洁管理详见周转容器清洁管理规程。

（9）每天由 QA 人员检查一次，并填写一般生产区清洁检查记录。

（10）清洁效果评价（每月一次），由质量管理部门检查。

① 门、窗、地面、顶棚、台面物见本色，无不洁痕迹。

② 设备、周转容器物见本色，无不洁痕迹。

③ 地漏见本色，无不洁痕迹。

④ 厕所、浴室干燥、清洁、无异味。

三十三、生产区个人卫生管理规程

1. 目的

建立生产区的个人卫生标准。

2. 范围

在生产区工作的全体员工。

3. 职责

车间主任、车间管理员、在生产区工作的全体工作人员，质管部负责人、QA 人员。

4. 内容

（1）个人健康

① 全体员工身体健康，持身体健康合格证上岗。

② 在工作期间，每年必须体检一次，持有周期体检合格证方可继续留在本岗位工作。

③ 在工作中如感到身体不适，应及时去医疗部门检查。一旦发现患有传染病、隐性传染病、皮肤病及精神病要及时上报主管领导，调离工作岗位，不得继续从事药品生产。

④ 因病离岗的工作人员，在身体疾病痊愈恢复健康后，需持医生开具的健康合格证明方可重新上岗。

⑤ 每个职工的上岗证上需将体检合格情况详细注明，并与健康档案一致。

（2）个人卫生

① 每日上岗前应在更衣室穿戴好清洁、完好、符合区域工装要求的工衣、工鞋、工帽。

② 随时注意保持个人清洁卫生，做到"四勤"：勤剪指甲、勤理发剃须、勤换衣，勤洗澡。

③ 工作前要将手洗干净，不得涂抹化妆品。

④ 上岗时不得化妆、佩戴饰物，不带与生产无关的物品。

⑤ 离开工作场地时（包括吃饭、上厕所），必须脱掉工衣、工鞋、工帽。

（3）工作服（包括工鞋、工帽）卫生

① 工作服要发尘量小，不产生纤维脱落、不起球、不断丝、不易产生静电、不黏附粒子，不得有磨损、破损现象。

② 洗涤后平整、柔软，穿着舒适，工作方便。

③ 服装区域颜色式样分明，易于识别并有个人编号（颜色、式样各企业根据需要确定，以线条简洁、洁净适宜）。

④ 每周由洗衣房统一按规定清洗两次，并做好记录。

⑤ 凡是有粉尘、活性物质、有毒有害物质等操作岗位的工作服应分别存放、清洗、烘干，并做出标记，以保证不产生交叉污染。

三十四、卫生状态标记管理规程

1. 目的

建立一个卫生状态的管理控制规程，有效防止交叉污染和微生物污染的发生。

2. 范围

清洁规程中所规定的所有清洁区域、部位（工作间、流水线、设备、容器、管道等）。

3. 职责

操作人员（清洁人员）、车间管理员、QA 人员。

4. 内容

① 根据不同的卫生状态，必须按以下规定随时挂上规定的状态标记，以提示操作人员目前区域、设备、容器环境所处的卫生状态。

② 在生产操作结束后，工作间、流水线、设备、容器应及时挂上黄色"待清洁"状态

标记，表示已经不可以使用或继续操作。

	LS-06-SR-0001
公司标记卫生状态卡	
待清洁	

③ 操作人员按照清洁规程进行清洁后，经管理人员检查合格，操作人员（清洁人员）摘下黄色的"待清洁"牌，将绿色的"清场合格证"牌挂在已清洁好的部位上。

	LS-06-SR-0002
公司标记卫生状态卡	
已清洁	

三十五、清洁工具管理规程

1. 目的

合理有效地管理清洁工具，防止因工具污染而造成药品污染。

2. 范围

所有清洁工具，包括：抹布、拖布、刷子、手动喷雾器、万向擦、不锈钢小桶、窗玻璃刮水器。

3. 职责

① 生产区操作人员、清洁工对本规程的实施负责。

② 质量管理部、车间主任负责监督检查此规程的实施。

4. 内容

① 材质要求：洁净区的清洁工具应采用不脱落纤维和颗粒性物质的材质；纺织类清洁工具（抹布、拖布等）吸水性强，不脱色；塑料制品（刷子、手动喷雾器）无毒，不与清洁剂、消毒剂发生反应。

② 清洁工具应定点存放在卫生器具存放间。

③ 使用前应检查其本身是否清洁完好，有无"已清洁"绿色状态标志，严禁使用不洁工具。

④ 工具使用后应按清洁工具清洁标准操作规程在卫生器具清洗间清洁干燥，经 QA 人员检查合格后挂上"已清洁"绿色状态标志，标明清洁时间。

⑤ 清洁工具不得跨区存放和使用，做到专区专用，专区专贮。

三十六、周转容器清洁管理规程

1. 目的

建立周转容器清洁管理规程，确保周转容器清洁使用。

2. 范围

塑料筐、塑料桶、不锈钢桶。

3. 职责

① 操作人员负责按此规程操作。

② 车间主任、QA 人员负责监督检查。

4. 内容

（1）使用原则

① 塑料筐在一般生产区和洁净区使用，一般区用于盛装净选、洗润、切制后的药材；在洁净区盛装分装后的小袋。50L 的塑料桶用于盛装颗粒。塑料筐和塑料桶上标明使用区域洁净级别，不能混用。

② 塑料桶在提取车间使用，在设备出现故障或其他情况时，用于盛装浸膏。

③ 不锈钢桶在洁净区内使用，用于盛装浸膏粉和辅料；在一般生产区用于盛装干燥和炮制后的药材。

④ 一般生产区使用的周转容器只能在一般生产区清洁。

⑤ 洁净区使用的周转容器只能在洁净区清洁，具体地点为器具清洗间中心。

⑥ 使用人员负责周转容器的清洁。

（2）清洁工具

① 可多次使用专用不脱色的丝光毛巾，不能挪为他用。

② 不掉毛的毛刷，不能挪为他用。

（3）清洁剂　无磷洗衣粉。

（4）消毒剂　75％乙醇。

（5）清洁用水

① 一般生产区：饮用水。

② 30 万级洁净区：饮用水、纯化水。

（6）清洁方法　具体操作见周转容器清洁标准操作规程。

（7）清洁频次　每次使用完毕后。

（8）清洁工具的清洁方法和存放地点见清洁工具的管理规程。

（9）清洁完毕后，经 QA 人员检查合格后，存放在周转容器中间站，挂放绿色"清场合格证"合格标牌，标明清洁日期、操作人员、清洁有效期。清洁有效期为三天。

（10）清洁效果的评价　干燥、物见本色，无污垢、无积水、无粉尘。

三十七、洗衣房管理规程

1. 目的

建立洗衣房管理标准。

2. 范围

洗衣房。

3. 职责

洗衣工负责洗衣房管理，车间主任负责监督、检查。

4. 内容

① 洗衣房设在一般生产区，卫生符合一般生产区要求。

② 洗衣房设有专用洗衣设备（洗衣机），烘干机。

③ 洗衣房清洗不同生产区工作服（包括工作鞋），应分开清洗，并按其工作服使用区域选择相适应的清洗规程进行清洗。

④ 洗衣房保持清洁干燥。

⑤ 洗衣房由洗衣工负责管理，该人负责清洗整理发放工作服，并做好工作服的收发清洗记录。

⑥ 洗衣房内设有污衣存放处、工作服整理处（台面），两处独立设置，有明显标志，不得交叉使用。污衣存放处用于存放待清洁的工作服，工作服整理处用于工作服清洁后的整理。

⑦ 洗衣工将清洗干净、整理好的工作服按编号存放于相应的更衣柜中。

⑧ 车间主任每天对洗衣间检查一次，包括卫生、衣服的清洗、整理是否按其规程进行，并填写记录。

三十八、特殊清洁管理规程

1. 目的

建立特殊清洁管理规程，使各种超出常规的清洁过程处于良好的质量控制之下。

2. 范围

特殊情况的一切清洁过程。

3. 职责

① 操作工或清洁工对特殊清洁卫生负责。

② 车间主任、QA 人员负责监督检查。

4. 内容

（1）实施特殊清洁的条件　由各种不可预测的异常情况造成污染或怀疑造成污染而必须立即实施清洁（如突发管道泄漏、混药事故、发现传染病患者及环境卫生控制不合格等）。

（2）实施特殊清洁的程序

① 由需要实施清洁的部门有关人员提出实施特殊清洁申请，填写"特殊清洁申请单"，注明清洁申请部门、申请日期。

a. 实施清洁的地点及部位。

b. 实施清洁的原因要特别注明可能造成污染的物质。

c. 实施清洁的目的，清洁方法建议。

d. 清洁时间及申请人、批准人、批准日期。

② 上述特殊清洁申请单填写后，经车间主任审核、签字后由质量管理部负责人批准方可实施。特殊清洁实施过程中，车间负责人现场管理指导、监督，确保清洁操作无误。

（3）清洁过程记录　清洁过程记录附于清洁后生产的首批产品批生产记录中。

① 详细填写清洁记录，并将"特殊清洁申请单"及有关"特殊清洁记录"附于批生产记录后。

② 特殊清洁记录要附于相关批生产记录之中，以备查。

③ 清洁后，通知质管部进行检查，必要时取样检验。

④ 检查（或检验）合格后，QA 人员检查签字后，方可进行生产，否则不得生产。

三十九、人员健康管理规程

1. 目的

保证从事药品生产的职工身体维持在规定的健康水平。

2. 范围

从事药品生产的每一位职工。

3. 职责

药厂公室负责人、质管部负责人及检查人员，各部门负责人及管理人员。

4. 内容

（1）健康标准

① 从事药品生产和食堂的每一位职工不得患有传染病、隐性传染病及精神病。

② 在洁净区从事药品生产的职工除达到上述规定外，还不得患有皮肤病，体表不得有伤口及对药物过敏。

（2）体检管理

① 体检范围：消化系统检查；呼吸系统及 X 射线胸部透视检查；皮肤病方面检查；肝功能全项检查；乙肝检查（二对半）。

② 体检频次及工作程序。

a. 新职工进厂前必须进行全面的身体检查。只有身体检查全部合格的职工方可考虑录用，否则不允许录用。

b. 职工进厂以后，每年必须按体检范围项下要求进行一次体检。只有体检合格的职工方可继续从事生产。体检不合格的职工必须立即停止工作，调离岗位。

c. 有关的管理人员及现场监控制人员必须把人员健康作为监控的一项重要内容，随时关注每位职工的身体状况及精神状态，如有疑问有权要求职工立即到医务室（或医院）进行体检，以确保岗位上每位职工的身体健康达到规定的健康水平。

d. 职工患病康复后要求上岗，必须到指定的医院进行体检，体检合格方可上岗。

e. 发现有患传染病的职工后，有关的接触人员必须立即进行体检，并且在潜伏期过后最好再次体检，防止人员带菌或传染病蔓延。

（3）职工健康异常报告程序

① 所有职工均有义务，并且必须及时向直接负责人报告自己的身体变化情况。特别是当健康标准中不允许患有的疾病发生时，必须立即报告，以确保药品的安全有效。

② 各有关管理人员在接到人员健康异常的报告后，必须及时向主管领导报告，以便立即采取有效措施，防止造成药品污染和其他人员的感染。

（4）健康异常情况处理

① 对患病职工应要求其立即停止工作，调离岗位，回家休息。

② 有传染病发生的岗位，凡与之有关、可能感染的人群均应进行体检。

③ 对产生传染病患者的岗位环境、设备、设施、用具等立即采取有效的消毒措施进行预防，并且对人员、环境、设备、设施、用具等进行特殊强化的监控，以便有效地防止传染病蔓延。

（5）所有职工需持体检合格证（或记入上岗证中）上岗。

四十、标准操作规程编制规程

1. 目的

建立质量标准、检验操作规程的编制审批、批准、修订与收回的标准操作规程。

2. 范围

质量监督部、生产部、总工程师室、总经理。

3. 职责

质监部、生产部。

4. 内容

质量标准和检验操作规程的编制、审查和批准。

① 企业除执行药品的各级法定标准外，还应制订成品内控标准、半成品（中间体）、原辅料、包装材料的质量标准和工艺用水的质量标准。

② 质量标准由生产部会同质监、供应、公用工程部等有关部门制订，经总工程师审查，总经理批准、签章后下达；检验操作规程由中心化验室根据质量标准、工艺规程组织编制，经质监部主任审查，总工程师批准、签章后，按规定日期起执行。

③ 原辅料质量标准的主要内容包括：品名、代号、规格、性状、鉴别、检验项目与限度用途、标准依据等。

④ 包装材料质量标准的主要内容包括材质、外观、尺寸、规格和理化项目，直接接触药品的包装材料、容器的质量标准中还应制订符合药品生产要求的卫生标准。

⑤ 成品内控质量标准可参照《中国药典》、卫生部药品标准和工艺规程及产品特性制订，工艺用水应根据生产工艺要求及参照《中国药典》有关规定制订。

⑥ 检验操作规程的内容包括检验所用的试剂、设备和仪器、操作方法或原理、计算方式和允许误差等。

⑦ 滴定液、标准溶液、指示剂、试剂、试液、缓冲液等配制方法，参阅《中国药典》或有关标准。

⑧ 编制质量标准和检验操作规程注意以下事项：各种指标和计量单位均按国家规定采用国际单位制计量单位；成品名称使用法定名称，原辅料、半成品（中间体）名称使用化学名，适当附注商品名或其他通用别名。

四十一、记录编制管理规程

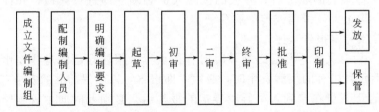

四十二、清洁规程编制

1. 目的

建立清洁规程编制管理制度，规范编制过程，为公司营造一个舒适的环境。

2. 范围

清洁规程编制。

3. 职责

公司生产部卫生清洁负责人。

4. 内容

（1）清洁频率及范围

① 每天操作前和生产结束后各清洁 1 次。

a. 清除并清洗废物贮器。

b. 擦拭操作台面、地面及设备外壁。

c. 擦拭室内桌、椅、柜等外壁。

d. 擦去走廊、门窗、卫生间、水池及其他设施上污迹。

② 每周工作结束后进行全面清洁 1 次。

a. 擦洗门窗、水池及其他设施。

b. 刷洗废物贮器、地漏、排水道等处。

③ 每月工作结束后进行全厂大清洁。

a. 对墙面、顶棚、照明、消防设施及其他附属装置除尘。

b. 全面清洗工作场所。

（2）清洁工具　拖布、水桶、笤帚、抹布、吸尘器、毛刷、废物贮器。

（3）清洁剂　洗衣粉、洗涤剂、药皂。

（4）消毒剂　5％甲酚皂液。

（5）清洁方法

① 操作前用饮用水擦拭设备各部位，工作结束后，先用清洁剂擦去各部位表面污迹，再用饮用水擦洗干净。

② 设备：按一般生产区设备清洁规程清洁。

③ 容器：按一般生产区容器、器具清洁规程清洁。

④ 每周清洁后，用 5％甲酚皂液对室内进行喷洒消毒，卫生间每天用消毒剂喷洒消毒 1 次。

（6）一般原则

① 每个岗位必须有自己的清洁工具，不得跨区使用。

② 生产岗位洗手池不得清洗私人物品。

③ 清洁工必须遵守各项卫生规程。

（7）清洁效果评价

① 目检确认，玻璃应光亮透彻，无擦拭后水迹及任何残余痕迹，地面应无污垢、无积水、无废弃物。

② 用手擦拭任意部位，应无尘迹和脱落物。

（8）清洁工具的存放

① 清洁工具用完后，按清洁工具清洁规程（SOPSC0023）处理备用。

② 水桶用后洗涮干净，倒置存放。

③ 各岗位的清洁工具分别存放于清洁工具间，并有标示，卫生间的清洁工具存放于本卫生间指定位置。

四十三、状态标记编制规程

1. 目的

规范设备、物料等状态标记编制规程，预防设备事故、生产质量事故，保证产品质量。

2. 范围

本规程适用于所有物资（含中间产品及成品）的状态标记、所有产品制造过程中工序的状态标记、所有设备管线的状态标记。

3. 职责

生产部经理、生产主管、设备主管、技术员、车间主任、班组长，设备维修人员，QA

质监员。

4. 内容

（1）各类状态标记牌内容　物料的状态标记：待验（黄底黑字）、合格（绿底黑字）、不合格（红底黑字）。

① 待验状态。凡是进厂或寄库的物料，通过初步检查，证实物料外包装件数符合要求后，物料管理员即将物料的状态标记为"待验"（"待验"状态可以通过放置状态标记牌进行标示，也可以在货位卡上粘贴黄色"待验"标示来表示），本标志为黄色。处于"待验"状态的物料由物料管理员通知取样员取样，取样员在所取样品的外包装上贴上取样证。

② 合格状态。接到该批物料合格的通知后，物料管理员将物料的状态标示更换为"合格"的状态标记，"合格"标志为绿色。

③ 不合格状态。接到该批物料不合格的通知后，物料管理员立即将不合格物料放置于不合格品区，并将状态标示更换为"不合格"状态，然后按照《不合格品管理规程》进行处理。"不合格"状态标记为红色。

（2）设备的状态标记

① 每台设备除了应有的管理标识外，都要有标明设备所处状态的状态标记。通常情况下设备的状态有如下的几种。

运行中：绿底黑字。表示设备处于完好状态，正在操作或运转中。

停止运行：绿底黑字。表示设备处于完好状态，但已停止操作或运转。

已清洁：绿底黑字。表示已进行清洁的设备，有效期内随时可以进行下一批产品的加工。

待清洁：黄底黑字。表示设备操作完成（或维修完成）后，尚未进行清洁的状态。

待维修：红底黑字。表示设备出现故障后停用，尚未进行维修的状态。

维修中：黄底黑字。表示设备出现故障正在进行维修的状态。

② 所有生产区域内停用的设备，正常情况下有两种原因，一是处于待维修状态，二是处于已清洁状态，等待下一批次产品的加工，这两种情况分别用待维修和已清洁来表示。

③ 在设备发生故障时，由车间设备员检查确认故障存在，则在设备上挂"待维修"状态标记。凡是设备操作完成后，在等待清洁的过程中，则在设备上挂"待清洁"状态标记。

④ 当设备所处的状态发生改变时，应及时更换标记牌，以防发生使用错误，所有的标记牌应贴挂在设备醒目且不易脱落的位置。

⑤ 设备的各种状态标记牌由设备的操作人保管，但是只有当质量监督员进行了相应状态地检查后，才能更换相应的标记牌。

⑥ 设备管理卡：每台设备都应有标明其基本信息的管理标识，白底黑字。内容包括设备名称、型号、设备编号、使用部门、责任人等。悬挂于设备的适当位置上。

（3）管线的状态标记

① 在生产区内的工艺管线，应有标明介质流向和介质名称的标记，进行管线内物质及其流向的说明。

② 管线的状态用"即时贴"进行标示，将所需标示的介质名称及表示流向的箭头加以裁切，然后粘贴于工艺管线上（或粘贴于能够明显表明文字及箭头所标示的管线内容物和流向的相邻位置上）。

③ 主要管线的标记颜色：饮用水管道绿色、纯化水管道空心绿色；电线套管红色"ϟ"符号；压缩空气管道淡蓝色。

（4）计量器具的状态标记　所有的计量器具、仪器仪表应粘贴有周期检定的合格证，并标明合格证的有效期。

（5）工作服、容器、工器具的状态标记

① 工作服、容器、工器具的状态标记分为：清洁、待清洁，清洁状态标记需指明清洁日期、有效期。

② 已清洁——绿底黑字，表示工作服、容器、工器具等经过清洗处理，可以用于下一批产品的生产。

③ 待清洁——黄底黑字，表示工作服、容器、工器具等未经过清洗处理，不能用于下一批产品的生产。

④ 工作服、容器、工器具使用完毕后及时放入相应的清洁间内，悬挂"待清洁"的状态标记，如果使用完后即进行清洗，间隔时间很短或操作人员在现场时可不需挂状态标记。经清洗、消毒处理完毕后的工作服、容器、工器具及时放入相应的存放间，悬挂"已清洁"的状态标记。

（6）生产过程的状态标记

① 采用生产状态标记牌的方式对生产状态进行标记，标记内容有：正在生产——绿底黑字，表示工序处于生产状态。

班组长根据当天生产产品的批生产指令/批包装指令进行生产状态标牌的书写。使用签字笔标明产品名称、批号、规格、该批产品的工序理论产量。

② 生产过程的状态标记使用统一的格式，悬挂于相应生产区域及相应的设备上。

（7）监督检查

① 技术员负责生产车间各个工序生产状态标记牌内容的不定期核查，保证状态标记与实际情况相符合，QA 质监员负责各处状态监控。

② 生产部部长、生产主管、车间主任负责定期（每周两次）检查各类状态标记的贴挂情况。

四十四、生产过程监控标准操作规程编制规程

1. 目的

建立生产过程检查的规定。

2. 范围

所有生产过程。

3. 职责

QA 检查员、生产车间，QA 检查员应对生产过程进行监督抽查。

4. 内容

（1）生产岗位抽查要点

① 领用的原辅料的品名、批号、规格、数量准确无误，包装应完好，无破损，贴有合格证。

② 原辅料称量准确，应有复核人复核。

③ 加工生产前设备原料容器应清洁、干燥，操作前后设备应无缺损，设备要符合要求。

④ 加工后的物料应置于洁净干燥内衬塑料袋的容器内，容器内、外应附有物料的名称、规格、数量、批号。

⑤ 加工后如加工设备发生缺损则作为不合格品论处，其他项目不符合规定可重复抽查，应符合规定，两次均不符合规定，则以不合格论处。

⑥ 在加工过程中，QA 应对外观、重量差异等进行重点抽检。

⑦ 加工产品应置于洁净、干燥内衬塑料袋的容器内，容器内、外应贴有标签，标明品名、规格、批号、数量。

⑧ QA抽查中发现凡重量计算错误、外观质量、脆碎度等不符合质量标准，则作为不合格论处，其他项目不合格可重复抽查，应符合规定，若两次均不符合规定，则以不合格论处。

（2）包装岗位抽查要点

① 领用产品的品名、规格、批号、数量应准确无误。

② 领用的包装辅料的品名、规格、批号、数量应准确无误，并附有 QA 合格证。

③ 操作前后称量准确，应有复核人复核。

④ 包装材料的外观质量、重量差异、崩解时限应符合规定。

⑤ 盛装的布袋、塑料袋、容器应清洁、干燥，容器内、外应贴有标签，标明品名、规格、批号、数量。

⑥ 凡包装袋称量不准确、外观质量、重量差异、崩解时限不合格，则作为不合格品论处，其他项目如不合格，可重复抽查，应符合规定，若两次均不符合规定，则以不合格论处。

⑦ 包装的产品要求装量准确，干燥剂无破损。如是铝箔的则封合要完全，如瓶装则要瓶盖旋紧，塑料瓶无明显畸形，材料不得混有别的种类。

（3）整个过程中要对人员、物料进出洁净区、洁净服是否按规定更换及设备的清洁进行检查，要符合规定要求。

（4）生产记录应及时、完整。

（5）整个生产过程应保持良好的卫生状况和生产秩序，严格按工艺和岗位操作规程执行，生产不同品种或同一品种不同批号、规格的人员不得串岗。

（6）QA 可以依据与生产要求相关的 SMP、SOP 对生产进行监督检查。

四十五、销售记录管理规程

1. 目的

建立一个公司销售制度及规程。

2. 范围

销售部门。

3. 职责

销售助理、单证员、销售经理、QA、仓库管理员。

4. 内容

① 未经检验合格产品一律不得出厂，只有挂有绿色合格品标志牌的产品方可销售。

② 销售公司应建立产品销售记录，内容应包括品名、规格、批号、数量、收货单位、地址和运输方式、发货日期等，并保存至药品有效期后一年。无有效期则保存五年。

③ 仓库在接到销售公司开具的"药品出库单"后，根据合格标志和先进先出的原则进行发货。

④ 所有的成品贮存、发货和记录，都应受到 QA 检查员的检查和核对。

⑤ 出口货物标签、唛头、产品内标签及报告单管理。

a. 产品发货前产品外包装上必须粘贴公司的原始英文标签与内标签，产品标签的使用按"SMP. NO：MF-1025《原辅料、包装材料的领用、使用和剩余原辅料、包装材料退库的规定》"进行管理。

如果客户需要，可以加贴唛头（客户要求的标签）。

如果客户只使用唛头，则唛头的信息应包括：品名、批号、生产日期、有效期（复检期）、净重、毛重、生产厂家及其他内容。但不得违反相关法律、法规。

b. 销售经理应及时把准确的经客户确认的唛头格式和质量要求传递给销售助理。销售助理如没有收到销售经理的唛头及质量要求等信息，销售助理有责任提醒并要求销售经理在规定的时间内提供，并由销售助理将相关信息及时传递给质量部和制造部。

c. 销售助理根据客户要求的格式制作唛头样本，交销售经理进行复核确认。销售经理签字确认后，销售助理进行唛头制作，并且将正式唛头提交销售经理确认、QA 审核。

d. 客户要求的唛头如果在要发批号产品生产前就已经确定的，唛头经 QA 审核后，交由生产车间粘贴，粘贴时车间应确保所有唛头和产品标签一一对应，完全符合，最后由车间 QA 进行核对。

客户要求的唛头如果在产品放行前粘贴的，QA 审核后，销售助理必须确保所有唛头和产品标签一一对应，并且完全符合，最后由车间 QA 进行核对。

e. 所有唛头的复制件由销售助理保存；唛头的样张、唛头粘贴复核记录由 QA 保存，空白记录见 SMP. NO：MH-1005。

f. 如果需要单独使用唛头时，也按本程序执行。

g. 如客户要求在产品包装上不能显示生产企业信息的，由销售助理临时通知生产部门在产品包装内取出内标签，并由销售助理负责更换相应的外标签；均按 b～e 执行。

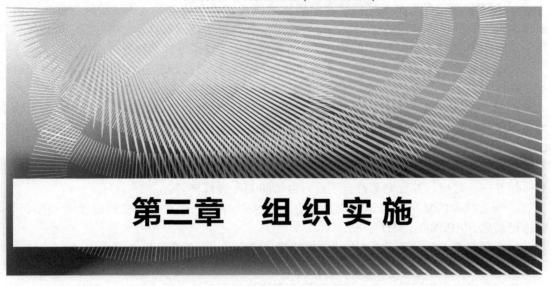

第三章　组织实施

第一节　组织机构和人员配置

中药材 GAP 的组织实施过程，主要分两大块，那就是中药材的生产加工过程和在生产加工过程中的质量监督。实施 GAP 是一项艰巨的任务，中药材 GAP 生产过程中无论是生产加工，还是质量监督，工作量都很大，同时它们也是实施 GAP 的重点和核心。

组织实施离不开组织机构的建立和合理的人员配置，在实施 GAP 过程中，企业应建立相应的组织机构，以充分保证整个规范化管理体系的运行。组织机构应设立：生产管理部、质量管理部、综合管理部等部门，各部门职责明确，责任到人。按照相关要求的规定，质量管理部门应独立，生产管理部门的负责人和质量管理部门的负责人不得相互兼任。

主要机构和人员配置要求。

1. 生产管理部

生产管理部应当配备专业的技术人员，技术人员必须具有基本的中药学、农学或畜牧学常识；具有相关中药材生产操作经验；在经过公司对本岗位的 SOP 培训后，能熟练掌握 SOP 和相关记录方法。生产管理部的负责人还应具有相关专业（药学、农学、畜牧学）大专以上学历和相应的技术职称；同时具有中药学、药用植物学、中药资源学、作物栽培学、作物育种学、种子学等相应的专业知识。

2. 质量管理部

质量管理部必须设有 QA 和 QC 人员，质量管理负责人的要求与生产技术负责人相同。

质量管理 QC 人员的数量应当能够满足基地中药材质量检验，种子、种苗质量检验，物种鉴定，农药，肥料的检测，土壤养分的检测，基地环境、水质、土壤的监测，取样、留样管理，各类检测记录及报告填写的需要。质量管理 QA 人员的数量应当能够满足基地日常生产全过程质量监控、种植现场管理，各类质量管理文件的起草、修订、发放、档案管理，中药材的出库放行，不合格品处理，药材质量评价等管理的需要。

3. 田间操作人员

田间操作人员包括长期和临时工人。

田间操作人员应经过公司培训，熟悉栽培技术和本岗位的 SOP，能够按照 SOP 要求进行规范化操作和如实填写各类记录。公司对田间生产操作人员必须备案，常年工作工人数量和临时工人数量必须有统计，其在基地的分布情况最好有职能管理图或操作人员责任区域布局图。

4. 中药材生产人员

对从事中药材初加工、包装、检验的所有中药材生产人员每年必须进行体检一次。人员数量应当能够满足加工、包装等生产过程的需要。

第二节　中药材生产

一、良种选育

众所周知，良种是生产优良中药材的物质基础，良种在整个中药材产业中的地位举足轻重，所以良种选育也是当前我国中药材产业发展所面临的一大重要课题。植物种类的中药材，它的良种选育和普通农作物一样需要观察产量、抗逆性等指标，与普通农作物不同的是它还必须坚持对整个生育期和各个生长发育阶段以药用成分为指标的质量监控。与国际生物和天然药物的良种选育技术相比，目前我国植物类中药材种子种苗的繁育、使用还处于相对落后的阶段。而优质的种子、种苗是中药材质量优质稳定的物质基础，中药材良种的选育、繁育、使用是中药材规范化生产的"源头工程"，但是我国政府的农业部门和医药系统到目前为止对其还没有明确的统一的管理职能。

1. 良种选育的意义

由于《中国药典》对很多中药材的评价仍停留在颜色、气味、外观性状、显微特征等较落后的指标上，很多甚至连成分指标都没有，这样就造成无法评价品种的优劣，也没有选育优良中药材种子种苗的基础。这也正是影响我国中药材规范化生产和可持续发展的主要因素。

而优良品种也是人类在一定生态和经济条件下，根据需要而创造、培育的栽培植物的一种群体。在长期的实践中，人们发现了这类植物具有一定的药用价值，故此对其精心研究，用心栽培。由于它们具有相对稳定的特定遗传特性，能够适应当地环境条件，在植物形态、生物学特性、主要农艺性状，以及产品质量（有效成分种类和含量）方面都比较一致，相对一般品种表现出其优良的特性。这种特性具体表现为在一定地区范围内，表现出有效成分含量高、品质好、产量高、抗逆性强、适应性广等等。如人参的大马牙、二马牙，地黄的金状元等。

人工栽培的中药材，由于自交后基因重组，或异花授粉后基因交流，经多年种植、繁衍后，群体表型不一致，个体间基因型出现差异，导致品种种性退化、病毒化严重、抗病抗逆能力减弱、产量降低、药性和有效成分种类和含量发生变化，从而导致一些具传统优势的道地药材品质、产量下降，严重影响优势药材的生产和开发。新品种选育的目的主要是根据不同育种目标，利用不同技术，通过多种途径，培育优质、早熟、高产、抗病、抗逆、生长整齐一致、有效成分含量高、适应性广、满足不同需求的药用植物优良新品种。药用植物新品种培育主要方法有系统育种、杂交育种、辐射育种、单倍体育种、多倍体育种、杂种优势利用等。

2. 良种选育的方法

良种选育的方法很多、应用也十分灵活，但归纳起来最基本的方法有单株选育和混合选育法两种。

单株选育法：所谓单株选育法就是在原始群体中选择优良个体分别收获、保存，然后再分别从中拔株成行，进行鉴定比较，通过相关的数据和指标分析，淘汰不符合要求的株行。这种方法由于将入选个体分别种成株行，以其后的表现作为鉴定、比较和选择的依据，这样误选的不良单株后裔可以被最大限度地剔出，因而选择的效果好且最为常用。单株选育可用于自花授粉，常异花授粉药用植物，也可用于无性繁殖药材。在生产实践中，我们可以将选到的优良单株，用营养繁殖的方式保留和巩固。

混合选育法：所谓混合选育法就是从品种群体中按一定的经济性状和特性（如质量性状、成熟期、株高、产量等），根据药品特性和选育目标选出优良个体（单株），混合收获。进行混合选育时，必须在同一年份混合播种，同时与原有品种和标准品种进行比较。这种方法由于将入选的个体进行混合收获，因而不能进一步鉴定入选个体后代性状表现，这样便有可能把优良条件表现好而遗传性状并不理想的个体误选。同时，在其后代进一步选择时，一些不良后代分散在整个地块中，难以全部被识别和剔出，因而降低了选育效果。但是混合选育简便易行，并且能迅速从原有品种混杂群体中分离出性状优良的类型，同时还可获得优良种子。以自花授粉药用植物为例，用连续单株选育方法很难育成稳定一致的优良品系，但是采用连续混合选育方法进行群体改良时，就可选育出相对一致，各方面性状有所提高的优良品种。

在中药材育种工作中，我们必须根据药用植物种类、材料的变异和优良程度、改良性状的遗传特点及育种任务等特点灵活应用选育方法。除上述方法外，还可以用物理、化学或基因工程的方法培育中药材优良品种。但无论采用何种方法，都必须以保证中药材质量为目的，在中药材质量监控下进行。

二、栽培

（一）选地

进行药用植物的种植与栽培，第一个环节就是正确选地。选地应该遵照 GAP 规范化要求，在符合 GAP 种植要求的生态环境下，根据每种植物的生物学特性和它对环境条件的要求，以及土壤的实际状况，挑选最合适于种植的土地进行栽培，从而为获得高产和高品质打下良好的基础。

1. 土壤的组成、结构与质地

土壤按质地可分为沙土、黏土和壤土。土壤颗粒中直径为 0.01～0.03mm 之间的颗粒占 50%～90% 的土壤称为沙土。沙土的主要优点是通气透水性良好，耕作阻力小，土温变化快，但缺点是保水保肥能力差，易发生干旱。适于在沙土种植的药用植物有珊瑚菜、仙人掌、北沙参、甘草和麻黄等。土壤颗粒中直径小于 0.01mm 的颗粒在 80% 以上的土壤称为黏土。黏土的特点是通气透水能力差，土壤结构致密，耕作阻力大，但保水保肥能力强。黏土供肥虽慢，但肥效持久、稳定。所以，适宜在黏土中栽种的药用植物不多，如泽泻等。壤土的性质介于沙土与黏土之间，是最优良的土质。壤土土质疏松，容易耕作，透水良好，又有相当强的保水保肥能力，适宜种植多种药用植物，特别是根及根茎类的中药材更宜在壤土中栽培，如人参、黄连、地黄、山药、当归和丹参等。

2. 土壤肥力

土壤肥力是指土壤供给植物正常生长发育所需水、肥、气、热的能力。影响土壤肥力的这四大因子水、肥、气、热既相互联系，又相互制约。衡量土壤肥力的高低，不仅要看每个肥力因素的绝对贮备量，而且还要看各个肥力因素间搭配是否适当。土壤肥力因素按其来源不同分为自然肥力与人为肥力两种。自然土壤原有的肥力称为自然肥力，它是在生物、气候、母质和地形等外界因素综合作用下，发生发展起来的。人为肥力是在自然土壤的基础上，通过耕作、施肥、种植植物、兴修水利和改良土壤等措施，人为创造出来的肥力。自然肥力和人为肥力在栽培植物当季产量上的综合表现，称为土壤的有效肥力。药用植物产量的高低，与土壤有效肥力的高低密切相关。

由于我国地缘广阔，全国各地土壤肥力差异很大。因此在自然条件下，土壤肥力完全符合药用植物生长发育的极少。而且自然土壤或农业土壤种植药用植物后，土壤肥力还会逐年下降，若不保持或提高土壤肥力，就没有稳定的农业生产。所以，药用植物规范化种植研究的主要任务之一就是如何根据药用植物的需肥规律和土壤肥力状况科学地搭配好药用植物与土壤的关系，并通过相应的耕作改土、灌溉施肥以及调整种植方式等措施达到用地养地相结合的生产目的。

3. 土壤酸碱度

各种药用植物的生长对土壤酸碱度（pH 值）都有一定的要求。如有些药用植物（荞麦、肉桂、黄连、槟榔、白木香和萝芙木等）就比较耐酸，而另有些药用植物（如枸杞、土荆芥、藜、红花和甘草等）则比较耐盐碱。但大多数药用植物通常适宜在微酸性或中性土壤中生长。

全国各地各类的土壤都有一定的 pH 值，一般土壤 pH 值变化在 5.5～7.5 之间，土壤 pH 值小于 5 或大于 9 的都是极少数。土壤 pH 值的变化可以改变土壤原有养分状态，同时也会影响植物对养分的吸收。根据以前的科学实践，土壤 pH 值在 5.5～7.0 之间时，植物吸收 N、P、K 最容易；土壤 pH 值偏高时，会减弱植物对 Fe、K、Ca 的吸收量，也会减少土壤中可溶态铁的数量；在强酸（pH<5）或强碱（pH>9）条件下，土壤中铝的溶解度增大，易引起植物中毒。也不利土壤中有益微生物的活动。总之，选择或创造适宜于药用植物生长发育的土壤 pH 值，也是获取优质高产的重要条件之一。

4. 药用植物与土壤养分

众所周知，药用植物的生长和产量的形成需要有营养保证。药用植物生长发育所需的主要营养元素有 C、H、O、N、P、K、Ca、Mg、S、Fe、Cl、Mn、Zn、Cu、Mo、B 等。这些营养元素除了空气中能供给一部分 C、H、O 外，其他元素都是由土壤提供的。其中植物对 N、P、K 的需要量最大，通常土壤中 N、P、K 的含量不足以满足植物生长发育的需要时，必须通过施肥补足。

N、P、K 三种元素在药用植物生长发育过程中发挥着重要的功效。N 是蛋白质、叶绿素和酶的主要成分。若缺乏 N 的供应，植物体中蛋白质、叶绿素和酶的合成将会受阻，进而会导致植物生长发育缓慢甚至停滞，光合作用减弱，植物体内物质转化也将受到影响直至停止，其外在表现就是植株叶片变黄，生长瘦弱，开花早而结实少，产量自然降低。当 N 素充足时，由于光合作用旺盛，植物枝叶茂盛，叶色浓绿，制造有机物质能力变强，营养体生长健壮，为优质高产打下了物质基础。但如果 N 素过多时，植物组织将会柔软，茎叶徒长，易倒伏，抵抗病虫害能力大为减弱，从而阻碍发育过程，延迟成熟期。例如西洋参根在缺 N 时生长发育较差，根细体轻。

P 是细胞核的重要组成原料，当 P 供给不足时，植物细胞中核蛋白的形成受阻，细胞分裂受到抑制，植物生长发育停滞。由于 P 能加速细胞分裂和生殖器官的发育形成，所以增施磷肥，可以防止落花落果，增强植株抗病、抗逆能力。例如人参在开花前喷施磷肥，可以促进参根的形成和长大，抑制人参生殖器官的生长发育和营养物质的损耗，对提高人参根的质量和产量均有显著作用。K 能增强植物的光合作用，促进糖类的形成、运转和贮藏，促进 N 的吸收，加速蛋白质的合成，促进维管束的正常发育，抗倒伏，抗病虫害，促进块根块茎的发育，果实种子肥大饱满，品质好。当植物生长过程中缺 K 时，植物的茎秆生长柔弱，易倒伏，抗病虫能力减弱，新生根量减少。例如黄连缺 K 时根系发育不良，须根长度及稠密情况都不及正常植株，几乎无新生须根。

药用植物种类不同，吸收营养的种类、数量、相互间比例等也不同。从需肥量看，药用植物有需肥量大的（如地黄、薏苡、大黄、玄参、枸杞等），有需肥量中等的（如曼陀罗、补骨脂、贝母、当归等）；需肥量小的（如小茴香、柴胡、王不留行等），需肥量很小的（如马齿苋、地丁、高山红景天、石斛、夏枯草等）。从需要 N、P、K 的量上看，有喜 N 的药用植物（如芝麻、薄荷、紫苏、云木香、地黄、荆芥和藿香等），喜 P 的药用植物（如薏苡、五味子、枸杞、荞麦、补骨脂和望江南等），喜 K 的药用植物（如人参、甘草、黄芪、黄连、麦冬、山药和芝麻等）。

药用植物各生育时期所需营养元素的种类、数量和比例也不一样。以花果入药的药用植物，幼苗期需氮较多，P、K 可少些；进入生殖生长期后，吸收 P 的量剧增，吸收 N 的量减少，如果后期仍供给大量的 N，则茎叶徒长，影响开花结果。以根及根茎入药的药用植物，幼苗期需要较多的 N（但丹参在苗期比较忌 N，应少施氮肥），以促进茎叶生长，但不宜过多，以免徒长，另外还要追施适量的 P 以及少量的 K；到了根茎器官形成期则需较多的 K，适量的 P，少量的 N。

除了 N、P、K 外，药用植物生长发育还需要一定量的微量元素。与 N、P、K 这些元素相比，相对而言，药用植物的微量元素并非十分缺乏。不同的药用植物所需微量元素的种类和数量也不一样。药用功能相似的药用植物，所含微量元素的量有共性。每一种道地药材都有几种特征性微量元素图谱，不同产地同一种药材之间的差异与其生境土壤中化学元素的含量有关。施用微量元素往往能够有效地提高药材的质量和产量，例如施用硫酸锌可提高丹参产量；施用 Mo、Zn、Mn、Fe 等微肥可使党参获得增产；对于人参，单施锰肥比单施铜肥和单施锌肥的增产幅度大，而施用 Cu、Zn、Mo、Co 等微量元素可增加皂苷的含量。但微量元素含量过高会产生毒害作用，因此在栽培中施用微量元素时应根据土壤中微量元素种类和不同药材的需求合理进行。

根据土壤及土壤肥力对植物生长的影响，在选地时应该注意以下环节：①土地的轮作情况，原则上不得选用上一季种植过同一种药用植物的土地，以减少病虫为害；②土壤质地、肥力状况和酸碱度适宜；③土地的光照条件适宜；④土地湿度适宜和灌溉排水条件良好。

5. 土壤改良

改良土壤的结构、理化性质、肥力等对促进作物生长、减少病虫害的发生都有一定的影响。如十字花科药材根肿病多发生在偏酸性的土壤中，在偏碱性的土壤中很少发生。蝼蛄多发生沙质土中，不喜欢黏土。丹参根结线虫病多发生在通气良好的土壤。氮肥偏多的土壤易诱发藿香褐纹病和绵疫病发生。土壤潮湿易诱发各种中药疫病；土壤干旱则促使党参病毒病和首乌花叶病发生等。根据病虫害发生的条件，及时改良土壤，也可减轻病虫害的发生。

为此，创造良好的土壤结构，改良土壤性状，不断提高土壤肥力，提供适合药用植物生长发育的土壤条件，是搞好药用植物栽培的基础和关键。

(二)整地

土地选定以后，在栽种前需要对土地进行整理，称为整地。整地的目的主要是疏松土壤，去除杂草，耙细土壤有利于种子萌发和根系生长。整地耙地、深翻土地可以减少在土壤中越冬的病虫。土地整平可以预防田间积水，防止流水传播病害和诱发病害发生。土地深耕可将地面的病株残体和病虫翻入土中，加速病株残体分解，能减少越冬病虫。有些病菌翻入土中后不能出土而死亡，有些害虫翻到地面，加速其死亡。深耕还可以改变土壤的理化性状。多施有机肥，不要偏施氮肥，增施磷、钾肥，可以改善土壤肥力，提高药材的抗病能力。施足底肥，巧施追肥，不施带有病菌的土杂肥。

种植前必须翻耕土壤，然后耙细整平，进行作畦或作垄，这种做法被称为深耕。翻土的深度主要与药用植物的种类有关，以地下块根块茎为药用部位的药用植物如薯蓣等，适当深耕（20～30cm）有利于将来地下块根块茎的膨大生长，对获得丰产比较重要。对党参、牛膝、白芷、木香等深根性药用植物，深耕能促进根系发展和增加产量，是增产的重要措施之一。其他以地上部为药用部位的药用植物或浅根性药用植物，浅耕（10～15cm）即可。整地常常与基肥的施用结合起来，尤其对根类药用植物更为重要。通常基肥为有机肥，有机肥需要一定的时间分解，所以在翻耕土壤的同时施下基肥并翻压在土里。土壤翻耕后随即耙糖保墒。耙细耙平后，要开好排水沟和作畦或起垄。

作畦方式，要因植物生长特性和地区、地势不同而异。畦的式样各地也不同，大致可分为高畦、平畦和低畦三种。

高畦，畦面通常比畦沟高15～20cm。高畦的优点是能提高土温及昼夜温差，使土表的空气接触面扩大，有利通风透光。块根块茎类药用植物如大黄、地黄、薯蓣等的种植最好起高畦，这样可增大块根块茎周围土壤温度的昼夜温差，促进块根块茎的膨大。在雨量充沛或排水不良的地区，多用高畦。

平畦，畦面和步道相平，四周作成小土埂，便于引水向畦中浇灌，平畦的优点是保水力较好，适用于地下水位较低、土层深厚、排水良好的地区。平畦的另一个优点就是出苗率高；缺点是土表容易板结，除草不便。播种白芷、白术常用平畦育苗。

低畦，低畦的畦面比走道低10～15cm，在干旱地区播种党参、缬草等喜湿润的药用植物，多用这种畦式。畦面宽度没有太严格的要求与限制，主要以保证田间管理和观察的方便来确定。宽度一般不超过1.6～2.0m，过宽不便于中耕除草、施肥等农事操作。低畦一般适用于地下水位低、干旱地区以及喜湿润的药用植物。

垄与畦的区别主要是垄一般比畦窄，通常宽度为30～50cm，高度与高畦相等或更高，有的达到30～40cm高，垄四周为排水沟，挖排水沟起出的土垒于垄，并使垄成鱼背形。垄其实就是狭窄的高畦。由于垄比一般的高畦更窄更高，排水效果更好，土壤昼夜温差更大，比较适合于雨水较多的地区和块根块茎类药用植物栽培采用，而且是栽培这类药用植物的一项重要栽培技术措施。但是作垄和对垄的维护的用工都比作畦要大，所以一般的药用植物栽培或一般的地区以作畦为主。

另外，秋季入冬前，深翻土壤有利于将土壤中冬眠的害虫翻到土表冻死，减轻来年春夏的虫害。当然，根据情况，非块根块茎类药材也可采用免耕法栽培药用植物，这样可以减少用工和减少土壤流失。但免耕法是否适合于每种药用植物的种植，必须进行耕作方法的栽培试验，然后根据试验结果决定是否推广。野生变家种的药用植物栽培可优先考虑免耕法的可能性，因为免耕更接近于自然条件；而且现有耕地由于多年的施肥，土壤肥力可能已经满足或超过了野生药用植物的需要，不必再大量施肥，因此野生变家种的药材深耕适合施用圣芒的措施等可能不需要。有时为了加强对土传病虫害的防治，在整地作畦完成后，还可对畦面土壤进行消毒处理。

(三)播种

播种前对种子的处理：与一般农作物的种子处理相似的是中药材种子在播种前也要进行选种、晒种、浸种等处理过程，与农作物不同的是，为了提高产量、发芽率，进一步保证中药材质量，部分中药材种子除进行上述处理外，还可以进行以下适当的处理。

(1) 根据种子特性，选择适宜浓度的化学药剂处理种子 黄芪播种前用70%或80%浓度的硫酸处理老熟、硬实的黄芪种子，发芽率达90%以上，比没有处理的提高50%左右。

(2) 根据种子特性，用生长激素处理 常用激素有吲哚乙酸、赤霉素等。例如党参种子播种前用 $50×10^{-6}$ 赤霉素溶液浸种 6h，发芽率可提高 11.53%，发芽势提高 12.5%。

(3) 在水中加入微量元素浸种 常用的微量元素有硼、锌、锰、铜、钼等。如桔梗播种前用 0.3%~0.5% 的高锰酸钾液浸种 24h，经处理播种的，其种子和根的产量分别比对照高 28.6%~33.3% 和 21%~51%。

(4) 擦伤和破壳处理 部分中药材种子坚硬，又富含蜡质，不易透水，栽种后影响种子的萌发。在实际操作过程中，一般采用人工破壳、搓擦等方法。这些方法虽损伤了种皮，但可增强透性，促进萌发。如杜仲可采用的破翅果，取出种仁直接播种；黄芪、穿心莲的种子种皮有错质，可先用细砂摩擦，再用温水浸种，可显著提高发芽率。

(5) 层积处理 即一层湿沙、一薄层种子、再盖一层湿沙，再撒一薄层种子，如此重复堆积处理的方法。

此法的优点是可打破种子休眠，促进种子的后熟和萌发。如芍药、黄连、银杏等种子均常用层积处理来促进萌芽。经过层积处理的种子，发芽率、后期产量等指标均显著提高。

(6) 拌种 一般用药剂拌种，可起到杀菌消毒、促进生长和吸收的作用。如每 500g 种子加 3~4g 50% 多菌灵拌种，可杀死种子表面及土壤中的病菌，防止细菌猝倒病。此外，采用细菌肥料拌种，可增加土壤中有益微生物，把土壤和空气中植物不能直接利用的元素变成植物可吸收的养料，从而促进中药材的生长发育。现常用的菌肥有根瘤菌剂、固氮菌剂等。

除以上常用的方法外，还可用射线、超声波处理药材种子，有促进发芽、生长旺盛、早熟增产等作用。种子处理结束后就进入播种程序了。

播种的工作主要是确定好播种期、选择适当的播种方法。

(四)播种期

选择经过处理后的优质种子，按照药用植物的最适播种期及时播种，十分必要和关键。因为药用植物一旦错过了最适播种期，对后期的生长发育均会产生不良作用。例如生长不良、代谢缓慢等现象，这些不良作用将严重影响药材的产量和品质。故此，确定最适播种期是播种前最重要的工作。

由于药用植物种类不同，生态习性各异，导致各种药用植物的最适播种期也很不一致，在具体生产栽培过程中要根据该种药材的种植历史、产地适应性等特征来确定适宜的播种期。一般来说，大部分的中药材以春、秋两季播种的为多。一般耐寒性差、生长期较短的一年生草本植物，以及没有休眠特性的木本植物宜春播，如薏苡、荆芥、川黄柏、紫苏等；而耐寒性强、生长期长或种子需休眠的植物宜秋播，如厚朴、白芷、北沙参等。值得强调的是，由于我国各地气候差异较大，同一种药用植物，在不同的地区播种期也不一样，即每一种药用植物在某一地区都有适宜的播种期，在栽培生产过程中应注意确定适宜的播种期。此外，中药播种期的早晚对病虫害的发生有一定的影响。如穿心莲在南方 4～5 月播种育苗，易发生立枯病、枯萎病和疫病，导致严重减产；若在 2～3 月初播种，则可避免或减轻这些病害，从而获得高产。红花春播易患炭疽病、枯萎病与菌核病，降低产量；如果实行秋播则可大大减少这些病害的发生，而免除喷施农药，减轻污染，获得少投资，高收益。故可以通过调整播种期，实现高产防病。

播种方式不同还会影响药材的产量、质量和病虫害的发生为害。如鸡骨草、金钱草等中药实行直播可减少根腐病与立枯病的发生；若采取育苗移栽方式则上述病害严重发生，产量降低。栽植方式不同与中药的病虫害发生及产量亦有关系，如板蓝根高畦栽培软腐病轻，平畦栽培软腐病重，再有栽培株行距的配置，过密时田间阴湿，通风透光不好，易发生病害；过稀时产量下降。中药的种植方式还要注意，多次采收叶、果的药材高畦栽培，有利于植株伤口愈合，减少软腐病菌的侵染，发生病较轻。菊花高垄栽培，深沟灌水，加大昼夜温差，可以减轻病毒退化病发生为害。间作套种的药田在播种时要留好位置。育苗移栽的药田同样也需要选择既能高产又能控制病虫害的种植方式。

播种的深浅要适当，过浅容易使种子或其他繁殖材料暴露到土表，不利生根和容易遭鸟兽为害；过深影响种子萌发。大粒种子宜深播，小粒种子宜浅播。一般播种深度为种子直径的 2～3 倍，但需要根据土壤质地和土壤含水量具体确定。比如黏性土通气性差容易板结，种子萌发较困难，应适当浅播。播种前，株行距需要妥善地确定；首先应该根据植株体积的大小，其次根据净作还是套作的需要。可以采用宽窄行，也可以采用等行距。提倡错窝种植，这样能充分利用空间。株行距决定种植密度，对产量的影响很大。一种药用植物适宜种植什么密度，以及打窝的方式，都应该进行充分的试验，然后依据试验结果最后确定。

根据种子是否直接播种到田间，又可分为直播法和育苗移栽法。

1. 直播

种子不经育苗直接播种到生产用地，又有穴播、条播和撒播三种方法。直播省工、成本低、管理方便，一般多适宜于种子籽粒较大、发芽率高、幼苗期不需要特殊管理或苗期生长快的药用植物种类。大多数药用植物可以采用此法，如薏苡、红花、决明等。

植物的插条如果直接扦插于大田如金银花，或分株苗直接栽种于大田如天冬，也属于直播的范畴，只是直播的材料不是种子而是植物的枝条或幼苗等。

2. 育苗移栽

杜仲、射干、黄柏、厚朴、白术、黄连、党参、穿心莲等，采用先在苗床育苗，然后移栽于大田的方法，能提高土地利用率，管理方便，便于培育壮苗。此外育苗移栽还具有能够延长生育期、安排适宜茬口开展间套种的优点。根据条件的不同，育苗床可分为露地苗床、冷床、温床和温室育苗 4 种。

（1）露地苗床　就是在苗圃里不加任何保温设施，大量培育种苗的方法。在苗圃里，施足基肥，耕翻，耙细，整平，作宽 1～2m，高 15～20cm 的高畦。在苗床上按要求的行株距播种育苗。木本药用植物的育苗常用此法。为了防止鸟兽对种子的破坏，苗床上可以加铺稻草预防。

（2）冷床　选向阳、排水良好、靠近水源和住地、管理方便的地方，在通风面设置一风障，四周筑成土框，冷床呈东西走向，长 10～15m，南北宽 1.2～1.5m，北面高 0.5m，南面高 0.2m，东西两壁由北而南成一斜度，然后将框内地面挖低 10～15cm，再垫入疏松肥沃的床土，搂平后即可播种，上面盖上镶有玻璃的木框或塑料薄膜，傍晚可加盖草帘以保持床内温度。冷床主要靠太阳光供给热能，故又称阳畦。有些地区，尤其是南方采用塑料薄膜拱形覆盖。其优点是结构简单，建造容易，成本低，常用的式样有两种：①拱形塑料棚，用树枝或竹梢作支撑做成拱形，上盖塑料薄膜；主要适合南方采用，而且南方常省去筑土框，更加省工省时；②半拱形塑料棚，在拱形覆盖的基础上，于覆盖的北侧筑一土墙，骨架的一端固定在土墙上，呈半拱圆形，防雪性能好于拱形棚，适宜于北方采用。

（3）温床　不仅利用太阳热能，而且利用有机物的发酵产生的热能作为热源的苗床称为温床。温床宜东西走向，制作方法与冷床类似，但主要有两点不同：一是温床的深度较深，一般为 30～60cm，为此需要将北墙筑高到 45cm，南墙筑高到 25cm，也使东西两壁由北而南成一斜度；二是在床内要填入许多能产生热能的有机物，称酿热物。这类有机物通过微生物分解，产生热量，以增加床内温度。酿热物分解快且能发高热的称为"高热酿热物"，如新鲜马粪、鸡粪、各种油饼、米糠等。分解慢仅发微热的称为"低热酿热物"，如枯草、树叶等。牛粪、猪粪发热性能中等。

酿热物装填得越紧密，发热会越持久，故应尽量装实，最好分数次装入。每次装入后踩压结实，装好一层后，酌量洒水或以稀牲畜粪尿湿透。一般控制酿热物含水量在 70％左右，如因酿热物腐烂发热，而床内温度过高或床面干燥时，应喷些冷水，重新踩压床面，保证湿度适宜。一个宽 1.5m，长 7m 的温床，要求播种后温度能达到 18～20℃，需要装填的酿热物为：生厩肥 1100kg，马粪 350kg，稻草或树叶 750kg，牲畜粪尿 250kg。酿热物上放床土，也称培养土，通常由壤土、沙子、腐殖质土、腐熟堆肥、饼肥等组成。床土的配制比例与堆制厚度和所培育的药用植物幼苗的特性有关。

堆制床土可在前一年的 5～8 月进行。为防病虫害蔓延，床土堆制过程中应预先消毒。铺床土的时间应在装填酿热物后 3～5d。有的在床土下埋设加温管，或在床盖下面装电热丝以提高温度。这样的温床其实就是简易的小温室。

（4）温室育苗　温室是人工加温、防寒设备完善的专门房屋。向阳一面的屋顶用玻璃或塑料薄膜覆盖，能透入光线以吸收热量。室内温度的高低可按栽培药用植物所需的温度进行调节和控制。温室内育苗一年四季都可进行。

不论采用哪一种苗床育苗，都要进行细致的苗床管理，在整个育苗期间，要注意间离、除草、追肥、防治病虫害，尤其是要注意水分、空气和温度的调节，促进幼苗健壮，移栽要及时。一般草本植物在幼苗长出 4～6 片真叶时移栽或在稍前一些的二叶一心叶期栽，幼苗过大不利于成活。木本植物则需培育 1～2 年才能移栽。移栽的时期应根据植物种类和当地气候而定。木本植物一般以休眠期及大气湿度大的季节移栽最为合适。如杜仲、厚朴等落叶木本植物，多在秋季落叶后至春季萌发前移栽；酸橙、樟树等常绿木本植物，则应在雨季移栽。草本植物除严寒酷暑外，其余时间均可移栽，但多在早春或晚秋两季进行。

播种或移栽完成以后，就进入田间管理的各个环节了。

三、田间管理

田间管理，是保证药材生产，确保高产优质的一项重要的技术措施。由于各种药用植物的生物学特性以及人们对药用部位的需求不同，其栽培管理工作有很大差别，要努力做到及时而充分满足各种药用植物不同生育阶段对温度、水分、光照、空气、养分的需求，综合利用各种有利因素，克服自然灾害，以确保优质高产。

1. 灌溉与排水

水分与养料一样是药用植物生长发育的必要条件之一，植物所需水分主要由土壤提供。在自然降水不足时，就要进行人工灌水。一般植物最需要水分的时期，是茎枝急速生长期。

花、果类药用植物，在开花期及果熟期一般不宜灌水，否则易引起落花落果。当雨水过多的时候，要及时进行排水，尤其是根及根茎类药用植物更应注意，否则易引起烂根。多年生的药用植物，为了能够安全越冬，不致因冬旱而造成冻害，应在土地结冻前灌一次"封冻水"。所以灌溉与排水是田间管理的一个重要环节，而且田间水分管理的好坏，不但直接影响到药材的产量和品质，还与病虫害的发生密切相关。

（1）灌溉原则　灌溉量、灌溉次数和时间要根据药用植物需水特性、生育阶段、气候、土壤条件而定，要适时、适量、合理灌溉。

（2）灌溉种类　主要有播种前灌水、催苗灌水、生长期灌水及冬季灌水等。

（3）灌溉方法　灌溉的方法很多，有沟灌、浇灌、喷灌和滴灌等，一般多采用沟灌。夏季土温高，灌水宜在清晨或傍晚进行，以傍晚最好。旱生药用植物的灌水量不能过大，一般灌到土壤充分湿润时即应停止。喷灌犹如人工降雨，能改变农田小气候，提高空气湿度，降低叶面温度，有利于药用植物的生理过程。有条件的药材种植基地最好铺设滴灌设施进行滴灌，因为滴灌直接把水引到根的吸水区，植物吸收利用充分，土壤通气也良好，可使果树及药材增产 20%～50%，蔬菜增产一倍左右，增产效果极为显著；同时滴灌还能减少渗漏、蒸发与径流的损失，节约用水。

① 沟灌法。即在垄间行间开沟灌水，灌水沟的距离、宽度应根据植物的行距和土壤质地确定。沟灌适用于条播行距宽的药用植物，如颠茄、紫苏、白芷等。沟灌的优点是侧向浸润土壤，土壤结构破坏小，表层疏松不板结，水的利用率高。

② 畦灌法。本法是将灌溉水引入畦沟内，使水流逐渐渗入土中。畦灌法适用于密植及采用平畦栽种的药用植物，如红花、北沙参等。缺点是灌水欠匀，灌后蒸发量大，容易破坏表层土壤的团粒结构形成板层，空气不流通，影响土壤中好气微生物的分解作用。因此，灌后要结合中耕松土。

③ 喷灌、滴灌法。是近年来发展的新型灌溉方式，优点较多，如喷灌，雾点小，均匀，土表不易板结，节水和节约劳动力。滴灌，是使灌溉水缓缓滴出，浸润作物的根系土壤，能适应复杂地形，尤适用于干旱缺水地区。

④ 浇灌法。用喷壶或皮管浇水，仅适用栽培小面积药材使用，但阳畦育苗时使用广泛。

灌溉时要特别注意，盐碱成分过高的水和有害废水不能用于灌溉。灌溉次数也因药用植物种类和天气降雨情况而定。灌溉水温和土温不能相差太大。在地下水位高、雨水过多和地势低洼田间有积水时，会影响怕涝的药用植物如丹参、白术、红花等的正常生长，必须及时排除积水。在栽培药用植物以前，还要预先在场圃内挖好排水沟，尤其在山区栽培更要注意把排水工作和水土保持工作结合起来，统一安排。

2. 排水

排水是以人工的方法排除土壤孔隙中的水分和地面积水，用以改善土壤通气状况，加强土壤中好气微生物的作用，促进植物残体矿物化，避免涝害。

（1）明沟排水　即在田间地面挖沟排水。这种方法简单易行，但缺点是所占耕地较多，并且肥料易流失，同时沟边杂草丛生，容易发生病虫害，影响机械化操作。

（2）暗沟排水　也就是挖暗沟或装排水管排水。暗沟排水的优点主要是可以节省耕地，在大面积生产时可以采用。

灌溉与排水工作，主要是合理安排灌溉与排水的时间和数量。该项工作需要根据药用植物需水的习性不同和当地土壤、气候等条件具体决定。有些药用植物如甘草、麻黄等最能抗旱，薄荷、颠茄等的抗旱能力中等，款冬、丝瓜等的抗旱能力又稍差一些，而菖蒲、泽泻、慈菇等则特别喜湿怕旱。灌溉与排水的措施首先要考虑药用植物的这种需水特性的差异；其次，在此基础上再开展灌溉与排水工作；再次，要考虑土壤水分的状况。土壤水分不足时，植株会发生萎蔫，轻则生长受抑制减产，重则脱水死亡；水分过多时，会引起茎叶徒长，延迟成熟期，甚至使根系窒息死亡并诱发根腐病等病害流行。所以灌溉与排水是调节植物对水分需求的重要措施。一般控制土壤水分的原则是：土壤含水少而植物需水较多时，应注意灌水；土壤含水多而植物需水量较少时应注意排水。苗期在注意浇水防旱保证全苗的前提下，通常宜节制灌水，以促进根系发育和培育壮苗，因为植物有"干长根，湿长芽"的生理习性。植株封行以后到旺盛生长阶段，耗水量增大，不能缺水。花期对水分要求较严，过多常引起落花，过少则影响授粉受精作用。果期在不造成落果的情况下，可适当偏湿一些，以促进果实生长。接近成熟期应停止灌水，以促进成熟过程。块根块茎类药用植物，如土壤水分过多常造成地下部腐烂，因此这类药用植物的栽培要注意土壤水分不能过多。但是，土壤水分管理除遵循一般原则以外，还应该根据具体的药用植物对水分的喜好情况而定，比如川芎以地下部根茎入药，川芎前期在土壤湿润条件下往往比较干的土壤生长好，产量高。水生植物也应该根据不同的生长发育期和需水条件不同而进行适当的淹水和排水。

　　3. 中耕、除草、培土

　　中耕除草是药用植物经常性的田间管理工作，其目的是：消灭杂草、减少养分损耗；防止病虫害的滋生蔓延；疏松土壤、流通空气、加强保墒；早春中耕可提高地温；可结合除蘖或切断一些浅根以控制植物生长。中耕除草通常在封垄前、土壤湿度不大时进行。中耕深度要视根部生长情况而定。根群多分布于土壤表层的宜浅耕，根群深的可适当深耕。中耕次数根据气候、土壤和植物生长情况而定。苗期杂草易滋生，土壤易板结，中耕宜勤；成株期枝叶繁茂，中耕次数宜少，以免损伤植物。此外，气候干旱或土质黏重板结，应多中耕；土质黏重或灌水后，为避免土壤板结，待地表稍干时中耕。

　　培土能保护植物越冬过夏，避免根部裸露，防止倒伏，保护芽苞，促进生根。培土时间视不同植物而定，一、二年生植物，在生长中后期可结合中耕进行，多年生草本和木本植物，一般在入冬结合越冬防冻进行。

　　中耕一般与除草和培土、间苗、除蘖、打基部老黄叶等结合进行。除草是为了消灭杂草，减少杂草与作物争光争肥。但是对于高大乔木类药用植物，植株长高以后，地下杂草反而不宜除去，因为地下杂草中生活有各类昆虫，对虫害有一定的抑制作用，同时还具有水土保持作用。这种策略已经被一些果木类绿色食品公司采用，起到了一定的效果，有的水果生产公司还专门选择一些绿化草种进行种植。如果在幼树林下播种豆科绿肥则作用更好。当然，在允许一定杂草生长的情况下，要注意及时施肥，以确保药用植物的正常生长。

　　中耕、除草的深度与次数，主要是依据植株的大小、高矮、根群分布的深浅以及杂草的多少和土壤干湿度而定。中耕、除草一般在封行前，选晴天或阴天土壤湿度不大时进行。根群分布在土壤表层的，如天冬、薄荷、玉竹、延胡索等浅根系植物，中耕宜浅；深根植物，如牛膝、党参、芍药和白芷等主根发达且很长，并且在药材规格上习惯不喜生有侧根，中耕可略深些。中耕的次数应根据当地气候、土壤和植物生长情况而定。苗期植株小，杂草容易生长，土壤也容易板结，中耕除草宜勤，通常大约每月除一次草。间隔时间过长，杂草生长较多，影响幼苗生长，同时又给除草带来较大难度。成株期枝叶生长茂盛，自然抑制了杂草的生长，中耕除草次数宜少，以免损伤植株。天气干旱，土壤板结，应浅中耕以保水；雨后或灌水后应及时中耕，避免土壤板结。

　　值得一提的是，四川省都江堰市的农民在种植川芎的地里，在行间铺上稻草，利用稻草的覆盖作用抑制苗期杂草生长，效果非常好，既减轻了除草的难度，又为稻草的处理找到了出路。而且3～4个月后稻草逐渐腐烂，成为土壤有机质，一举数得，具有很大的推广应用价值。

许多根茎类或多年生中草药，其地表层因受雨水冲刷，根部暴露在地表外，很容易受旱和受到损伤。故在中耕除草时要给植株培土，以保护植物安全越冬越夏，避免根部外露，防旱，防止倒伏（如射干），保护芽头（如玄参），促进生根（如半夏）。地下部分有向上生长的药用植物如玉竹、黄连、大黄等，若不适当培土将影响药材的产量和品质。培土的时间视植物而异，一、二年生药用植物在生长的中后期进行，多年生草本和木本药用植物，一般入冬前结合防冻进行。

对一些根茎类药用植物培土，还可作为一种重要的增产措施。例如，木香冬季的中耕结合培土，最好在倒苗植株枯萎后培腐殖土，经过培土的木香基部茎秆逐渐肥大生长，成为根的一部分，对提高木香根的产量效果很显著。黄连则要求年年培土，使其每年可形成茎节，呈"鸡爪形"。

4. 间苗、补苗和定苗

凡是用种子或块根、块茎繁殖的药材，出苗、出芽都较多，为避免幼苗、幼芽之间相互拥挤、遮蔽、争夺养分，需要适当拔除或去掉一部分过密、瘦弱和有病虫的幼苗或幼芽，选留壮苗和壮芽，确保幼苗、幼芽之间保持一定的营养面积。间苗一般宜早不宜迟，以避免幼苗过于拥挤导致生长纤弱，容易发生倒伏和死亡，严重影响药材的产量和品质。而且间苗过迟，根系深扎，造成间苗困难。

间苗次数可视药用植物的种类而定，一般播种小粒种子，间苗次数可多些，如罂粟、党参、木香等可间苗2～3次；播种大粒种子如薏苡等，间苗次数可少些，间苗1～2次即可。进行点播的如牛膝，第一次间苗每穴先留2～3株幼苗，待幼苗稍长大后进行第二次间苗。最后一次即为定苗。定苗后必须及时加强管理，才能达到苗齐、苗全、苗壮的目的，为药材优质高产打下良好的基础。

播种之后，常常由于种子腐烂或病虫为害，而导致缺窝现象，应该在间苗定苗的同时进行补窝，即补苗工作。补苗所用之幼苗，最好是在播种时专门在一小块地上育的苗子，这样可以带土移栽，提高所补幼苗的成活率。补苗时小浇清粪水。补苗不宜过迟，否则植株过大不易成活。而且需要注意的是，像川芎等药材，补苗过迟即使成活，地下部根茎基本不膨大，失去补苗的意义。

最后一次间苗后即为定苗。

5. 覆盖

利用枝叶、稻草、麦秆、谷糠、土壤等撒铺在地面上，叫覆盖。覆盖可改善畦面生态环境，防止土壤水分蒸发，使土壤不易板结，改善土壤肥力，并有保温防冻、防止鸟害和杂草等作用，有利于出苗、移植后的植株成活和生长。

6. 遮阴与支架

对阴生植物如西洋参、人参、三七等和苗期喜阴的植物，为避免高温和强光危害，需要搭棚遮阴。由于药用植物种类不同及不同发育时期对光的要求不一，因此还必须根据不同种类和生长发育时期对棚内透光度进行合理地调剂。至于棚的高度和方向，则应根据地形、气候和药用植物生长习性而定。荫棚材料应就地取材，做到经济耐用。有些药用植物具有缠绕茎、攀援茎或茎卷须，不能直立，栽培时需给以支架，以利植物正常生长。

7. 整枝

整枝是通过修剪植株枝叶来控制植物生长的一种管理措施。整枝后，可以改善通风条件，加强同化作用，调节养分和水分的运转，减少养分的无益消耗，提高植物的生理活性，从而增加植物的产量和改善药材品质。

四、施肥

在药用植物的规范化栽培中，应根据药用植物的营养特点及土壤的供肥能力，确定施肥种类、时间和数量。施用肥料的种类应以有机肥为主，根据不同药用植物生长发育的需要有限度地使用化学肥料。

同时，为了满足植物生长发育对养分的需要，需在生长发育的不同时期进行追肥，以防止脱肥现象发生。追肥一般在定苗后、休眠芽萌发前、现蕾开花前、果实采收后和休眠前进行。具体怎样施用追肥，应该根据药用植物的生长发育规律和土壤的供肥情况决定。

在定苗后，一般宜施追肥。因为这时株、行距已经确定，留下来的壮苗发生须根或侧根，需要从土壤中吸取较多的养料。植物在分蘖期、现蕾期、开花期均需要较多的养分，通常都要考虑追肥，不过不同的时期，追肥的种类应该有所差异。

追肥时应注意肥料种类、浓度、用量和施肥方法，以免出现肥害、植株徒长和肥料流失等问题。为使追肥很快被植物吸收利用，常在生长前期施用腐熟牲畜粪尿等含氮较高的液体速效肥料，而在植物生长的中、后期多施用草木灰、过磷酸钙、厩肥、堆肥和各种饼肥与钾肥等肥料。

一般情况下，根及根茎类和豆科植物宜多施磷、钾肥；叶类和全草类药用植物宜多施氮肥。生长前期宜多施氮肥，以促进生长；花、果期宜多施磷、钾肥，以促进成熟和果实种子饱满。根据 GAP 要求尽量少施或不施用化肥，必须施用化肥时，尽量与有机肥混合施用。至于施肥的方法，可在行间开浅沟条施，切记不可将化肥撒到叶面或幼嫩的组织部位上，避免烧伤叶片或幼芽，影响药用植物生长。对多年生药用植物可于早春追施厩肥、堆肥和各种饼肥，一般采用穴施或环施法，把肥料施入植株根旁。施下追肥后通常结合灌水或浇水，促进肥料的溶解和分解，便于植物吸收。

施用追肥时，要重视根外追肥法的使用，尤其是追施磷肥，除施入土中外，还可把磷肥配成水溶液，用喷雾器直接喷洒到植物茎叶上，通过茎叶的吸收，满足植物的要求。施用肥料必须要注意合理性，不能沿用其他农作物的施肥方法进行套用或滥施。现根据中药材规范化、标准化生产（GAP）有关规定，归纳如下。

1. 根据中药材的品种特性施肥

一般对于多年生，特别是根类和地下茎类的药用植物，如甘草、黄芪等，以施用充分腐熟的有机肥为主，每亩增施钙镁磷肥 $50\sim70kg$，增施钾肥，配合施用化肥，以满足整个生长期对养分的需要。一般全草类中药材可适当增施氮肥；花果实、种子类的中药材则应多施磷、钾肥。在中药材不同的生长阶段施肥不同，生育前期，多施氮肥，施用量要少，浓度要低；生长中期，用量和浓度应适当增加；生育后期，多用磷、钾肥，促进果实早熟，种子饱满。

2. 因土施肥

（1）沙质土壤　要重视有机肥如厩肥、堆肥、绿肥、土杂肥等的施用，并掺加黏土，增厚耕作层，增强其保水保肥能力。追肥应少量多次施用，避免一次施用过多而流失。

（2）黏质土壤　应多施有机肥，并将速效性肥料作种肥和早期追肥，以利前期早发。

（3）壤质土壤　此类土壤兼有沙土、黏土的优点，是多数中药材栽培理想的土壤，施肥以有机肥和无机肥相结合，根据栽培品种的各生长阶段需求合理施用。

3. 施肥原则
① 以三元复合肥为主，搭配使用有机肥。
② 以基肥为主配合使用追肥和种肥。
③ 在施用农家肥的基础上，施用化肥，以改良土壤，提高中药材的品质。

五、病虫害防治

病虫害防治是田间管理的一个重要环节，关系到中药材的产量和品质。

1. 病害及其常见防治方法

药用植物在栽培过程中，经常受到有害生物的侵染或不良环境条件的影响，导致病害的发生，药用植物生长过程中常见的主要病害有：根腐病、白绢病、立枯病、枯萎病、菌核病等。现将其常见的防治方法作简单列表如下。

病害名称	发生部位	危害	易感药用植物	防治方法
根腐病	须根、支根、主根蔓延，地上茎叶	先由须根、支根变褐腐烂，逐渐向主根蔓延，最后导致全根腐烂，直至地上茎叶自下向上枯萎，全株枯死	黄芩、丹参、板蓝根、黄芪、太子参、芍药和党参	播前用杀虫药剂撒施整土，防治地下害虫，同时施腐熟有机肥，以增强抗病力。发病初期可用甲基托布津、多菌灵800～1000倍液灌根，雨后及时排水
白绢病	常在近地面的根处或茎基部	导致叶片枯萎、全株死亡	黄芪、桔梗、白术、太子参和北沙参	与禾本科作物轮作或用多菌灵、甲基托布津液浸种消毒
立枯病	最初是幼苗基部出现褐斑，进而扩展成绕茎病斑	病斑处失水干缩，致使幼苗成片枯死	黄芪、杜仲、人参、三七、白术、北沙参、防风和菊花	降低土壤湿度，及时拔除病株，并用多菌灵等处理土壤，喷药预防其他健株感染
枯萎病	发病初期多在下部叶片	叶片失绿，继而变黄枯死	黄芪、桔梗和荆芥等药材	应与禾本科作物轮作，发病初期用多菌灵、甲基托布津等药剂喷洒处理
菌核病	幼苗基部、幼茎	发病时幼苗基部产生褐色水渍状病斑，幼茎很快腐烂，造成倒苗死亡。病部后期出现的黑褐色颗粒即为菌核	丹参、人参、白术、半夏、川芎、川蒡、延胡索和牡丹	除实行轮作外，还要在发病中心撒施石灰粉，植株上用多菌灵或禾枯灵水溶液喷洒

2. 虫害及常见防治方法

危害药用植物的动物种类很多，如昆虫、螨类、蜗牛、鼠类等等，其中危害最大最多的是昆虫。

蚜虫、介壳虫等刺吸式口器害虫：蚜虫是中草药的重要害虫类群，为害十分普遍。介壳虫主要为害一些南方生长的中草药。这类害虫吸食中草药汁液，造成黄叶、皱缩，叶、花、果脱落，严重影响中草药生长和产量、质量。有些种类还是传播病毒病的媒介，造成病毒病蔓延。

防治方法：彻底清除杂草，可以减少蚜虫迁入机会。保护和利用天敌，以虫治虫，如七星瓢虫、食蚜蝇等。

地老虎、蛴螬等地下害虫：中草药中根部入药者居多，地下害虫直接为害药用部位，致使商品规格下降，影响产量和质量，因此一定要加强防治。

防治方法：田园杂草是地下害虫产卵及隐蔽的主要场所，也是幼虫为害中药材田的桥梁。因此，头茬作物收获后，及时拣尽田间杂草，可减少越冬幼虫和蛹的数量。同时，在作物出苗前或地下害虫一、二龄幼虫盛发期，及时铲尽田间杂草，减少幼虫早期食料，也可消灭部分幼虫和卵。将杂草深埋或运至田外沤肥，可消除产卵寄生。药剂拌种，每亩用 3％呋喃丹颗粒剂 1kg 拌种，可防治地老虎和金针虫等地下害虫。根部灌药，苗期害虫猖獗时，如发现断苗而幼虫入土，可用 90％晶体敌百虫 800 倍液或 50％辛硫磷乳油 500 倍液灌根，隔 8～10d 灌 1 次，连灌 2～3 次，可杀死地老虎、蛴螬和金针虫等地下害虫。（注意：用药时要避开天敌或选择对天敌较安全的农药品种。）

3. 病虫害防治方法综述

在对待药用植物病虫害的方法上，一直以来主要是采用化学防治法（施用化学农药）杀灭害虫和病菌，化学防治法是指应用化学农药防治病虫害的方法。化学防治法的主要优点是不受地区季节性限制，作用快、效果好、使用方便，能在短期内消灭或控制大量发生的病虫害，是目前防治病虫害的重要手段。鉴于现实状况，目前任何其他防治方法尚不能完全代替化学防治法。

化学防治虽然起到了植物保护的效果，但是带来了严重的化学污染和农药残留问题，破坏了生态环境。由于近年化学农药的使用量很大，大量农药投入到环境中，又因不合理地使用和滥用农药，造成药材品质的下降，加之国家和社会对绿色天然环保的重视程度越来越高，反映在中药材生产上，就必须越来越重视生物防治和综合防治。

根据 GAP 的要求，不能施用高毒、高残留化学农药，一些低毒、低残留化学农药虽然允许使用，但是也应该尽量少施或不施，以减少对环境的污染。为了实现这一点，对待病虫害也要求必须采用生物防治和综合防治措施。

运用综合防治措施，也就是采用植物保护基本策略——病虫害综合治理。综合性的防治措施的最大优点是可以起到预防的作用，减少病虫密度，从而实现少施或不施化学农药的效果。综合防治措施主要包括以下几个方面。

（1）农业防治法　所谓农业防治就是利用生产中的各项 GAP 优质高产栽培管理技术来控制病虫害的发生，这是防治病虫害的基础措施。这类防治措施不需要单独的投资，结合栽培管理措施，既能提高药材的产量和质量，又能控制病虫害，从长远看这是最根本的防治措施。但并不是所有的农业技术措施都有防治病虫害的作用，有的农业技术措施还可能促使病虫害的发生。当进行田间管理时，应当考虑每种管理措施可能对病虫害发生的影响。因此，作为农业防治法之一，选择合理的耕作制度即能充分利用地力，控制病虫害的发生，就是一个很好的办法，现简述如下。

① 合理轮作。合理轮作不仅可以提高中药的产量和质量，还可以防治土壤、病株残体等传播的病害，如红花枯萎病、茄绵疫病、罗汉果根结线虫病等。对这类病害轮作田病轻，连作田病重。故轮作可以减轻土传病害的发生，使病害保持在一个较低的水平。轮作对土壤传播和田间病株残体传播的病害有较好的防病效果，对能在土壤中腐生的病菌的防病效果较差。轮作年限的长短，一般根据病原物在土壤中或田间存活时间的长短来定。如洋地黄、菊花枯萎病田的轮作年限一般为 3～4 年，川芎菌核病田轮作 1 年即可。轮作并不能把病害完全清除，只能减轻病害的发生。所以轮作要与其他防治措施配合，可提高其防病效果。如配合清除田间病残体，及时翻耕土壤，不施带病菌的粪肥等，则轮作的防病效果更好。

② 深耕。深耕是重要的栽培措施，通过深耕可以进一步促进植物根系的发育，不断增强植物的抗病能力，同时深耕还能破坏蛰伏在土内休眠的害虫巢穴和病菌越冬的场所，进而达到直接消灭病原生物和害虫的目的。一些药材在播种前要求土地要休闲一年，进行耕翻晾晒数遍，以改善土壤物理性状，减少土壤中致病菌数量，如人参、西洋参，这已成为重要的防治措施之一。

③ 除草、修剪及清除田间杂草。药用植物收获后，受病虫危害的残体和掉落在田间的枯枝落叶，往往是病虫隐蔽及越冬的理想场所，这也是翌年的病虫来源。因此，除草、清洁田园和结合修剪并同时将病虫残体和枯枝落叶烧毁或深埋处理，可以大大减轻翌年病虫为害的程度。

④ 播种期的调节。某些病虫害常和栽培药物的某个生长发育阶段物候期密切相关。如果设法使这一生长发育阶段错过病虫大量侵染为害的危险期，避开病虫为害，也可达到防治目的。

⑤ 合理施肥。合理施肥能促进药用植物生长发育，增强其抵抗力和被病虫为害后的恢复能力。例如：白术施足有机肥，适当增施磷、钾肥，可减轻花叶病。但使用的厩肥或堆肥，一定要腐熟，否则肥中的残存病菌以及地下害虫蛴螬等虫卵未被杀灭，易使地下害虫和某些病害加重。

⑥ 选育。抗病、虫品种药用植物的不同类型或品种往往对病、虫害抵抗能力有显著差异。如有刺型红花比无刺型红花能抗炭疽病和红花实蝇，白术矮秆型抗术籽虫等。因此，研究如何利用这些抗病、虫特性，进一步选育出较理想的抗病、虫害的优质高产品种，是一项十分有意义的工作。

（2）生物防治法 生物防治（Biological Control）是指利用自然界各种有益的生物本身或其代谢产物进行病虫害防治的方法。严格的生物防治是指利用有益的活体生物本身（如捕食或寄生性昆虫、螨类、线虫、微生物等）来防治病虫害的方法。生物防治作为一种防治植物病虫害的对策，是农作物病虫害防治技术中一门传统的应用学科，自20世纪90年代渐渐地融入了现代生物技术的许多内容，成为一项蓬勃发展的综合技术学科。生物防治是一种持久效应，是通过生物间的相互作用来控制病虫的为害，其效果不可能像化学农药那么快速、有效，但它们的防效是持久的、稳定的。生物防治是病虫害综合防治中的重要方法，主要包括以下几方面。

① 利用寄生性或捕食性昆虫以虫治虫寄生性昆虫。

② 微生物防治。利用真菌、细菌、病毒寄生于害虫体内，使害虫生病死亡或抑制其为害植物。

③ 保护和利用天敌是一个中药手段，利用益鸟、蛙类、鸡、鸭等消灭害虫。

④ 不孕昆虫的应用。通过辐射或化学物质处理，使害虫丧失生育能力，不能繁殖后代，从而达到消灭害虫的目的。

（3）物理、机械防治法 物理、机械防治法是利用简单工具和各种物理因素，如光、热、电、温度、湿度和放射能、声波等防治病虫害的措施。包括最原始、最简单的徒手捕杀或清除，以及近代物理最新成就的运用，可算作古老而又年轻的一类防治手段，是应用各种物理因素和器械防治病虫害的方法。如利用害虫的趋光性进行灯光诱杀；根据有病虫害的种子质量比健康种子轻，可采用风选、水选淘汰有病虫的种子，使用温水浸种等。近年利用辐射技术进行防治取得了一定进展。

4. 加强病虫害的预测预报工作

准确的病虫测报，可以增强防治病虫害的预见性和计划性，提高防治工作的经济效益、生态效益和社会效益，使之更加经济、安全、有效。病虫测报工作所积累的系统资料，可以为进一步掌握有害生物的动态规律，乃至运用系统工程学的理论和方法分析生态系统内各类因子与病虫发生为害的关系，因地制宜地制订最合理的综合防治方案提供科学依据。因此，这项工作不仅关系到当年当季的中药材生产，而且对提高长期综合治理的总体效益具有战略意义。

六、其他田间管理

其他田间管理主要包括打顶与摘蕾、整枝与修剪、支架、覆盖与遮阴、防寒冻、人工授粉与人工辅助授粉、生长调节剂的使用等。

第三节　中药材生产的质量监控

中药材 GAP 最终的目的就是为了确保中药材的质量，因此质量监控在中药材的生产中极其重要。中药材的质量监控应当贯穿中药材生产的全过程，从基地环境、良种选育开始到生产、运输、包装等一系列过程的结束，都不能放松对药材质量的监控。

一、生产过程的质量监控

1. 基地环境的监控

在基地选择前，就应对地块进行勘察，只有自然条件、交通条件、组织及人员条件、空气、水源、土质等条件均能符合《药材生产生态环境质量标准》要求的区域才能被选择成为中药材生产基地。对已确定的中药材生产基地，每两年对土壤、水质进行一次周期性抽验，如发现异常情况，应及时进行抽样送检，不符合规定的地区（地块）、环境已经遭到破坏的地区，不能继续作为药材的生产基地。

2. 药材种质监控

基地使用的种子、种苗必须经质量管理部门进行检验，符合《药材种质种子质量标准》或《药材繁殖材料质量标准》者，方可供基地使用；从原种田外调入的种子、种苗、种根，必须由质量部进行品种鉴定和质量检验，符合以上标准者方可使用。

3. 田间管理监控

（1）肥料、农药使用监控　公司质量管理部要制定《×××中药材基地肥料使用控制标准》和《×××中药材基地农药安全使用监控标准》，审定基地的肥料和农药种类，确保其按照 GAP 的要求，并监督生产部和相关操作人员执行；要适时对基地的肥料、农药使用情况进行现场抽查，确保基地严格按照以上标准选定的肥料、农药品种和限量、使用方法进行操作。

（2）监督指导　生产技术人员负责指导和督促基地操作人员严格按《药材生产标准操作规程（SOP）》的要求进行育苗、土壤处理、大田移栽、切根栽培、田间管理、防治病虫害和采收加工，质量部要对 SOP 执行情况进行监督，对不按 SOP 操作的基地，应取消其基础地资格。

（3）田间监督　生产技术人员对灌溉用水和除草方式随时进行监督检查，禁止使用不符合标准规定的灌溉水，禁止使用除草剂。

二、对收购药材质量的监控

1. 采收前的监督

药材采挖前在对基地每片地块按《药材收获时田间测产操作规程》进行产量估算的同时，按地块大小抽取一定量的样品进行有效成分含量检测，质量符合《药材质量标准》要求后，方可进行采挖；质量不符合标准要求的，当年不能采收，等待下年检测合格后再行采收。

2. 收购管理

对合格的基地产品实行收购卡制度，根据基地亩数、《基地建设及产品缴购合同》及检测结果，对符合规定的发给"药材基地产品交售卡"，药材凭卡交售，凭卡收购。

3. 质量验收

药材收购时质检员必须对药材进行质量验收，性状符合标准规定且身干、无杂、无虫蛀、无霉变时，按收购等级标准进行收购。

三、药材贮藏运输过程的监控

（1）入库检验　药材入库前，必须由质量部进行质量检验，检验项目应至少包括药材性状与鉴别、杂质、水分、灰分与酸不溶性灰分、浸出物、有效成分含量测定等，符合《药材质量标准》规定的方可验收入库。

（2）在库监督　对库存药材进行定期质量检查，发现问题及时提出改进意见和措施，并监督仓贮养护人员严格按《药材包装、运输与贮藏标准操作规程》进行包装、保管、养护和运输。

（3）药材在运输过程中，必须用清洁卫生的车辆装运，装车前市场营销部必须进行车辆卫生清洁度检查，质量监控部要定期抽查，并对市场营销部的运输记录进行检查。

（4）记录　药材生产全过程的质量监控必须按规定做好记录，主要包括：基地验收记录、药材基地生产质量监控记录、在库商品定期质量检查记录、药材质量检验记录等。

四、中药材质量检验

1. 检验内容

目前，我国中药材和中成药的质量是通过收载于《中国药典》和《中华人民共和国卫生部药品标准》的国家药品标准及企业标准来控制的。其主要要求是：主要药物必须进行有效成分含量地定量测定；有毒药材必须进行限量测定（规定最高限量）；贵重药材必须进行限量测定（规定最低限量）；50%以上的组成药物必须进行化学鉴别。

《中国药典》规定中药的常规检测有水分、灰分、浸出物、挥发油、膨胀度、酸败度、色度和有害物质检查等。

2. 检验的主要项目及记录要求

检验目的主要分为三个方面：真伪鉴别、纯度检查、品质鉴定，并依此程序进行。主要内容：来源→性状→鉴别→检查→含量测定。

3. 检验记录及结果判断

检验记录是科技档案材料，是检验报告的依据，因此检验记录要求详细、真实和整洁。

（1）记录内容　样品名称、规格、产地、批号、包装、抽样送检单位（或人名）、检验目的、抽样及送检日期、送检数量、检验方法、结果、检验者、核对者等。

（2）废弃实验记录处理　均应在其试验结果部分注明"本结果作废"，并写明作废原因及经验教训。

（3）结果判断　对所做的试验，进行全面、细致、客观地分析研究，做出对被检验药材的评价。并综合各检验项目的结果，做出总结。按规定的格式，清楚、意思明确地填写检验报告书，不得涂改。

第四节　采收与初加工

一、中药材的采收

"三月茵陈四月蒿，五月采收当柴烧"，"当季是药，越季为草"等农谚是药农在长期生产实践中总结出的宝贵经验。又民间采药歌道："含苞待放采花朵，树皮多在春夏剥，秋末初春挖根茎，全草药物夏季割，色青采叶为最好，成熟前后摘硕果"。中药材种类繁多，产地宽广，每一品种如何能够适时采收，获得优质高产中药材，是中药材种植生产中的关键问题之一。如红花应在花初开放的第3天，花色由黄转红时，及时采摘；金银花要在花蕾的上部由青变白时，分批采收；白芷应在茎叶还繁茂时，处暑前后采收，不可过早或晚收；丹参应经受3～4个月的温差刺激，完成养分积累后，上部茎叶枯萎的秋后或早春根茎萌发前采收，产量高，质量好；人工种植的半夏，适时刨收，加工易脱皮、干得快、商品色白粉性足、折干率高，刨收过早，粉性不足，影响质量，刨收过晚不仅难脱皮、晒干慢，而且块茎内淀粉已分解，加工的商品粉性差、色不白，易产生"僵子"（角质化），质量差，产量更低，倒苗后再刨收，费工3倍还多；根据山东菏泽市润康中药材研究所多年人工栽培半夏研究结果，半夏的最佳刨收期应在秋天温度降低于13℃以下，叶子开始变黄绿时；黄淮地区气温13℃正值寒露至霜降期间；长江流域要根据气温差别适当向后推迟；东北各地气温偏低，要适当提前刨收。多年生的中药材，应根据生长周期特性和实际长势，合理确定刨收年限，如白芍，用种子直播的，一般需5年收获；栽培的白芍苗，需4年收获；用芽头繁殖的，3年必须刨收，如推迟采收年限，会加重根茎的木质化或腐烂变质，降低质量，甚至不能药用。因此，适时采收对药材的产量、质量和收获率都有良好的作用，所以就必须十分重视采收这一环节，合理的采收时间的确定应以药材质量的最优化和产量的最大化为原则。

1. 中药材采收的原则——适时采收

药材质量的优劣与药用生物在生长发育过程中药效物质的形成和积累密切相关，也就是说药材采收期把握得恰当合理，方可获得高产优质的药材，才能实现利益的最大化。

适时采收药材及其意义先人早有著述，唐代医家孙思邈云："凡药，皆须采之有时日；阴干，暴干，则有气力，若不依时采之，则与凡草不别，徒弃功用，终无益也"。陈嘉谟《本草蒙筌》曰"实收已熟，味纯；叶采新生，力倍"等。因此，只要客观掌握不同药用植、动物品种，不同生长区域气候、水分等因子对药材形成的影响，不同药用部位生长发育规律等要素，就能做到适时采收。

2. 适宜采收期的确定

中药材的成熟是指药用部位已达到药用标准，符合国家药典的规定和要求，达到上述要求后就可以采收了。药材质量包括内在质量和外观性状，中药材质量的好坏，取决于有效成分含量的多少，与产地、品种、栽培技术和采收的年限、季节、时间、方法等有密切关系。为保证中药材的质量和产量，大部分中药材成熟后都应及时采收，在最佳采收期内采收。所谓的最佳采收期，就是针对中药材的质量而言的。中药材种类繁多，药用部位不同，其最佳采收的时间也不相同。所以中药材最佳采收期就是药材有效成分含量最高，外观性状如形、色、质地、大小等最佳的时期，在这个时期采收，才能得到优质的药材，达到较好的效益。

现根据前人经验，结合影响药材性状和品质的因素及药用植物生长发育过程中营养物质贮失规律，按中药材药用部分的不同，对中药材的最佳采收期做如下的分类简述。

树皮类药材的采收：通常在春夏之交、植物生长旺盛期、树液流动时尽快采剥。此时，树皮类汁液充足，形成层生长最活跃，皮部与木质部最容易分离，如杜仲、黄柏、厚朴、肉桂等树皮。其采收方法：一般剥取环状块或采取"剥皮再生法"进行采收。

花类药材的采收：这类药材采摘季节性很强，如辛夷花、款冬花、金银花等要采摘未开放的花蕾供药用；绿梅花等要采摘即将开放的花朵入药；菊花、凌霄花、红花、西红花等要采摘盛开的花或花柱供药用。采收方法：选择晴天分期分批采摘，采摘后避免挤压，并注意遮阳，防日晒变色。

全草类药材的采收：通常在枝叶生长茂盛、初花时收割，如荆芥、藿香、穿心莲、益母草、半边莲等。但有些应在开花前采收，如佩兰、青蒿等；也有些是采集嫩苗，如春柴胡等；而马鞭草要在花开后采。极少的需要连根挖出入药，如北细辛、紫花地丁等。采收方法：割取或挖取。

叶类药材的采收：一般在植物的叶片生长旺盛、叶色浓绿，花蕾开放前采收，如青叶、紫苏叶、艾叶等。植物一旦开花结果，叶肉内贮藏的营养物质就向花、果转移，从而降低叶类药材的质量。也有极少数叶类药材宜在秋后经霜打后采摘，如桑叶、银杏叶等，而枇杷叶则要在落叶后采。采收方法：摘取、割取或拾取。

根及根茎类药材的采收：当植物正在生长发育时，会消耗根部贮藏的养分，因此一般在植物休眠期，即秋冬季落叶后至翌年早春萌发前采收根及根茎类药材，如黄芪、党参、丹参、桔梗、丹皮、地骨皮、前胡等。此时地下根和根茎贮藏的营养物质和有效成分含量最高。少数药材如白芷、当归、川芎等应在生长期采收。采收方法：选雨后的晴天或阴天，在土壤较湿润时用锄头或特制的工具挖取。采挖时注意保持根皮完整，避免损伤而降低药材质量。

根皮类药材的采收：采收时期同根茎类。先将根部从土中挖出，然后进行砸打或搓揉使皮肉与木心分离，如五加皮、远志肉等根皮。

果实类药材的采收：多数果实类药材在果实完全成熟时采收，如瓜蒌、黄栀子、薏苡仁、花椒、八角等；也有些要求果实成熟经霜打后再采，如山茱萸霜后变红、川楝子霜打变黄时才采收；还有些应在果实未成熟时采收，如青皮、枳实、橘红等。果实成熟期不一致的药材，如山楂等，要随熟随采，过早采收肉薄产量低，过期采收肉松泡，质量差。多汁浆果，如枸杞子、山茱萸等，采摘后应避免挤压和翻动。采收方法：摘取或剪取。同一果序上的果实成熟期一致的，如女贞子、五味子等，可将整果序剪取，放置若干天后摘取果实。

种子药材的采收：多数种子类药材要在果实充分成熟、籽粒饱满时采收，如牵牛子、决明子、补骨脂、续断子等。一些蒴果类的种子，若待果实完全成熟，则蒴果开裂，种子散失，难以收集，需稍提早采收，如急性子、牵牛子、豆蔻等。对种子成熟期不一致而且成熟即脱落的药材，如补骨脂等，应随熟随采。干果类一般在干燥后取出种子，蒴果通常敲打后收集。肉质果，若果肉亦作药用的，可先剥取果肉，留下种子或果核，如瓜蒌子等；有些果肉不能作药用的则取出种仁。为了让广大读者更为直观，编者根据有关著述，结合相关实践，将部分品种最适宜的采收期分述如下（见下表），供参考。

春季采收	桔梗、苍术、紫菀、漏芦、三棱、百部、黄精、玉竹、甘草、丹参、拳参、虎杖、赤芍、北豆根、地榆、苦参、远志、甘遂、白薇、独活、前胡、藁本、防风、柴胡、秦艽、白薇、紫草、射干、莪术、天麻、黄芩、南沙参等
夏季采收	川芎、白芷、半夏、川贝母、浙贝母、延胡索、附子、川乌、太子参、贯众等
秋季采收	黄芪、狗脊、防己、北沙参、龙胆、白前、徐长卿、地黄、续断、威灵仙、草乌、白芍、黄连、升麻、商陆、常山、人参、三七、当归、羌活、党参、香附、白附子、重楼、天冬、山药、白及等
冬季采收	白术、泽泻、天南星、木香、土茯苓、何首乌、牛膝、板蓝根、葛根、大黄、天花粉、玄参、姜黄、郁金等

3. 采收过程的注意事项

（1）采收的机具　根据中药材不同的药用部位选择使用不同的机械器具进行挖掘、收割、剥离、采摘等。《中药材生产质量管理规范（试行）》第二十八条规定，采收机械、器具应保持清洁、无污染，存放在无虫鼠害和禽畜的干燥场所。

（2）除去杂质　采收过程中应尽可能排除非药用部位及异物，特别是杂草及有毒物质，剥除破损、腐烂变质的部分。

（3）综合利用　不少中药材除传统的药用部位外，其他部位也含有相同的成分，有的含量还比较高，为充分利用资源，应开展综合利用。如黄连，《中国药典》2000 年版规定其药用部位为根茎，但其全株均含生物碱，雅连在 9～10 月采收的须根含总生物碱可达 5％左右，有时比根茎还高；叶亦含生物碱，7～10 月枯死前的老叶含小檗碱 2.5％～2.8％；有报道黄连总生物碱含量，根茎 6.6％～9.5％，须根 2.3％～5.5％，叶 1.1％～3.6％。黄连植株茎的重量与根茎的重量基本相等，黄连须根产量约占总产量的 30％，可将其须根和地上部分以及黄连在加工时撞下的黄连须、渣（含小檗碱的量也较高），作为提取小檗碱和黄连总生物碱的原料，对黄连进行综合利用。

再如西洋参，《中国药典》规定其药用部位为根，其地上部分包括其茎、叶和花蕾，亦含有与西洋参相同的多种人参皂苷，我国西洋参的栽培面积逐年增加，每年都有大量的西洋参茎叶产生，现已将其开发成保健饮料，如西洋参茶和西洋参叶茶，实现了西洋参多部位的综合利用。

蛔蒿原来用花蕾，但经研究，营养期叶中也含有驱蛔有效成分山道年，且含量最高时与花蕾相似，也可用其作为提取山道年的原料。

（4）保护野生药材资源 当前中药材品种的 80％，药材商品数量的 60％来源于野生资源。随着国内外医药领域的拓展，中药产业的快速发展以及中药在化工、保健品、食品等领域的开发与应用，对中药材的需求量不断增加，导致对野生中药材原植物和原动物的过度采挖和捕猎，使部分野生中药材资源面临枯竭甚至灭绝的严重危险，如肉苁蓉、川贝母、甘草、羌活、秦艽、冬虫夏草、麝香、鹿茸等常用中药材的野生资源越来越少，其生态环境日趋恶化，产量与质量逐年下降，价格不断上涨，许多传统制剂被迫考虑替代品。据统计，我国目前濒危动植物已达 1400 多种，被列为中药珍稀濒危保护植物名录的药用植物有 168 种，列入国家重点保护野生动物名录的药用动物 162 种。大自然的规律是：物种一旦灭绝，就不能再生；一个物种的消失，将导致 15～30 个物种的危机。因此野生中药材的资源保护已成为当务之急。

① 按需采药。按照市场需求采集野生药材，除了必要的贮存外，要防止过量的采挖造成资源的浪费和生态的破坏，不少中药材，久贮易失效，应防止因积压造成的浪费。合理的采收，一般采大留小，采密留稀，分期采集，合理轮采，只用地上部分的要注意留根，以利资源的再生。

② 轮采、野生抚育和封育。为保护中药的生物多样性，保持生态平衡，在中药材资源的天然生长地，通过人工科学管理，因地制宜实行野生抚育、轮采、采育结合，有条件的地方最好能封山育药，以利生物的繁衍，保持物种种源与资源更新，保证中药材野生资源的可持续性利用。

③ 坚持"最大持续产量"原则。《中药材生产质量管理规范（试行）》第二十六条要求，野生或半野生药用动植物的采集应坚持"最大持续产量"原则，即一方面产量要达到最高，另一方面又要保持物种种源与资源更新，不妨碍人类对它的持久利用。"最大持续产量"原则强调的是不危害生态环境，同时要控制采收的"度"，即可持续生产（采取）的最大产量。

二、中药材产地初加工

产地加工或称初加工，它是指中药材在采收后，为形成合格的商品药材所进行的初步加工或一般修制处理，通常不包括饮片炮制。中药材除少数要求鲜用（如生姜、鲜芦根、鲜石斛等）外，绝大多数均需在产地进行初加工。

1. 产地初加工的目的

① 除去杂质（如泥土、沙石、虫卵等）及非药用部位，保证药材的纯净度。

② 按药典规定进行加工或修制，保证药材质量。使药材尽快灭活、干燥，以保存药效，对需要鲜用的药材进行保鲜处理，防止霉烂、变质和虫蛀。如有效成分为苷类的药材，经过加热处理，能使其中与苷类共存的酶失去活性，便于苷类成分药效的保存；桑螵蛸经过蒸制杀死虫卵，以免虫卵孵化降低药效。

③ 降低或消除药材的毒性或刺激性，保证用药安全。如有的药材毒性很大，通过浸、漂、蒸、煮等加工方法可以降低毒性，如附子等。有的药材表面有大量的毛状物，如不清除，服用时可能刺激口腔和咽喉黏膜，引起发炎和咳嗽，如狗脊、枇杷叶等。

④ 有利于药材商品规格标准化。通过加工分等，对药材制定等级规格标准，使商品规格标准化，有利于药材的国内外交流和贸易。

⑤ 有利于包装、运输与贮藏。通过进行产地初加工，干燥、分级等有利于药材的包装与贮运。

2. 产地初加工的意义

经过产地加工，应使药材性状符合商品要求，色泽好，香气散失少，有效成分含量高，水分含量适度，纯净度高，保证药材的质量和用药的安全。

3. 加工方法

中药材种类繁多，来源、药用部位和产地各不相同，药材的性状，如形、色、气、味、质地及成分各异，故产地加工的方法亦应有所不同，应因地制宜，因种制宜。

（1）拣选、修整　从刚采摘的中药材中，拣出新鲜药材中的杂物，药材中的细小杂物可以用筛子筛除或用簸箕簸去或用风斗吹去。对药材中的腐烂部分可用刀剪除去药材上的非药用部分，如去除牛膝的芦头、须根，除去山药、白芍的外皮等。有的药材应去心取皮，如牡丹皮、香加皮、远志等，还有的需要去壳取仁，如薏苡仁、肉豆蔻等。

（2）清洗　通常药材在采集后，在它的表面会附有部分泥沙，因此必须要将其洗净后才能进一步加工成药材供药用。药材清洗时可采用喷淋、涮洗或淘洗等方法。有些质地疏松或黏性大的软性药材，在水中洗的时间不宜长，否则不利切制，如瓜蒌皮等。有的药材水洗则会变质或破碎，则不宜水洗，如黄芩、细辛、紫草等。有的种子类药材因含有多量的黏液质，下水即黏结成团，不易散开，故不能水洗，如葶苈子、车前子等，可用簸筛等方法除去附着的泥沙。应当注意，洗涤有毒的药材，对皮肤有刺激性，如天南星、半夏等，必须戴手套进行操作；而对具有芳香气味的药材一般不用水淘洗，如薄荷、细辛等。

（3）浸漂　是用水溶去药材中的有毒成分或盐分。用水溶去部分有毒成分的，如半夏、天南星、附子等。有些药材含有大量盐分，在加工时需要漂去盐分，如咸苁蓉、海螵蛸、海藻、昆布等。漂的方法，一般是将药材放在盛有水的缸中，天冷时每日换水 2 次，天热时每日换水 2~3 次。漂的天数根据具体情况而定，短则 3~4d，长则 2 个星期。漂的季节最好在春秋两季，因这时温度适宜。夏季由于气温高，必要时可加明矾防腐。

（4）切片　对入药的较大的根及根茎类、坚硬的藤木类、肉质的果实类药材及部分菌类药材，大多趁鲜切成块、片，以利干燥，避免反复加工损失药效。如大黄、土茯苓、乌药、鸡血藤、木瓜、山楂、佛手、香橼、茯苓等。但是对于某些具挥发性成分或有效成分容易氧化的药材，则不宜提早切成薄片干燥或长期保存，否则会降低药材质量，如当归、川芎、常山、槟榔等。

（5）去壳　种子类药材，一般把果实采收后，晒干去壳，取出种子，如车前子、菟丝子等；或先去壳取出种子而后晒干，如苦杏仁、桃仁；或去壳取仁，如白果、薏苡仁、肉豆蔻等。但有的药材加工时不去壳，临用时才去壳，如豆蔻、草果、砂仁等，以保证其有效成分不致散失。

（6）蒸、煮、烫　对含黏液汁、淀粉或糖分多的药材，用一般方法不容易干燥，此类药材必须先经蒸、煮或烫处理，杀死鲜药材的细胞、微生物和害虫，经过蒸、煮、烫的处理，该药材的酶灭活，淀粉被糊化，以便易于干燥和保证药效。至于加热时间的长短以及采取何种加热方法，视药材的性质而定。如白芍、明党参煮至透心，天麻、红参蒸透心，红大戟、太子参置沸水中略烫，鳖甲烫至背甲上的硬皮能剥落时取出剥去背甲等。有的多汁药材，如马齿苋，直接日晒需 20～30d 才能干透。而稍蒸或烫 1～2min 后，2d 内就可晒干。药材经加热处理后，不仅容易干燥，有的也便于刮皮，如明党参，北沙参等；有的能杀死虫卵，防止孵化降低药效，如桑螵蛸、五倍子等；有的熟制后能起滋润作用，如黄精、玉竹等；有的不易散瓣，如菊花。同时可使一些药材中的酶类失去活力，不致分解药材的有效成分，如槐米蒸后杀酶保苷，保持有效成分少破坏。但某些药材的有效成分受热后易变性，失去疗效，不能用蒸、煮、烫法处理，如雷丸、鹤草芽等。

（7）硫黄熏　有的药材因含大量黏液质、淀粉等，在采收季节，因气候、加工场地及设备条件等，如不及时干燥很容易霉烂变质，常常采用硫黄熏制，硫黄燃烧所产生的二氧化硫对生物细胞有很强的灭活作用，可加速药材的干燥失水，使药材及时干燥，防止药材烂心。有的药材在贮存中易虫蛀、霉变，通过硫黄熏制，可防虫防霉；有的则为使商品药材色泽洁白，常常采用硫黄熏制的办法。将药材置于密闭的容器或房间内，依药材重量，按一定的比例取一定量的硫黄点燃，使燃烧产生的二氧化硫气体充满密闭容器，熏至一定时间后取出药材，干燥。如白芷、当归、生晒参、川贝母、半夏、天南星、山药、天麻、金银花、银耳等。

硫黄熏制是一种传统的加工方法，只是这种方法不同程度地污染了环境，又容易改变药材的天然本质，并且极易导致二氧化硫残留量超标，超标的二氧化硫还会对人体造成危害。有研究报道，一些中药材在经过硫黄熏制后其有效成分含量大幅度降低。如李宏宇等用薄层扫描法对白芷硫熏前后香豆素成分含量进行了比较研究，结果表明，川白芷硫熏前后香豆素总量分别为 0.571% 和 0.190%，杭白芷为 0.421% 和 0.178%，对 3 种主要香豆素成分影响各有差异，异欧前胡素损失不明显，而欧前胡素和氧化前胡素损失较大。说明白芷药材经硫熏后其所含的香豆素类成分损失较大，降低了药材质量。

用含砷量较高的硫黄熏制药材后，药材可能被砷污染，如金银花，硫熏后干燥，虽可防止发霉变质，其药材成品的颜色较白，但金银花的香气明显减弱，并能嗅出硫黄臭气，有涩、咸、微酸的异味，经检测砷的含量成倍增加。

在硫黄熏制药材的过程中，所产生的二氧化硫大量逸散易造成大气、水质环境污染，且硫黄熏制过的药材其二氧化硫残留量易超标。人吸入了超标的二氧化硫或食用了二氧化硫超标的食物和药物会出现急性中毒症状，如头晕、呕吐、恶心、腹泻和全身乏力等症状。二氧化硫进入人体，会破坏人体的氧化作用，破坏人体糖和蛋白质代谢和刺激皮肤。硫氧化物在大气、药品和食物中超标所带来的危害正日益受到世界各地的关注和防范。故药材在加工中用硫黄熏制的方法是否妥当，值得进一步研究和改进。

（8）撞　有些药材在干燥后，为了去除粗皮、根须或泥沙等杂质，使之更符合商品外观要求，常需进行撞击。操作时，将药材装入麻袋、竹制槽笼、竹筐或特制机械中，有时还要加入瓷片、粗糠或稻谷、碎贝壳等带棱角的硬物，来回推撞或旋转容器，使药材上的泥沙、粗皮或须根在碰撞和摩擦中脱落，再经筛、簸、扬、拣选除去灰渣。如黄连，烘干后趁热放在竹制槽笼内来回推拉，或放在铁质撞桶里用力旋转、推撞，撞去泥沙、须根及残余茎叶，倒出，拣去石子、土粒，扬去灰渣，即为成品药材。泽泻，晒干或烘干后放入撞笼内撞去残留须根和粗皮，使块茎光滑，呈淡黄白色。三七，干燥后将三七头置于麻袋中，加粗糠或稻谷，反复互相碰撞摩擦，使其外表皮棕黑发亮即为商品。此外，干姜、姜黄、黄芪、木香等在干燥后均需撞去粗皮。

（9）碾、砸 某些药用部位为种仁或种子的中药，如薏苡仁，在采收加工时，将果实晒干后，碾去硬壳、果皮及种子，收集种仁；肉豆蔻在采收成熟果实后，除去果皮及假种皮后，砸破壳状种皮，取出种仁低温干燥；苦杏仁、桃仁、郁李仁、酸枣仁，均在除去果肉后用碾或机器轧除外壳后收集种子。而根类药材巴戟天则在晒至六七成干时，轻轻捶扁，切成9～13cm长段，再晒干。

（10）揉搓 某些根类药材在加工过程中要反复揉搓，使根条顺直，皮部与木部紧贴，质地紧密，柔润。如潞党参，在晒或烘至表皮发软时（绕指面不断），将党参一把一把地顺握或放在木板上，用手揉搓后再晒，晒后再揉搓，反复3～4次，直至晒干。三七在晒至发软时，开始揉搓，使内外水分分布均匀，经反复揉搓和暴晒，至三七头全干、坚硬为止。

（11）剥皮 有的中药材在初加工时要蒸或煮透心后剥去外皮，以利迅速干燥，使药材柔润或半透明，如天冬；或使药材色白，质脆，如北沙参；另外，附子在加工成白附片、熟附片、黄附片、卦片时均需剥皮。

在具体操作时，将洗净泥土的根条或块根按粗、细、大小分等，按不同等级放入沸水中煮、烫，上下翻动，使受热均匀，待煮透心时捞出，立即投入冷水中冷却，趁湿剥皮，及时晒干或烘干。注意，凡需剥皮的药材，在采挖后应避免日晒，保持湿度，以免根干后难以去皮。另外，烫煮时不要过熟，否则影响药材质量。

（12）发汗 有些药材在初加工过程中，趁鲜晒或微火烘至半干后，或微煮、蒸后，堆置起来使其发热、变软，让内部水分外溢，有利于干燥，并使药材变色，增加香味，减少刺激性，这种方法习称"发汗"。如茯苓，需趁鲜堆放在不通风处，用稻草围盖，进行"发汗"，使水分析出，取出放阴凉处，待表面干燥后，再经"发汗"，反复数次，直至干燥。杜仲则趁鲜刮去粗皮，将树皮内表面相对，层层叠放，严密埋藏于稻草内，使之"发汗"至内皮呈紫褐时，取出晒干。玄参晒至半干后堆置"发汗"至内部变黑色，再晒干，秦艽晒软后堆放"发汗"至表面为红黄色或灰黄色后晒干。续断以微火烘至半干，堆放"发汗"至内部变绿色，再烘干。厚朴在沸水中微煮或烫后，堆置"发汗"，使内表面变紫褐色或棕褐色时，再蒸软，卷成筒状，晒干。

（13）干燥 干燥是中药材初加工过程中的重要环节，除少数需要鲜用的植物类药材和矿物类药材外，所有新采的药材在除去泥沙、腐烂部分及非药用部位后，都需要经过干燥才能成为合格的商品药材。

干燥的目的是及时除去新鲜药材中大量的水分，防止有效成分的分解和破坏，免于生霉和虫蛀，保证药材质量，减少药材体积，有利于运输与贮藏。

传统的干燥方法通常有晒干、阴干和烘干等法，有些药材可放置于石灰缸中吸湿干燥。现代干燥方法还有远红外干燥法、真空干燥和冷冻干燥等。

理想的干燥方法应使药材干得快、干得透，能保持药材原有色泽和不破坏药材所含成分。应根据药材的不同情况，选用适宜的方法干燥。

① 晒干。是最常用的一种干燥方法。利用阳光直接将药材晒干，同时日光中的紫外线又可将霉菌和虫卵杀死，是一种最简便和经济的干燥方法。多数药材可用此法，但下列药材不宜：a. 含挥发油的药材，如某些花类、叶类及全草类药材不宜采用此法，尤其是暴晒，易使挥发油散失，影响药材质量，如薄荷、金银花等；b. 某些药材受日光直晒后易变色走油者不宜用此法，如当归，日晒后皮色变红，失去油性，枯硬如柴，质量下降；麻黄久晒发黄，生物碱含量降低；红花及一些有色花类如玫瑰花、月季花等，晒后败色及香气散失；

c. 有些药材在烈日下晒后易爆裂，故不宜暴晒，如郁金、白芍、厚朴等。

② 阴干。将药材放置或悬挂于室内或大棚阴凉通风处，避免阳光直射，以免变色或香气散失，利用流动空气使药材中的水分自然蒸发而干燥。适用于含挥发性成分或色泽鲜艳的叶类、花类、全草类药材，如紫苏叶、薄荷、荆芥、红花等。

③ 烘干。为传统的、简便经济的干燥方法。用人工加温的方法使药材及时干燥。由于温度可控，加工的药材洁净，且不受坏天气的影响，加工效率高，适用于大多数药材的干燥。可根据不同的烘干对象选用相应的温度。一般温度控制在 50～60℃ 为好，此温度能有效控制酶的活性（因为酶最适温度一般在 20～45℃ 之间），防止酶对某些活性成分的分解，同时该温度对多数药材的成分没有大的影响。对于多汁的果实类药材可用 70～90℃ 的温度迅速干燥，此温度使维生素 C 不致大量破坏。但对富含淀粉的药材，如欲保持粉性，烘干温度宜缓缓升高，以防新鲜药材中的淀粉遇高热发生糊化而呈角质样。对含挥发油或需保留酶活性的药材，如薄荷、杏仁、芥子等，则不宜用烘干法。有的药材如党参、三七、厚朴、杜仲等，在干燥过程中还需配合揉、搓、"发汗"等方法才能最终使药材达到商品要求。有的药材如当归、乌梅等则需烟熏、火炕、微晒相结合，才能使药材质量得到保证。

④ 远红外加热干燥。远红外加热干燥药材是 20 世纪 70 年代发展起来的一项新技术，已成功地应用于药材、饮片、中成药的干燥。远红外介于可见光和微波之间，是波长为 0.72～1000μm 范围的电磁波，一般将 5.6～1000μm 区域的红外线称为远红外线。干燥的原理是将电能转变为远红外线辐射出去，被干燥物体的分子吸收后产生共振，引起分子、原子的振动和转动，导致物体变热，经过热扩散、蒸发现象或化学变化，最终达到干燥的目的，它与传统的日晒、火力烘干、电热烘干等方法比较，具有许多优点，如：a. 干燥速度快，脱水率高，药材内部温度升高很快，干燥时间一般仅为热风干燥的十分之一左右；b. 加热均匀，药材表面和内部同时干燥，避免了其他加热方式造成的外干内湿现象；c. 具有较高的杀菌、杀虫及灭卵能力；d. 节能省电，成本低，远红外加热干燥比电热丝加热干燥至少节约电能 50% 以上；e. 设备简单，有利于自动化。但不易吸收远红外线的药材或太厚（厚度大于 10mm）的药材，则不宜用远红外加热干燥。

⑤ 微波干燥　微波干燥是 20 世纪 60 年代迅速发展起来的新技术。微波是指频率为 300～300000MHz，波长为 1m～1mm 的高频电磁波。微波干燥实际上是一种感应加热和介质加热，药材中的水和脂肪等能不同程度地吸收微波能量，并将其转变为热能，使药材干燥，该法已经成功用于一些药材及中成药的干燥。

4. 产地初加工注意事项

① 按初加工品种的要求选定加工方法，准备好必需的加工工具、设备，在规定的时间内完成药材的初加工操作。

② 使用专业工具加工相应药材品种，按产地加工方法的规定除去非药用部位和其他杂质（泥沙、植物的非药用部位、变质的植物部分等）。

③ 药材的清洗应按药材品种项下的规定进行，使用卫生的自来水或符合规定的洁净水对药材进行清洗。不能将药材放在水中时间过长，在冲洗干净后应立即取出晾干。

④ 按药材品种规定的商品分级标准，将药材进行分级，各级药材分开存放，进行下一步加工。

⑤ 严格按规定的加工流程进行药材的加工操作，不得改变药材的加工方法，加工的温度、湿度、时间等。

⑥ 在需较长时间使用加工设备时，可将一"正在使用"签名的标签挂在加工设备上，待设备使用结束，及时取下，并填写使用记录。应按相应设备的 SOP 检查清洁设备，如果

加工设备不正常，使用人员应及时挂上"请勿使用"的标签，并立即请求维修。

⑦ 所有加工设备使用完毕后应及时清理，晾干或烘干，以备下一次使用。

⑧ 药材的切制：按药材品种规定的操作方法和工具对药材进行切制，把药材切成规定的形状和大小。

⑨ 药材的蒸、煮、烫：按药材品种规定的操作方法、设备和加工时间对药材进行蒸、煮、烫。本法仅限于药材原产地为了使药材容易干燥和保存所使用的方法。

⑩ 熏：使用药材品种规定的药物（硫黄等）和熏制设备对药材进行熏制。

⑪ 干燥：在药材规定的干燥设备中，用规定的温度和通风设备对药材进行干燥，严格控制干燥时的温度、压力，在规定的时间内，完成药材的干燥操作。

第五节　中药材的包装

1. 包装的目的和意义

规范中药材的包装是实施《中药材生产质量管理规范（GAP）》的重要内容之一。对生产或经营的药材逐步进行包装材料及包装工序的研究及规范，是实施 GAP 的一个必不可少的环节。正确的包装方法及包装质量，对保障药材安全、质量、稳定、有效，起着重要作用。对中药材实施包装限定是中药材在贮运过程中质量稳定的重要保障。

实行标准化要求的中药材包装，有利于保证药材质量，便于贮存、运输和装卸，便于识别与计量；有利于交通运输的机械化；有利于贮运费用的减少。各地从事药材生产、经营的企业应遵照国家对药材包装管理的各项法规、政策，因药而异，采用必要的包装措施。

2. 包装材料及方法

针对中药材形态特点和所含活性成分的变异特性，采用相适应的包装形式，有利于延缓中药材的质量变异。将中药材经挑选后分等级包装，或采用 0.5kg、1kg、5kg 装量的小包装，可以避免大包装的药材在贮运过程中发生霉烂变异现象等变质时的相互影响。适量的包装使药材在进一步生产加工或使用时能够按需拆包，方便取用。

不同种类的中药材，因形态、质地等不同的特性，包装的要求是各不相同的，包装和贮存时应注意有防潮、防压、防冻、避光、隔热等不同的措施和要求。我国中药材产区分布广、种类多，商品价格也相差悬殊，使用的包装多种多样。一些久负盛名的中药产地仍保留着传统的产地加工工艺，炮制因药而异，制作精细，包装技艺沿袭了独特的传统方法使道地药材质量得到可靠保证。

但是，长期以来，农民以生产"农副产品"的方式种植（或饲养）中药材，包装材料往往"就地取材"，随意选择使用。各地区药农对中药材在各加工环节中如何保证中药质量的重视程度不同，尤其忽视对原药材的包装要求，目前，我国中药材包装仍带有很大的随意性。有的药材因包装形式过于简单，容易引起药材发霉、生虫、甚至变色走味；有的药材因包装物破损或受潮，使药材产生二次污染。这不但影响药材的质量，而且造成了严重的经济损失。

同时，药材品名、产地、调出单位等标识不明，极易造成对中药材辨认困难，进而产生质量问题，使中药材质量失去应有的保障体系。国内中药材贸易市场对同一种中药材没有规定统一包装，各地的药材公司也未制定相关的包装标准，出现了同一种药材，不同产地使用包装不同，或者同一种药材，在相同产地因销售渠道不同，包装也不相同等现象。我国现行的中药材包装形式主要有：麻袋、布袋、尼龙编织袋、竹筐、藤筐、藤篓、木箱、木桶、铁桶、铁盒、陶瓷瓶罐、纸箱、纸桶、纸盒等。

现将常见的中药材包装常用材料和方法简述如下。

（1）压缩打包 压缩打包包装件适用于轻泡中药材压缩打包，其包装材料包括裹包材料、捆扎材料、防潮材料及缝合材料。包装材料应该干燥，无虫蛀，不影响药材质量。质地柔软的花、叶、草类、果皮类药材，如金银花、红花、鸡冠花、大青叶、紫苏叶、夏枯草、大蓟、佛手片、陈皮等需用支撑物，其他如百部、龙胆草、防风、丹参、麻黄、桑白皮等用支撑物包装也有利于保持药材质量。支撑物多以竹片、荆条、紫槐条或其他质量相当的材料编成夹板使用；或在包装件上下面各放置长度合适的竹竿，竹片宽 30mm，厚 4~6mm，也可使用荆条、紫槐条，但其中间直径应在 8mm 以上。有的中药材在打包时还需内衬防潮纸，如金银花、红花、菊花、莲须、薄荷等。

（2）瓦楞纸箱 瓦楞纸箱包装件适用于中药材国内流通的运输包装，用于包装贵重药材如人参、三七，易变质药材如枸杞子、山茱萸，易碎药材如鸡内金、月季花，以及需用玻璃器皿作内包装的药材，如竹沥等。包装时，箱内多有内衬材料。内衬材料有瓦楞纸板、聚丙烯塑料袋膜、防潮纸、麻布或本色布等。对不同药材，可选用不同的内衬材料，如山茱萸、蕲蛇、玫瑰花、蜈蚣、冬虫夏草、党参等可用防潮纸，防潮纸衬垫要严密，不破不漏；红参、全蝎、枸杞子等既可选用防潮纸，也可选用塑料薄膜作衬垫，薄膜热合制成与箱内径相适应的袋，高度要适应折叠；三七可用麻布袋作衬垫，袋也要与箱内径相适应，袋口要缝合牢固。

（3）木箱 主要采用松柏科的木板制成木箱。木板不应腐朽，不得有影响强度的节子及裂纹，无特殊臭气；并且木板必须干燥，水分一般要求在 15%~18% 之间，最少不应低于12%，最高不得高于 20%。水分过低会影响木箱的强度，过高则会造成箱内药材吸湿而霉烂变质。装时，药材应放置整齐而紧密，避免在流通过程中因箱体翻动而受到撞击摩擦，造成药材的损坏。为了加强防湿效果，可在箱内内衬防潮纸或塑料薄膜。

（4）桶（盒、缸、瓶） 常用木桶或铁桶。液体药材如薄荷油、缬草油等，宜用桶装；含挥发性成分的固体药材如冰片、麝香、樟脑等，多采用铁盒、陶瓷缸或瓶等包装，以免挥发性成分的过度散失。

（5）竹筐或柳条筐 用竹或柳条等材质可编制成大小、形状各异的筐篓，如箱形、圆桶形等，装量 10~100kg。包装时，可根据药材的性质、运输距离的远近选用适宜的种类。对于质地坚韧耐压的药材，选用稍大一些的筐篓；对于柔软脆弱的药材则选用小的筐篓，避免搬运不便，同时避免压伤药材，造成较大损耗。

（6）蒲包或草包包装件 将药材放置整齐后进行包装，包好后外用麻绳或铁丝捆扎。使用此类包装时，需注意包装材料质地松脆而无韧性，容易松散而破裂，影响中药材的质量，也增加运输和保管上的困难。

（7）纸袋包装件 纸袋选用柔韧结实而富有弹性的牛皮纸做成，亦可用 2~5 层纸缝在一起，使之更为牢固。其防护效果较麻袋、蒲包等为好。牛皮纸透湿性较小，并可加衬防潮纸，使用得当，用于少量药材的包装是适宜的。

（8）分类包装 下列药材分类包装要求可供生产企业加工包装时参考。

① 根、根茎类药材。

a. 装袋：贝母（应装双麻袋）、白芍、天麻、延胡索、附片、太子参、黄连（也可装筐）、胡黄连、川芎、泽泻、白术、白芷、郁金、半夏、天南星、姜黄、甘遂、何首乌、金果榄、山慈菇、良姜、白芨、射干、天花粉、百合、山药、大黄（也可装筐）、防己、乌药、云木香（广）、板蓝根、生地、玄参、仙茅、干姜、狗脊、土茯苓、草河车、莪术、川乌、红（白）药子、麦冬、天门冬、黄精、莲白、香附、远志、干姜皮、藕节、狼毒、商陆、草乌。

b. 装箱：丹皮、党参、怀牛膝、北沙参（也可装筐）应装箱；属细贵药材的西洋参、朝鲜参、野山参、三七、人参只准装铁、木箱。

c. 装筐：赤芍、白前（也可打机包）、藁本、桔梗、当归、羌活、秦艽。

d. 打机包：苍术（也可装袋）、千年健、百部、五加皮、白鲜皮、巴戟天、申姜、威灵仙、芦根、茅根、马尾连、豆根（山、广）、黄芪、石菖蒲、前胡、柴胡、丹参、防风、红茜草、升麻、白薇、续断、龙胆草、独活、葛根、黄芩（也可装筐）、川牛膝、地骨皮、玉竹、甘草、紫草、甘松、紫菀、知母。

② 花类、叶类药材。

a. 装箱：玫瑰花、月季花、代代花、梅花、茉莉花；此外，西红花为细贵药材只准装铁筒。

b. 装袋：公丁香、厚朴花、辛夷花、凌霄花、松花粉、蒲黄。

c. 打机包：款冬花（也可装纸箱）、佛手花（也可装纸箱）、番泻叶、苏叶、桑叶、淡竹叶、艾叶、槐花（也可装袋）、鸡冠花、旋覆花、凤茄花、合欢花、菊花、红花、金银花、莲须、枇杷叶、银花叶、大青叶、夏枯草、荷叶。

③ 藤木、树皮类药材。

a. 装袋：钩藤、鸡血藤（片）。

b. 装箱：桂类（国产，桂通也可装筐）；沉香、进口桂只准装铁、木箱。

c. 打机包：杜仲、黄柏、秦皮、合欢皮、桑白皮、海桐皮、首乌藤、忍冬藤、竹茹。

d. 装筐：厚朴（根朴也可打机包）。

e. 捆绑：木通；此外，檀香、苏木、降香三者均用麻袋布捆缚牢固。

④ 果实类药材。

a. 装袋：没食子、吕宋果、诃子、西青果、玉果、砂仁、白豆蔻、草蔻仁、母丁香、胡椒、槟榔、大枫子、玉蝴蝶、吴茱萸、桂子、草果、马钱子、苦杏仁、桃仁、火麻仁、胡麻仁、冬瓜子、木瓜、连翘、莲子、草决明、枳壳、枳实、大力子、薏苡仁、预知子、使君子、瓜蒌仁、金樱子、山楂、筚拔、二丑、千金子、莱菔子、蔓荆子、覆盆子、鸦胆子、蛇床子、地肤子、小茴香（大）、桑葚子、槐角、补骨脂、山茱萸、五味子、栀子、胖大海、川楝子、乌梅、川椒、女贞子、白蒺藜、益智仁、路路通、红枣。

此外，酸枣仁、柏子仁、车前子、郁李仁、留行子、菟丝子、葶苈子、天仙子、青葙子、苏子、（黄）白芥子、黑芝麻、芡实、川贝母等因颗粒细小均应装双麻袋。

b. 装箱：橘络（也可装布袋或机包）；枸杞、桂圆肉应装内加袋的铁箱、木箱、圆筒。

c. 打机包：丝瓜络、莲房、香橼片、瓜蒌皮、橘红、陈皮、佛手片。

d. 装筐：马兜铃、巴豆（也可装麻袋）、全瓜蒌。

⑤ 全草类药材。

a. 装袋：肉苁蓉、锁阳。

b. 打机包：细辛、灯芯、通草、黄草、石韦、茵陈、白花蛇舌草、谷精草、桑寄生、藿香、荆芥、紫苏、薄荷、佩兰、泽兰、益母草、仙鹤草、金钱草、蒲公英、麻黄、透骨草、鱼腥草、香薷、伸筋草、地丁草、穿心莲、淫羊藿、海藻、昆布。

⑥ 菌藻类及其他药材。

a. 装袋：灵芝（也可装箱）、猪苓、五倍子、海金砂（装布袋）。

b. 装箱：茯苓（也可装袋）、马勃、天竺黄、青黛、柿霜饼。此外，银耳、冬虫夏草应装内加袋的铁、木箱或圆筒。

201

c. 装桶：冰片、薄荷脑和樟脑装铁皮桶。

3. 中药材包装的标记和标识

运输包装的标识包括收发货标志和包装贮运指示标志。

(1) 中药材运输包装标志的制作要求　中药材的运输包装标志是准确标明反映中药商品性质及作业要求的图示标志，应符合国家标准的规定。收发货标志应按国家标准规定办理，包装贮运指示标志按国家标准 GB/T 191 规定办理。运输包装标志应制作在包装件显而易见的部位，以利于搬运、堆垛等操作。制作标志的颜料应具有耐湿、耐晒、耐磨等性能，以免在贮运中发生褪色、脱落现象，造成标识模糊不明，导致药材发生混淆或辨别不清。不能印刷包装标志的容器，应选择适当部位拴挂货签。

(2) 中药材收发货标志　收发货标志由运输货签和刷写的文字和图案两部分组成。运输货签上应具有运输号码、品名、发货件数、到达站、收货和发货单位、发站的栏目要求。袋装的包装件货签拴挂在包装件两端，压缩打包的包装件货签粘贴或拴挂在包装件的两端，装瓦楞纸箱的包装件货签粘贴在瓦楞纸箱的指定部位，纸箱用麻布或麻袋裹包的，货签刷写或拴挂在包装件上。

包装件上刷写的文字和图案、项目包括医药分类标志、品名、规格（等级）、毛重、净重、产地及包装单位、日期。

在每件药材包装上，必须附有质量合格的标志。

为了方便中药材堆垛转运，在同一包装上必须制作两个相同的标志，以备贮运人员在一面无法看到或模糊不清时，从另一面加以辨认。

(3) 包装贮运指示标志　包装贮运指示标志应按国家标准 GB/T 191 规定办理，毒、麻药材等危险品应按国家标准 GB 190 规定办理。

4. 特殊中药材的包装材料和技术要求

特殊中药材是指性质特殊，需专职保管的中药品种。特殊中药在贮运中应给予特殊的包装和贮运管理，以保证运输中的人员和财产安全。

(1) 特殊中药材的类别　与麻醉药品、精神药品、医疗用毒性药品、放射性药品等四类须实行特殊管理的药品概念有所不同，特殊中药材可分为细贵中药、毒麻中药、易燃中药、鲜用中药等类别。

与一般药材相比，细贵药材是我国药材中的珍品，这些药材功效显著而来源稀少，使这些品种价格昂贵，如野山参、冬虫夏草、蛤蟆油、麝香、西红花；毒性、麻醉中药因药性作用剧烈，贮运不当极易引起严重的伤害事故，甚至危及生命，或引发犯罪等社会治安问题，如砒石、川乌、半夏、马钱子、罂粟壳等；易燃中药在热和光的适宜条件下，当达到本身的燃点后就会引起燃烧，如硫黄、干漆、生松香、海金砂等易燃品种遇助燃物及火源即易燃烧；鲜用药材在中药配伍中的使用，是中药区别于其他药品在临床应用的一个独特方式，常用鲜用中药品种有：鲜石斛、鲜生地、鲜藿香、鲜佩兰、鲜芦根、鲜茅根、鲜生姜、鲜荷叶等。除此之外，有的中药材其因其性状质脆易碎，如鸡内金、银耳，在包装贮运中也应采取必要的措施。

(2) 特殊药材的包装要求　细贵药材要从商品价值和功效价值的双重意义上设计使用相应的内包装和运输包装，应使用特制的包装箱，并加以外包装，以防包装件破损后使药材受损；而且细贵药材的外包装上不宜标明品名，以防中途发生被盗窃现象。

国务院发布的《医疗用毒性药品管理办法》第六条规定：毒性药品的包装容器上必须印有毒药标志。《药品经营质量管理规范实施细则》第二十九条第（三）项条款规定："特殊管理药品、外用药品包装的标签或说明书上有规定的标识和警示说明"。麻醉、有毒中药材应按不同性质分开单独包装，或采用特殊包装，并在外包装上粘贴或印刷相应的明显标志，加封，以引起运输、贮藏各环节工作人员的注意。质地特殊且具毒性的水银就是采用特制铁铸罐贮存运输，以防泄漏，发生不必要的伤害事故。

易破碎的药材应装在坚固的箱（盒）内，尽可能保证药材在贮运过程中的完好率。

第六节　中药材的运输

一、中药材运输要求

医药商品必须通过运输，才能由生产领域进入消费领域，才能实现它的使用价值，满足人民防病治病、保健康复、计划生育和国家科学技术事业发展的需要。由于中药材的质量事关广大人民群众的身体健康，所以中药材的运输理应具有相对的独立性。我们认为，要在实际工作中创造和使用良好的贮运条件和交通运输条件，以最大限度地保证药材在贮运过程中的质量完好为前提。

1. GAP 对中药材运输的要求

试行的《中药材生产质量管理规范》第三十八条规定：药材批量运输时，不应有其他有毒、有害、易串味物质混装。运载容器应具有较好的通气性，以保持干燥，并应有防潮措施。

2. GSP 对中药材运输的要求

《药品经营质量管理规范实施细则》第四十八条规定：药品运输时，应针对运送药品的包装条件及道路状况，采取相应措施，防止药品的破损和混淆。运送有温度要求的药品，途中应采取相应的保温或冷藏措施。

3. 中药材运输包装件三项国家标准

中药材包装件三项国家标准对中药材实施散袋、装箱、压缩打包三类运输包装形式，对改进中药包装和运输工作，减少运输损失，提高经济效益，起到了重要作用。

4. 毒、麻药材的运输要求

为遵循市场经济规律，切实加强麻黄素、咖啡因和罂粟壳经营管理工作，理顺销售渠道，保障合法需求，国家药品监督管理局发出了《关于加强麻黄素、咖啡因和罂粟壳经营管理工作的通知》（以下简称《通知》），《通知》在强化药用罂粟壳的监督管理工作方面，对生产所需的罂粟壳要求从国家指定渠道购进，取缔一切非定点罂粟壳经营单位；如确属从非法渠道购进的罂粟壳，情节严重的，要移交司法机关追究刑事责任。

国务院发布的《麻醉药品管理办法》对麻醉药品的运输作了专章规定。第十四条：运输麻醉药品和罂粟壳，除药用阿片外，生产和供应单位应在运单货物名称栏内明确填写"麻醉药品"，并在发货人记事栏加盖"麻醉药品专用章"，凭此办理运输手续。第十五条：运输单位承运麻醉药品和罂粟壳，必须加强管理，及时运输，缩短在车站、码头、机场存放时间。铁路运输不得使用敞车，水路运输不得配装仓面，公路运输应当苫盖严密，捆扎牢固。第十六条：运输途中如有丢失，承运单位必须认真查找，并立即报告当地公安机关和卫生行政部门查处。第三十三条：违反本办法的规定，制造、运输、贩卖麻醉药品和罂粟壳，构成犯罪的，由司法机关依法追究其刑事责任。

国务院发布的《医疗用毒性药品管理办法》第六条规定：收购、经营、加工、使用毒性药品的单位必须建立健全保管、验收、领发、核对等制度，在运输毒性药品的过程中，应当采取有效措施，防止发生事故。

二、中药材运输的特点

中药材广泛来源于植物药、动物药、矿物药，品种繁多、产地遍布全国各地。中药材具有以下贮运特点。

1. 品种多，区域分布广

中药材的大多数品种，在全国范围内经营调拨，全国药材系统每年都要举办药材商品交流会，在全国交流会中交流的中药材一般在 800～1000 种，最多达几千种。中药资源显著的地域性特点决定了我国各地生产、收购的药材种类不同，各地用药习惯不同，所经营的中药材种类和数量亦不同。全国各地生产、收购的中药材种类各具特色，构成了中药材区域化的模式。交通运输成为中药材流通的必要途径。

2. 交易量大，交易数量不等

中药材的交易主要在全国各地的中药材专业市场进行，河北省安国、安徽省亳州、江西省樟树、广州市清平、成都市荷花池等中药材专业市场均为全国各地著名的大型中药材交易市场。例如被誉为"华夏珍药荟萃之区，举步走遍九州之地"的东方药城——安国，中药材市场面积 60 万平方米，上市品种达 2000 多种，年成交额可达 38.8 亿元，药材吞吐量为 10 万吨。中药市场显示出中药材的交易具有交易总量大、各品种交易数量不等的特点，给中药材运输带来了复杂性。

3. 运输环节多

中药材全国性范围的供应和采购，使中药材具有运输、装卸环节多的特点。如果货物在运输、中转、装卸等中途各环节处理不善，容易使药材运输件出现破损、散包等现象，药材极易受到雨淋水浸、虫害、温湿度变化等影响，发生二次污染。中药材的运输要密切配合业务部门和交通运输部门，减少环节，规范包装，合理运输，以提高运输质量。

4. 环境差异大，贮运时间长

中药材供求双方多数存在着地域跨度大的矛盾，延长了中药材运输的中途时间。由于全国各地地理环境不同，气候又有四时差异，加上中药材具有易受外界因素的影响而发生重量变异的特殊性，要求中药材的运输能按照"及时、准确、安全、经济"的运输原则，选择合理的运输路线、运输方式和运输工具，尽可能减少运输环节，避免运输损失，做到快中求好、快中求省，合理运输。

5. 运输方式多

中药材的运输方式可充分利用陆运（铁路、公路）、航运、水运等现代交通运输工具，安全、便捷地将中药商品运达目的地。近年来，我国各省市重点建设交通事业，特别是公路建设速度较快。与其他运输方式比较，公路汽车运输成为中药材运输的理想运输方式。由于汽车（集装箱）有合适的运输装量，便于同一品种整车发运，使一次运输品种单一，避免了混装易造成的差错事故；同时，运输车辆相对固定，便于清洗、消毒，保证运输工具的清洁，使运输的药材不受污染。人们习惯上把汽车运输比喻为"门对门式的运输"，形象地反映了汽车运输安全、便捷的运输特点。运输物品只需经历始发地一次性装车，到达目的地后收货单位一次性卸货，大大减少了铁路、船运、航运等其他运输方式需要多次装卸货物的运输环节，降低了运输件的破损、散包率，从而减少损失和二次污染，提高运输质量。医药商业部门和药厂生产企业要连同交通运输部门从市场需要出发，开展直达、直线的药材运输形式和运输路线，以节约运力和运输费用，保证运输质量，提高经济效益。

无论用哪一种运输工具对药材进行批量运输时，中药材不应与其他非药材货物混装运输，不应与其他有毒、有害、易串味物质混装，以避免中药材在贮运过程被交叉污染。中药材运输的责任约束中药材商品的运输与其他商品运输一样，必然涉及发货单位、交通运输部门、收货单位三方的运输责任，并为共同的经济责任和经济利益所限制。与一般工业原材料或普通商品相比较，中药材是一类品种多、易变异、有特定药效的特殊商品，在贮运过程中更加受到时效性和安全性的限制，必须强化运输责任。

签订中药材运输合同，是对中药材运输进行责任约束的可靠方式。根据《经济合同法》和有关规定，发货单位、交通运输部门、收货单位本着自愿、平等、互利和有奖有罚的原则，签订中药材运输合同，各方严格按照合同规定履行自己的职责，强化责任意识，减少运输过程中可能发生的责任事故，从而提高运输包件的完好率。中药材运输合同的签署，是提高中药材运输质量的有力保障。

三、中药材运输过程中的标记和标识

《医药商品运输管理试行办法》（原国家医药管理局颁布）第七条规定：医药商品运输包装，应有明显清楚的运输标记，内容包括品名、规格、内装数量、批号、出厂期、有效期、每件重量、体积、生产单位、到站（港），收、发货单位名称和指示标志。危险品必须有国家标准的危险货物包装标志。贵重品可以不书写品名，用商品经营目录的统一缩号代替。这一规定明确要求投运的物品要标志明确。

1. 中药材运输标识的内容

中药材运输包装必须有明显的运输标识，包括收发货标志和包装贮运指示标志。

2. 规范运输标识的意义

规范、明显的运输标识对中药材贮运具有以下重要的意义。

① 使中药材在运输、中转、装卸各环节中交接及验收迅速，防止误发、误收事故的发生。

② 搬运时能严格按照运输包装的标识进行装卸、取放。

③ 根据标识要求，对怕冷、怕热等需要特殊运输条件的药材采用保温或冷藏方式贮运。

④ 特殊药材如细贵药材、毒麻药材标识明确，严格按照有关规定执行，采取相应的贮运措施。

四、中药材运输条件与中药材质量

装载和运输中药材的集装箱、车厢等运载容器和车、船等运输工具应符合以下条件：①车辆固定；②清洁无污；③通气性好；④干燥防潮；⑤温湿调控。

药材产地和其他运输部门对运输车辆相对固定，便于对车辆进行清洗、消毒，以保证运载容器和运输工具的清洁，使运输的药材免遭污染；发运时尽可能采用药材单品种的批量运输，不使中药材与其他药材或非药材货物混装运输，以避免串味、混杂现象的发生。

中药材在贮运过程中有效控制温湿度等贮运条件，是保证中药材在贮运过程中质量稳定所不容忽视的一个方面。运载容器应具备良好的通气性，通气性好可以有效调节运载容器内环境的温湿度；运输途中采用适当的防潮措施，可以保持运输环境的干燥。运输过程中贮运环境的温湿度应符合药材仓贮的温湿度条件。

五、特殊中药材的运输

中药材中有不少品种具有各种特殊的性质特点。如鲜用药材易干枯失鲜或腐烂霉变，一些细贵中药价格昂贵，有的中药质地特殊、质脆易碎，这些都给贮运工作带来了一定的技术难度。针对上述各类药材特性，在贮运中鲜用中药材要注意采取防腐保鲜措施；细贵中药材要严格监管、押运措施；质脆易碎的中药材要用坚固的箱盒包装，避免包装受重压而变形。

易燃中药材和药性剧烈的毒性、麻醉中药，则给运输工作带来了一定的危险性。中华人民共和国交通部标准 JT 617—2004《汽车危险货物运输规则》对"危险货物"的概念作出的规定是：凡具有爆炸、易燃、毒害、腐蚀、放射性等性质，在运输、装卸和储存保管过程中，容易造成人身伤亡和财产损毁而需要特别防护的货物，均属危险货物。易燃中药材和毒麻中药材因具有易燃、毒害等性质同样应该被列入到"危险货物"的范畴，必须参照国家药品监督管理部门和相关部门颁发的各项管理规定，对易燃中药材及毒性、麻醉中药材的生产、供应、运输、使用等实行严格的管理。在运输这些特殊品种的过程中，应当采取有效措施，防止盗窃、人身伤害、燃烧、爆炸等事故的发生，确保贮运安全。

第七节　中药材的贮藏

药材的贮藏是中药材流通使用中的一个重要环节，是保证中药材质量的必不可少的重要组成部分。重视药材的存贮和运输，与重视药材生产同等重要。随着中药材种植、生产的规范化管理，加强仓贮管理、改善仓库条件对于保证药材的质量来说，就显得尤为重要。

中药材的养护保管是一项知识面广、技术性强的工作，既有传统的经验，又有科学的新技术。中药材资源丰富，品种多样，特性各异，中药材仓贮条件必须符合药典规定，因此各中药材生产地应该根据当地所产药材的特性，改变农户自由采收存贮的形式，建设规范的中药材贮存库房，合理贮存中药材。在此基础上逐步建立形成一套科学的中药材存贮库房，合理贮存中药材，逐步建立形成一套科学的中药材养护措施，使产地的中药材仓库养护科学化、现代化。

一、中药材贮藏与中药材质量的关系

中药材从种植到应用要历经采收、加工、炮制、运输、贮藏与养护等若干环节。贮藏贯穿于商品流通的整个过程；养护，就是指商品在贮藏期间，采取必要的保护措施，达到质量上的完好。贮藏与养护，两者在药材进入仓库之日起就联系在了一起。贮藏与养护是保证药材质量和数量的重要环节，正如俗话所说："中药质量七分在制，三分在贮藏与养护"。如果贮藏与养护不当，会使药材出现发霉、虫蛀、变色、走油、气味散失、潮解、风化、磨烂等变质现象，导致药材性状、化学成分与性味发生变化而变质，甚至完全失去疗效。每年因中药材贮藏与养护不当造成不小的经济损失。贮藏和养护工作要遵从"安全贮存，科学养护，保证质量，降低消耗，收发迅速，避免事故"的原则，根据产地的药材品种、地理和气候特点制定相适应的养护措施。中药材的贮藏、养护与中药材的质量和疗效密切相关，必须给予充分重视，将传统经验与现代养护技术相结合，才能保证药材的质量和安全。

二、国家对中药材贮藏的相关规定

1.《药品管理法》对中药贮存的规定

《药品管理法》第二十条规定：药品经营企业必须制定和执行药品保管制度，采取必要的冷藏、防冻、防潮、防虫、防鼠等措施，保证药品质量。

2. GAP 对中药贮存的要求

《中药材生产质量管理规范（试行）》中与中药材贮藏相关的条款有如下几条。

第三十一条　鲜用药材科采用冷藏、砂藏、罐贮、生物保鲜等适宜的保鲜法，尽可能不使用保鲜剂和防腐剂。如必须使用时，应符合国家对食品添加剂的相关规定。

第三十九条　药材仓库应通风、干燥、避光，必要时安装空调及除湿设备，并采取防鼠、虫、禽畜的措施。地面应整洁、无缝隙、易清洁。

药材应存放在货架上，与墙壁保持足够距离，防止虫蛀、霉变、腐烂、泛油等现象发生，并定期检查。

在应用传统贮藏方法的同时，应注意选用现代贮藏保管新技术、新设备。

三、GSP 对中药材贮存的要求

《药品经营质量管理规范实施细则》第十八条：药品批发和零售连锁企业应根据所经营药品的贮存要求，设置不同温、湿度条件的仓库。其中冷库温度为 2～10℃；阴凉库温度不高于 20℃；常温库温度为 0～30℃；各库房相对湿度应保持在 45%～75% 之间。

第二十条　企业经营中药材、中药饮片的还应配置水分测定仪、紫外荧光灯、解剖镜或显微镜。

第三十九条　药品堆垛应留有一定距离。药品与墙、屋顶（房梁）的间距不小于 30cm，与库房散热器或供暖管道的间距不小于 30cm，与地面的间距不小于 10cm。

第四十条　药品贮存应实行色标管理。其统一标准是：待验药品库（区）、退货药品库（区）为黄色；合格药品库（区）、零货称取库（区）、待发药品库（区）为绿色；不合格药品库（区）为红色。

第四十三条　对库存药品应根据流转情况定期进行养护和检查，并做好记录。检查中，对由于异常原因可能出现问题的药品、易变质药品、已发现质量问题药品的相邻批号药品、贮存时间较长的药品，应进行抽样送检。

第四十四条　库存养护中如发现质量问题，应悬挂明显标志和暂停发货，并尽快通知质量管理机构予以处理。

第四十五条　应做好库房温、湿度的监测和管理。每日应上、下午各一次定时对库房温、湿度进行记录。如库房温、湿度超出规定范围，应及时采取调控措施，并予以记录。

第四十七条　药品批发企业在药品出库复核时，为便于质量跟踪所做的复核记录，应包括购货单位、品名、剂量、规格、批号、有效期、生产厂商、数量、销售日期、质量状况和复核人员等项目。

目前，中药商业企业的仓库管理工作，仍有一部分参照《中药商业企业二级仓库标准及验收细则（试行）》（原国家中医药管理局下发）进行建设管理。

四、中药材贮藏仓库的类型和技术要求

1. 中药材仓库的类型

依据仓库的露闭形式不同，分为露天库、半露天库和密闭库。露天库和半露天库一般仅做临时的堆放或装卸，或做短时间的贮藏，而密闭库则具有严密、不受气候的影响、存贮品种不受限制等优点。

2. 中药材仓库的技术要求

现代中药仓库的建筑要求，在性能上要求仓库的地板和墙壁应是隔热、防湿的，以保持室内的干燥，减少库内温湿度的变化；仓库通风性能良好，以散发中药材自身产生的热量，又是保持干燥的重要条件；仓库密闭性好，避免空气流通而影响库内的湿度和温度，同时对防治害虫也有重要作用；建筑材料能抵抗昆虫、鼠的侵蚀；避免阳光的照射；仓库建有冷藏库房。仓库在建筑时，为了达到坚固、适用、经济的目的，应在长度、宽度、地面、墙壁、房顶、门窗、库房柱、照明与通风等方面达到规定的技术数据要求。具体的建库要求可参照 GSP 实施细则和《中药商业企业二级仓库标准及验收细则（试行）》中的规定。

在药材种植基地建造的中药材仓库，除了建筑本身应符合性能和技术要求外，还应充分

顾及仓库所处的建筑地理位置。产地的中药材仓库应与药材种植地相邻近，远离家禽、家畜等的饲养场所，避免禽畜进入药材的仓库，吃食、污染中药材。

目前在 GAP 基地建立仓库，一是利用原有条件较好的仓库。例如上海华宇药业公司在甘肃渭南建立的黄芪生产基地，而仓库则利用国家在定西的中药贮备库。该库年平均气温 19℃，最高湿度 69℃，冬季仅 40℃，有防鼠灭虫安全保管等一整套管理制度，并在药材检验上应用电子显微镜、水分测定仪等仪器。二是在基地建设符合仓贮要求的仓库。例如陕西天士力植物药业有限公司在基地建造了 $1300 m^2$ 的高架仓库，层高 9m，贮存的药材全是定额包装，机械装卸，严密监控仓库的湿度和温度。使用电子驱虫器和粘鼠板，确保贮存药材的安全、有效。

该公司根据基地地域生产出来的丹参实行批号管理，对药物在使用过程中，提供了可追溯性的条件，这对药物生产流通使用中的可控性和追溯性。

五、中药材贮藏的养护技术

1. 传统养护技术的发展

我国中药材的养护技术大致经历了三个阶段的发展变化。

第一阶段主要是继承传统的养护方法，如采用硫黄熏蒸以防治害虫，用日晒、火烤、热蒸、石灰吸潮，干燥药物，存量小、性质特殊的药材采用药物对抗同贮法，起到防虫作用。第二阶段，中药仓库较普遍地开展了仓库温湿度管理，以化学剂替代了硫黄熏蒸，并实现了大面积防治害虫的目的，采用氯化钙吸潮、空气除湿机除湿，特别是气调养护的新技术普遍推广，除氧技术发展较快，中药材的保质养护技术得以更新，使中药仓库的经济效益和社会效益明显提高。第三阶段主要表现在近年来新项目新技术不断应用到中药材仓贮养护中，实现了温湿度管理的自动控制，建成空调库、低温库的电脑控制大大提高了一些细贵、特殊中药材的养护质量，水分控制、仓虫、霉菌等指标的调查、研究，作为科技项目取得了不少新的研究进展和成果。

2. 各类中药材的保管养护主要方法

（1）易生虫药材　对易生虫的药材，在保管过程中除了要勤检查以外，还必须从杜绝害虫来源、控制其传播途径、消除繁殖条件等方面着手，才能有效地保证其不受虫害。因此，贮存这类药材，如党参、款冬花、薏苡仁、乌蛇等，首先要选择干燥通风的库房。库内地面潮湿的，应加强通风，并可在地面上铺放生石灰、炉灰、木炭等；架底垫木高到 40cm 以上，在垫木上最好铺上木板芦席或油毡纸等以便隔潮。另外，对不同药材可以采取密封、冷藏、熏蒸、对抗等适当的养护措施，以保证药材不虫蛀。

（2）易走油发霉药材　药材少油发霉，能够影响药效，特别是发霉严重的，霉烂变质后能完全失去疗效。药材发霉，是指在药材上寄生和繁殖了霉菌，称为"霉变"。对这类药材的保管，最忌闷热。如牛膝、天冬、白术等保管不善，都可产生走油或霉变，故应置于通风干燥处，严防潮湿。

（3）易变色及散失气味药材　部分花、叶、全草及果实种子类药材，由于所含的色素、叶绿素及挥发油等受温度、湿度、空气、阳光等的影响，易失去原有的色泽和气味，如莲须、红花、丁香等，在贮存保管中应根据药材的不同性质以及具体条件，进行妥善养护。贮存场所要干燥阴凉，严格控制库的温、湿度。贮存时间不宜过长，并要做到先进先出。最好单独堆放，以免与其他有特殊气味的药材串味。

（4）易熔化、怕热药材　易熔化、怕热药材主要指熔点比较低，受热后容易粘连变形，或使结晶散发的药材，如阿胶、儿茶、樟脑等。对这类药材必须选择能经常保持干燥阴凉的库房，并将药材包装好或装容器里。

（5）易潮解、风化药材　含有盐类物质的结晶体药材，在潮湿的地方或空气中湿度大时，都会受影响而逐渐熔化。当开始熔化时，一般称为"返潮"或潮解，如芒硝、大青盐等。这类药材应选择阴凉、避风和避光的库房，或在室内适宜的地方保管；包装物以能防潮不通风为宜。

（6）需要特殊保管的药材　对剧毒、麻药、易燃性药材及贵重药类应根据各自的特殊性质进行分别保管。

① 剧毒、麻药：如砒石、水银、斑蝥、轻粉等，应专人、专库（专柜）、专账保管，并且注意湿度、温度等影响。贮存供应办法应按毒麻药管理条例进行。

② 易燃性药材：如火硝、松香、硫黄等遇火或高温易燃烧，数量较多的应放在危险品仓库贮存，数量少的也应单独存放，并应远离电源、火源，也应有专人保管。

③ 贵重药材：如人参、鹿茸、羚羊角等，在贮存中，由于成分性质不同，可发生各种不同变异现象。如人参易生虫、麝香易受潮走味等。所以对贵重药类应专柜、专库、专账、专人负责保管。一般用固定的箱、柜、缸、坛等密闭后，贮存在干燥、阴凉、不易受潮受热的地方贮藏。

3. 新技术在中药材仓贮养护中的运用

（1）气调养护技术　是在密闭条件下，人为调整空气的组成，造成低氧的环境，抑制害虫和微生物的生长繁殖及中药自身的氧化反应，以保持中药品质的一种方法。具有杀虫、防霉的作用。气调养护的具体形式：可采用软质结构的塑料薄膜罩帐和硬质结构的气调密闭库。气调养护法具有下列优点：能保持药材原有的色泽和气味，明显优于化学熏蒸法而无残毒；对不同质地和成分的中药均可使用，适用范围广，库房存贮量可调节；操作安全、无公害；比用化学熏蒸剂节省费用。

（2）气幕防潮养护技术　是装在中药仓库门上，配合自动门以防止库内冷空气排出库外、库外热空气又侵入库内的装置，进而达到防潮的目的。由于仓库内外空气不能对流，这就减少了湿热空气对库内较冷的墙、柱、地坪等处形成结露的现象，从而保持仓库的干燥，防止中药霉变。

此外，远红外加热干燥养护技术，微波干燥养护技术、除氧剂封存养护技术、辐射防霉养护技术等都是 20 世纪后期迅速发展起来的养护新技术。

我国已经建立的各大 GAP 种植基地在中药材库房建造设计中，都应在可能的条件下，建设符合规定的库房设施，尽量采用先进的中药养护技术，有效地保护中药的品种，延长中药材贮存期。

4. 中药材常见的变异和养护

根及根茎类药材营养丰富，在适宜条件下，极易发霉、生虫；花类药材在贮藏期中，常发生褪色、发霉、虫蛀、走气、花冠脱落变形等现象；果实种子类中药因自身的呼吸作用，极易吸潮、发霉，同时也极易被虫蛀食；茎、皮类药材易发生霉蛀，皮类药材还容易发生走气现象；菌类药材养护不当极易引起霉变和虫蛀。中药材的在库养护，要合理堆垛，要有效控制温度、湿度、日光、空气等自然因素和霉菌、虫害等生物因素对药材的影响，采用相应的措施，通过防热、防潮、避光、降温、密封包装等方法，起到有效的养护作用。

六、中药材贮藏过程中常见的问题及预防

1. 霉变及其防治

（1）清洁卫生防治　预防中药材霉变要抓好药材生产的各个环节，如采收、加工、包

装、运输、贮藏、销售等各个环节，所接触到的环境、器材、用具、包装材料、运输工具、机器设备等都必须做到清洁卫生，彻底消灭霉菌污染源，控制霉菌传播。

（2）控制中药材的含水量　水是所有微生物肌体的组成成分，和其他生物体一样，水在生活的微生物细胞中参与原生质的组成，细胞在新陈代谢过程中所进行的全部生物化学反应都是在有水的情况下进行的，没有水或水分含量很低，微生物就不能生存或生长繁殖将会受到抑制。中药材含水量的高低对霉菌生长繁殖有直接影响，大量实践证明，大多数中药材含水量的安全范围是在 13％ 以下，这时霉菌在药材内不能生长；当含水量超过 15％ 时，则有利于霉菌的生长。故保持中药材的干燥，使其含水量控制在一定的范围内，是抑制霉菌生长繁殖，防止中药材霉变的重要措施。

通常可采用晾晒或烘烤的方法除去药材中过高的水分。对含水量合格的中药材可采用密封法，把一定范围内的中药材与外界隔绝开来，对空气的温度和湿度进行调控，以起到防止中药材霉变的作用。常用的密封法有：整库密封、小仓库密封、堆垛密封、小件密封（橱密封、箱密封、缸密封、袋密封等）、橱柜密封、货架密封、窑密封等。

（3）控制库内空气的相对湿度　霉菌生长发育所需的相对湿度在 75％ 以上，如将库内空气的相对湿度控制在 70％ 左右，药材含水量控制在 13％ 以下，这两个指标同时控制，则各种霉菌不能生长，就可防止中药材发霉。如果相对湿度高于 75％，即使药材的含水量在安全范围之内，也会由于相对湿度大而逐渐吸潮，引起生霉。

降低库内相对湿度的方法有：①通风降湿法，当库内相对湿度高于库外时，可在库内安装排风扇或打开库房门窗和通风口，利用自然风力，让库内外空气自然交换，将库内的湿空气排出；但当库外的相对湿度大于库内时，如阴雨天或梅雨季节则不宜采用此法；②吸湿剂降湿法，吸湿剂的种类很多，如生石灰（吸水率 20％～30％）、无水氯化钙（吸水率 100％～130％）、钙镁吸湿剂（吸水率在 100％ 以上）、硅胶（吸水率 30％～50％）、草木灰（吸水率约 5％）、木炭（吸水率约 3％）等，可视具体情况选用；注意，采用吸湿剂降湿时应关闭门窗，避免库外潮气影响；某些易失水变质的药材，在吸潮时应采取隔离措施；库内到达安全湿度时即应停止吸湿，以防药材过分干燥发生干枯、脆裂；及时更换和清理已吸湿饱和的吸湿剂；③机械除湿法，采用机械设备去除去库内过多的水汽；常用的有空气去湿机、电热去湿干燥器、垛底通风驱湿机等。

（4）控制库内温度　霉菌生长的最宜温度在 20～35℃ 之间，将库内温度控制在 20℃ 以下，特别是在 5～10℃ 霉菌基本上不能生存，可有效地防止药材霉变。控制和调节库内温度，首先要求库房要有一定的隔热功能，如墙体、屋顶材料的性能，仓库层高和朝向等。库房本身的隔热性能好，才能有效地减少和防止太阳辐射引起的库内温度升高。在此基础上可采用自然通风降温、机械通风降温或避光降温等措施控制库内的温度，使之达到防霉要求。

对霉变中药材的处理：有轻微霉变的中药材经日晒或烘烤干燥后根据药材的形状和质地选用干刷刷去霉菌或放入撞笼、布袋、麻袋中来回撞击将霉去掉。不宜用刷法或撞法去霉的，亦可用水淘洗法去霉，淘洗速度要快，切忌水泡，淘洗后立即捞出晒干或烘干。类白色药材在去霉后可按每 100kg 用 250～300g 硫黄熏蒸后干燥，以恢复原色。对味酸又不宜用上述方法去霉的药材，如山茱萸、乌梅、五味子等还可按 100kg 用 4～6kg 化醋喷洗，然后闷润 1～2h 再晾干。

若霉斑面积占药材表面 1/4 以上，霉斑呈黄、绿、黑、灰等色，药材变软，霉味甚浓，药材内部质地和颜色发生变化时则应按劣药处理，予以销毁，不得再作药用。

2. 虫蛀及其防治

害虫蛀蚀药材，轻则出现空洞，严重时将药材蛀蚀一空，使药材有效成分丧失，降低或失去疗效。害虫蛀入药材后其分泌物、排泄物、死亡的尸体对药材造成污染，同时害虫本身也带有霉菌、病毒和致病菌，使药材受到微生物污染，被蛀蚀的药材进一步霉烂变质。据调查，500种常用中药材中有70%以上的品种易受虫蛀，每年因虫驻带来惊人的经济损失。防蛀成为贮藏药材的重要任务之一，虫蛀的防治方法大体可分为物理方法和化学方法及近代发展起来的气调养护法。物理法包括清洁卫生防治法、密封防治法、对抗防治法、调节湿度法等。化学法主要是化学药剂熏蒸法。

（1）清洁卫生防治　清洁卫生防治也叫环境卫生防治，是各种防治工作的基础，具有经济、安全、有效、无污染的优点。中药害虫的滋生需要一定的温度、湿度，并喜欢在孔洞、缝隙、阴暗、潮湿、不通风、肮脏的环境中栖息活动。地面应整洁、无缝隙、易清洁。做好药材加工场地、包装材料、运输工具、库房及周边环境的清洁卫生，清除垃圾和隐藏的害虫，造成不利于害虫繁衍和传播的环境，并定期地进行环境消毒，消灭隐藏在器材、用具和仓库中的害虫是防止害虫侵入的有效方法。也是贯彻"以防为主，防治并重"的中药贮藏养护方针的重要措施。

（2）密闭防治　密闭防治或密封防治是采用一定的容器（器具）、材料或库房等，将中药材密封或密闭起来，使之与外界的空气、日光、水蒸气、温度、微生物、害虫等隔离，尽量减少或不受这些因素对药材的不良影响。在密封的条件下，药材自身、微生物及害虫的呼吸作用会使密封环境中的氧气消耗，二氧化碳含量增加，同时因氧气含量下降又会使害虫和微生物的呼吸受到抑制以致窒息，从而防止药材虫蛀、霉变。密封的形式和容器很多，传统的采用瓶、罐、坛、缸、铁桶、箱、柜等容器，现代采用塑料薄膜袋、薄膜罩帐以及密封小室、密封库等密封贮藏，尤其是贮藏量较大的密封库适应大批量贮藏药材的需要。如在密封容器内添加吸湿剂则更能增强干燥防霉、防虫的效果。在密封贮藏前，必须将贮藏的药材进行充分的干燥，使其水分含量控制在安全范围之内，并且药材应是无虫、无霉的清洁药材，若已有虫、霉发生，必须妥善处理后才能密封，否则在密封后容易因药材含水量过高更易引起发霉、虫蛀。

（3）对抗防治　主要是利用一些具有特殊气味，能起驱虫作用的药材或物品，与易生虫的中药材共贮，以达到防止害虫发生的目的。常用的对抗驱虫方法有：花椒防虫，利用花椒的香辣气味，防治许多动物药生虫，可将花椒直接撒在药材上与药材共贮。荜澄茄所含的芳香油杀虫效果很好，其芳香油与易生虫的中药，特别是动物类药材共贮，防虫效果更好。樟脑防虫，将樟脑用纸包成小包，每包10～15g，放在贮藏药材的容器内，然后密封，可起到良好的防虫效果。此外，丹皮与泽泻同贮，泽泻不生虫，丹皮不变色。在易虫蛀的动物药和富含淀粉、糖类的根及根茎类药材中拌入大蒜共贮，可起到很好防虫效果，也可利用酒精挥发的乙醇蒸气来杀灭或驱除害虫，其方法是将盛有酒精（或白酒）的广口瓶，瓶口敞开，上盖砂布，放于贮藏药材容器的底部，上面放上干燥的中药材，密闭容器，此法对含糖、淀粉、蛋白质多的药材比较适宜，如枸杞、大枣、桂圆、冬虫夏草、当归等，用此法可贮藏较长时间而不变色、变味和虫蛀。此外还有冰片、薄荷脑、丁香、小茴香、肉桂等香气浓烈的药材可用纱布包裹，置于易生虫药材的容器中，密闭容器，使这些药材的香气成分在容器内保持一定的浓度，即可起到防止虫蛀的作用，一般两种药材的用量比例是1∶1。对抗防治法为传统有效的养护法之一，具有简便易行、不污染药材和环境，对贮藏的中药材和人、畜安全无毒等优点，但缺点是效果不够稳定，防霉效果差，不适用于大量药材的贮藏。

（4）高温防治　中药害虫对高温的抵抗能力较差，高温可导致害虫过度失水，代谢失调，甚至蛋白质凝固，组织坏死而死亡。害虫在环境温度40～45℃时，就会使生理代谢活动失去正常，基本停止生长、发育、繁殖。若环境温度升高到46～48℃，绝大多数害虫将处于热昏迷状态，如此温度持续时间较长，可致害虫死亡。如环境温度在 48～52℃ 或以上时，害虫在短时间内就能死亡。因此用高温法可有效防治药材害虫。

常用的高温防治方法有：①暴晒法，即将药材置于日光下暴晒，日光中的紫外线和热能能杀灭害虫和虫卵，但本法不适于易变色和含挥发油性成分药材；②烘烤法，在加热烘烤时，使温度保持在 50～55℃ 5～6h，即可杀灭害虫，烘烤药材一般温度不宜超过 60℃，而含挥发性成分的药材则不宜超过 50℃；③热蒸法，将受到虫蛀的中药放入蒸笼或蒸锅内，蒸至透心，利用水蒸气杀死害虫及虫卵，此法适用于需要蒸煮加工或炮制的药材，如附子、地黄、黄精、何首乌、桑螵蛸等。

（5）低温冷藏防治　低温冷藏法是将易虫蛀的中药材贮藏于冷藏库或冰箱（柜）中，防止药材生虫或抑制致死的贮藏方法。其优点是能防虫蛀，防霉变，对药材质量无影响，尤其适用于贵细药材。但所需费用较高。

中药害虫在 6～15℃ 时，生命活动处于最低限，如温度降到 -4～6℃，则其生理代谢极其缓慢，处于蛰伏休眠的冷麻痹状态，若低于 -4℃，虫体细胞内的游离水结冰，原生质失水而浓缩，细胞代谢积累中毒，细胞膜破裂，酶亦失去活性，生理机能停止，害虫死亡。蛀蚀中药的害虫种类不同或即便是同一种害虫的不同虫期，对低温的耐受温度和时间也不一样，故低温冷藏应保持一定的温度和时间，才能达到杀灭害虫的目的。

（6）化学药剂防治　防治中药害虫的化学药剂种类较多，有熏蒸剂、触杀剂、驱避剂等，但常用的是熏蒸剂。用于杀灭药材仓虫的理想化学的药剂必须具备挥发性强，有强烈的渗透性，能渗入药材包装内，效力强，作用迅速而持久，能在短时间能杀灭仓虫和虫卵，杀灭害虫后能自动挥散而不残留在药材内，对药材的质量基本没有影响，对人类无害，价廉的特点。熏蒸剂是利用某些化学药剂产生的有毒气体来杀灭仓虫，可用于各种药材的仓虫防治。目前较常用的杀虫防霉剂有如下几种。

① 氯化苦（CCl_3NO_2）。化学名为三氯硝基甲烷，为无色或略带黄色的液体，几乎不溶于水，室温在 20℃ 以上时能逐渐挥发，有强烈的刺激性和催泪性，即使气体浓度很低也会引起流泪，其化学性质稳定，不燃烧，不爆炸，不与酸碱起作用，为有效的杀虫剂，对常见中药害虫都可致死。通常采用喷雾法或蒸发法，密闭熏蒸 2～3 昼夜，用量一般为 20～30g·m^{-3}。但氯化苦挥发性、扩散性和渗透性都较差，在光的作用下，在水中会水解，产生强酸性物质，对金属和动植物的细胞均有腐蚀作用；同时氯化苦易被所熏的药材吸附，如果温度较低，毒气约一个月或更长时间才能散尽。氯化苦对人体毒性很大，在空气中氯化苦浓度为 0.2g·m^{-3} 时，7min 能使人致死，由于熏蒸杀虫药量远远超过这个浓度，使用氯化苦必须注意安全。氯化苦最早用于熏蒸粮食，近年来各国发现氯化苦熏蒸粮食时，残留量高，污染严重，并可能有致癌作用，1974 年日本已禁止氯化苦熏蒸粮食。因毒性强，残留量高，建议在中药材养护中最好不用。

② 磷化铝（AlP）。纯品为黄色结晶，在干燥条件下很稳定，但易吸潮分解，产生有毒气体磷化氢（PH_3），故应干燥防潮保存。磷化铝片剂是由磷化铝、氨基甲酸铵及其他辅助剂混合压制而成的，3g·片$^{-1}$，可放出 1g 磷化氢气体，市售磷化铝片用量为 5～6g·m^{-3}。磷化氢气体有电石或大蒜气味，有"警戒性"，有较强的扩散性和渗透性，故不易被药材吸附，散气快。磷化铝对各种中药材害虫和微生物有强烈的杀灭作用，而且还能抑制药材的呼吸作用，是当前主要的化学防治药剂。但磷化氢对人体有害，可引发眩晕、支气管炎或浮肿等建议在中药养护中慎用。

③ 硫黄。主含硫（S），硫黄燃烧产生的二氧化硫对药材进行密闭熏蒸，用量为 1m^3 药堆用 100～150g，可杀灭螨类和害虫。但本品能使药材褪色，并使有些有效成分含量下降，

使药材味道变酸，带有硫黄气并发脆和破碎，且对金属有侵蚀作用。

对少量药材的熏蒸可在贮有药材的密闭箱内，放置氯仿、四氯化碳、二硫化碳、酒精等易挥发性液体药剂，浸透药棉，或将药剂直接喷洒于药材表面，药剂挥发产生的蒸气通过仓虫的呼吸系统进入虫体内部组织引起中毒，经过一定时间死亡。如 $4m^3$ 的库内滴加 1mL 氯仿或四氯化碳，可将药材上的成虫或幼虫全部杀死完，隔一至两周再滴加一次，可将虫卵孵化的幼虫杀死，再隔一至两周又滴加一次可确保药材在夏季不再生虫。熏蒸后的药材在使用前应摊晾一至两天，使药剂气味散尽。

以上化学药剂对人体健康有损害，吸入过多可中毒死亡。在熏蒸操作时，要戴防毒面具或口罩、眼镜及防护手套，施药动作要快，施药后迅速离开熏蒸现场。患有心脏病及高血压，妇女在怀孕期、哺乳期、月经期都不宜参加施药。应慎用化学药剂熏蒸药材。

（7）对虫蛀药材的处理　蛀空少，药材内部正常者为轻度蛀蚀，蛀空多，内部虚空，甚至一捏即碎者为重度蛀蚀。有的药材外表无明显蛀空，必须折断检查内部。取 1kg 平均样品，用筛孔为 2.5mm 的筛子筛下甲虫类，再过筛孔为 0.5mm 的筛子筛下螨类，每次筛3min，每分钟为 120 转，蛾类和较大的甲虫可用手挑拣，计算样品中仓虫和螨的个数，可将虫蛀药材分为三级，一级：1kg 样品中螨类不超过 20 个，甲虫类、蛾类（包括成虫、幼虫，下同）1～5 个，允许处理过后再供药用。二级：1kg 样品中螨类超过 20 个，但粉螨可在药材表面自由移动，尚未形成团块，甲虫类、蛾类 6～10 个，允许处理后用于制剂生产。三级：1kg 样品中螨类很多，并已形成致密毡样团块，移动困难，甲虫类、蛾类超过 10 个，应全部销毁。

3. 变色及其防治

变色是指药材的固有的颜色发生改变的现象。每一种药材都有自身固有的颜色，颜色是药材品质优劣的标志之一，颜色的改变常标志药材质量发生了变化。药材在采收、加工、贮藏过程中常因方法不当而引起变色。引起药材变色的原因主要有如下几种。

（1）因酶作用引起的变色　有些药材所含的成分如黄酮类、鞣质、羟基蒽醌类等，其结构中含有酚羟基，在药材自身所含酶的作用下，发生氧化、聚合等化学变化，形成大分子的有色化合物，而使药材的颜色加深。

（2）非酶作用引起的变色　非酶作用引起中药变色的原因较多。①药材的化学成分变化。有些药材含有糖及糖酸类物质分解产生的糖醛或其他类似化合物，这些化合物含有活泼的羟基，能与一些含氮化合物缩合或环合，形成棕色或其他颜色的化合物而使药材变色。有些药材所含蛋白质内的氨基酸，可与还原糖作用而生成大分子棕色化合物而致药材变色。②日光和氧气。有的药材如花类、叶类和全草类等含有色素，在日光的直接照射下，色素因发生光化学反应使药材变色。或因长期贮藏，空气中的氧气使花色素发生氧化作用也可使药材变色。③加工方法不当。药材在加工干燥时，因烘烤温度过高或暴晒，或用硫黄熏蒸，可使药材变色。④贮藏养护不当。药材因贮藏、养护不当使温度、湿度过高，引起药材生霉、虫蛀、"走油"等亦可致药材变色。

易变色中药的养护：各种中药材在生产、流通、贮藏过程中均可能伴有或多或少的颜色变化，但其中大多数花类、叶类、全草类或部分果实种子类如枸杞子、五味子、山茱萸、薏苡仁、佛手片、根及根茎类如黄精、玉竹、麦冬、天冬、山药、川贝母、浙贝母等最容易变色。

针对引起中药材变色的原因，对含有大量酶的中药材在产地初加工时可采用烘烤、沸水蒸、潦寒等方法迅速破坏酶的活性。在贮藏中库房应保持干燥、阴凉、避光，库房的温度最好不超过 30℃，相对湿度控制在 65%～75% 之间。为便于管理，花类药材最好专库贮存。

易变色的药材不宜久贮，且应坚持"先进先出，易变先出"的出货原则，防止药材变色。此外，对易变色的中药还可根据不同的品种和性质，采用晾晒法、烘烤法、密封法、吸潮法、冷藏法、气调法等加以养护。

4. "走油"及其防治

中药"走油"又称"泛油"，是指某些药材的油质泛出药材表面，或因药材受潮、变色、变质后表面呈现油样物质的变化，便为"走油"。前者如苦杏仁、桃仁、郁李仁、柏子仁等（含脂肪油）及当归、独活、肉桂、肉豆蔻等（含挥发油）；后者如天冬、麦冬、黄精、玉竹、党参、枸杞子等（含糖质）。引起"走油"的主要因素有如下几种。

（1）贮藏温度和湿度过高　药材所含的油质往外溢出，如苦杏仁、桃仁等。

（2）与药材所含的某些成分有关　中药"走油"决定于内在因素，含脂肪油的药材，如柏子仁，含挥发油类的药材，如当归、独活，含黏液质、糖质的药材，如麦冬、天冬、党参等都容易泛油。但外因是促使它变化的条件，故在养护上，要严格控制贮藏条件。

（3）贮藏时间过久　药材的某些成分由于长期接触日光或空气中的氧气而引起氧化、聚合等化学变化使得药材变色、变质、走油，如天冬。

"走油"的外因中，温度高、湿度大影响最大，易"走油"的药材在贮藏中应选择阴凉、干燥的库房，保持低温低湿的环境，控制其温度和湿度在安全范围之内，并减少与空气的接触。堆码不宜过高过大，保持库房的良好通风以降低库内的温度和湿度。易"走油"的中药材往往容易发霉、生虫，故一些防止药材发霉、生虫的方法也同样可以防止药材"走油"，如密封法、晾晒法或烘烤法均可除去药材过多的水分，防止药材发霉、"走油"。

5. 散失气味及其防治

散失气味是指中药因贮藏养护不当而造成某些易挥发性成分，如挥发油等挥散损失，使中药的气味发生改变的现象。任何中药都有自己固定的气味，尤其是有强烈芳香气味的中药大都含有挥发性成分，这些成分都是重要的有效成分，所以气味常是中药质量的重要标志之一。如樟脑、冰片、荆芥、薄荷、丁香、肉桂、麝香、安息香等中药气味的散失常与温度增高、湿度增大或中药受潮等因素关系密切，在贮藏养护中应采取相应的措施保证中药固有的气味不致改变。

采取低温、低湿是贮藏这一类药材的主要措施，药材应贮存在干燥、阴凉、避光的库房内，相对湿度以 70%～75% 为宜，并不必过多的通风。防治气味散失的养护方法可采用密封法、吸潮法、晾晒法、气调养护法等，并不宜久贮。

6. 风化、潮解、熔化、黏结及其防治

有些矿物类中药因含结晶水如贮藏养护不当，结晶水容易丧失而造成风化，如芒硝、胆矾、硼砂等。有些经过盐水煮制或盐腌制过的药材具有较多的盐分，容易吸水、潮解、变软、发霉或腐烂，如盐附子、全蝎、盐苁蓉及海产药材昆布、海藻等。有些药材受热易熔化，如阿魏。有些中药受热吸潮易发生黏结，如乳香、没药、儿茶等。在贮藏养护当中，应采取密封法，使易风化和潮解的药材与外界空气隔绝，并贮藏于阴凉干燥避光处，防潮保存。对于盐水煮制或盐腌制的药材，必须放在阴凉干燥的仓库内单独贮藏，不能与其他药材靠拢以免吸潮流水影响其他药材，最好装入缸、坛内密封，贮于阴凉干燥处。盐苁蓉、盐附子等也可用塑料罩帐采取整件密封。易受热粘连的药材应以缸、铁皮箱装密封，或装塑料袋内，置于相应的容器中，用密封法，贮于阴凉干燥的库内，防止高温受热粘连。

总之，对于各类中药材应根据各自不同的特性，采用不同的方法进行贮藏养护，避免变质，保证其疗效。

七、特殊中药材的贮藏与养护

所谓特殊中药材是指除具有中药的一般性质以外，还具有某些特殊性质的药材，由于其性质特殊必须专门保管。特殊中药材包括毒麻药材、贵细药材、易燃药材和鲜用药材等。

1. 毒麻药材

包括毒性和麻醉药材。毒性中药材的品种有砒石（红砒、白砒）、砒霜、水银、生马钱子、生草乌、生白附子、生附子、生天南星、生巴豆、斑蝥、青娘虫、红娘子、生甘遂、生狼毒、生藤黄、生千金子、生天仙子、闹洋花、雪上一枝蒿、红升、白降丹、蟾酥、洋金花、红粉、轻粉、雄黄。麻醉中药材品种有罂粟壳。

毒性中药材都具有大毒，如贮藏和使用不当会危及生命安全，应严格按照 1988 年 12 月 27 日国务院发布的《医疗用毒性药品管理办法》执行。麻醉药应按 1987 年 11 月 28 日国务院发布的《麻醉药品管理办法》执行。

毒麻药材的养护应根据它们的品种来源、理化性质、库存数量的多少分别选用适宜的养护方法。植物类、动物类毒性药材主要是防潮、防霉、防虫蛀，可采用密封法、吸潮法、气调法和冷藏法养护。矿物类毒性药材主要是防止氧化、光化学反应、温度和湿度引起的变质，一般可采用容器密封法养护。

毒麻中药材在贮藏保管时，必须有严格的保管制度，做到专仓、专柜、加锁专人保管，并有明显的标志，建立专门的登记账目，记载收入、发出、消耗等情况。如保管人员调离本岗位，应办理交接手续，由单位负责人监督复核无误方可离岗。

2. 贵细药材

贵细药材指资源稀少、经济价值高、药材产量少、疗效卓著的一类药材。主要包括人参（山参、移山参、元参及其各种商品规格）、西洋参、三七、西红花、冬虫夏草、麝香、牛黄（天然牛黄）、羚羊角、鹿茸、海龙、海马、猴枣、马宝、狗宝、燕窝、蛤蟆油等。

牛黄、猴枣、燕窝等质脆易碎的品种在保管时要特别注意，防止其破碎、残损，可采用箱、柜、坛、缸等封固后保存在阴凉干燥处。冬虫夏草、燕窝、蛤蟆油、海马、海龙、人参、三七等易受潮、发霉、生虫，应贮藏于通风干燥处，麝香易挥发散失气味，应用容器密封，低温贮藏。西红花易变色或失油干枯，羚羊角等受热易过度干燥而干裂，应贮藏在阴凉处。

贵细药材在贮藏保管时，必须放在安全可靠的库内，有专人保管，并做好保密工作，严防盗窃或其他事故发生。平时应进行定期不定期的检查。在梅雨季节，更应勤加检查，对易发霉、生虫的贵细药材可采用密封法、吸潮法、低温冷藏法、气调法进行养护。

3. 鲜用药材

《中药材生产质量管理规范（试行）》第三十一条要求：鲜用药材可采用冷藏、砂藏、罐贮、生物保鲜等适宜的保鲜方法，尽可能不使用保鲜剂和防腐剂。如必须使用时，应符合国家对食品添加剂的有关规定。

八、中药材贮藏的新技术与新方法

1. 气调养护技术

气调是"空气组成的调节管理"的简称，在国外，称为"Controlled Atmosphere"，即"空气调节"，简称"CA 贮藏"。用气调方法对中药材进行贮藏与养护又称为"气调养护"，是将药材置于密闭的容器或库房内，在密闭条件下人为调整空气成分组成的比例，造成低氧环境，抑制害虫和微生物的生长、繁殖及药材自身的呼吸和氧化反应，以保持中药材质量的一种贮藏方法。该方法可起到杀虫防霉，有效地防止药材变色、变味、"走油"等变质现象发生的作用，且无残毒、无公害，费用较低，尤其是在贮藏极易虫蛀、霉变及贵重稀有药材时，更具有实用价值，是科学而经济的贮藏养护技术。

空气是一种混合性的气体，在标准状态下它的正常化学组成（体积分数）是：氮 78.09%，氧 20.95%，氩 0.93%，二氧化碳 0.0272%，及微量的氢、氖、氦、氙、臭氧等。其中氧气是微生物及害虫生长繁殖的必需条件；一般氧气体积分数在 8% 以下能防虫，2% 以下能使害虫脱氧死亡，1% 以下能加快害虫死亡速度，0.5% 以下可以杀螨和抑菌。高浓度的二氧化碳，使微生物及害虫不能进行呼吸作用，一切生命活动受到阻止，以至窒息而死亡。霉菌中的某些青霉和毛霉在空气中二氧化碳体积分数达到 20% 时，死亡率就可达 50%～70%，二氧化碳体积分数达到 50% 时将全部死亡。氮气是无臭、无味、无毒的惰性气体。

气调养护的原理是调整库内气体组成比例，充氮或二氧化碳降氧，在短时间内使库房内充满 98% 以上的氮气或二氧化碳，而氧气存留不到 2%，使微生物和害虫因缺氧窒息而死，以保证库内中药材不发霉、不生虫、不腐烂、不变质。

气调养护的基本条件是贮藏药材的容器或库房要密闭，密闭按性质分为硬质结构和软质结构，在药材贮藏当中，目前软质结构多采用塑料薄膜罩帐，硬质结构是将库房改建或建成气调密闭库。

塑料薄膜罩帐应选择气密性能高、气体透过率小，透湿性小、耐腐蚀、抗压力强、较为经济、便于制帐的塑料薄膜，按药材堆垛的体积制成相应大小的罩帐，对药材堆垛进行五面密封或六面密封，前者直接将罩帐与地面密封，后者有薄膜铺底。五面帐与地面密封的方法有压合法、粘贴法和压实与粘贴相结合等方法。

塑料罩帐的气体置换第一步是抽气，用真空泵等将帐内的气体抽至薄膜紧贴堆垛或到 26.7kPa 的真空度为止。第二步是充气，在抽气完成后紧接着用机器向帐内充入氮气或二氧化碳至气体充满全帐为止。用测氧仪测试氧气的浓度，若用于防虫，氧气体积分数至少应在 8% 以下，若用于杀虫，氧气体积分数应在 2% 以下。

密闭库的气体置换，因为气调的密闭库为硬质结构建筑物，库内过高的气压会使库房崩裂，库内过低的负压可使库房倒塌，加上改建的密闭库建筑结构较简单，承受的压力较低，故不能任意抽气和充气，为了保证库房的安全，宜先充后抽，即按库内的空间，先充气 10%～15%，再抽 10%～15%，如此反复多次。为了提高置换比例，宜勤充勤抽，以提高置换的有效率。

2. 低氧低药量防治技术

低氧低药量防治虫霉，是在气调养护过程中，当氧气浓度降到一定程度时再使用低剂量的磷化氢；或在将中药材密闭的条件下，仓虫、微生物、药材呼吸耗氧，使氧的含量减少，二氧化碳含量增加，使仓虫的生存条件恶化，再加少量的磷化铝吸收空间的氧，产生磷化氢气体，使仓虫、霉菌受到抑制或死亡，达到防治虫霉的目的。据天津市药材公司试验，氧体积分数 10%～15%，磷化铝用量 0.1～0.3g·m^{-3}；或二氧化碳体积分数 12%～17%，磷化铝用量 0.1～0.3g·m^{-3}，均可有效防治仓虫，比直接用化学防治用药量降低 20～50 倍。

3. 除氧剂密封贮藏养护技术

除氧剂密封贮藏养护技术是继真空包装、充气包装之后发展起来的一种包装贮藏新技术。除氧剂是一种经过特殊处理的活性铁粉，它和氧气接触就起化学反应，生成一种稳定的氧化物，达到除氧的目的。将这种活性铁粉制成颗粒装成片状，并把它包装于特别的透气纸袋中，将这种小包装的除氧剂与中药材同放于一个密封容器中就能保证药材不生霉、不长虫、不变质。试验证明，采用除氧剂密封贮藏的贵细药材在长达 3 年多的贮藏期内，品质完好。除氧剂安全无毒、无公害、操作简便，具有连续除氧的功能，可维持保管系统低氧浓度的稳定性。

4. 辐射灭菌杀虫养护技术

辐射灭菌杀虫养护技术是应用放射性 ^{60}Co 产生的 γ 射线或加速产生的 β 射线辐照药材饮片与中成药时，具有很强的灭菌杀虫效果，据试验，40～100kcd 能阻止所有虫卵、幼虫和蛹发展到下一阶段。用 γ 射线辐照中药材和中成药可以解决贮藏过程中的发霉和生虫问题。低剂量照射药品后，菌含量可达到国家标准，高剂量辐射后，可达到彻底灭菌。

辐射养护法具有方法简便、效率高、不影响药效，在不超过 1000kcd 的剂量下，不产生毒性物质和致癌物质，无残留放射性和感生放射性的特点。

5. 气幕防潮养护技术

气幕又称气帘或气闸，是装在药材仓库房门上用来配合自动门以防止库内冷空气排出库外，库外热空气侵入库内从而达到防潮目的的装置。因为库内外的空气不能对流，减少了湿热空气对库内较冷的墙、柱、地坪等处形成结露的现象，从而保持库内药材的干燥，防止药材霉变。气幕装置分为气幕和自动门两大部分。用机械鼓动的气流通过风箱结构集中后从一条狭长缝隙中吹出，形成帘幕；电动门与风幕连接，门开启时风幕开始工作，门关闭时风幕即停止工作。试验表明，即使在梅雨季节，库内相对湿度及温度都相当稳定，这表明气幕可以阻止和减轻库外潮湿空气对库内药材的影响，从而能起到防潮养护的作用。

此外，还有环氧乙烷防霉技术、混合气体防霉技术、无菌包装技术、中药挥发油熏蒸防霉技术、蒸汽加热技术等中药养护新技术。

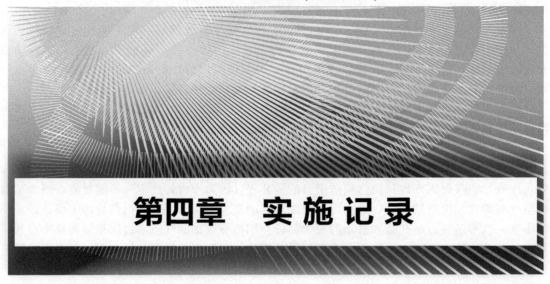

第四章　实施记录

按照《中药材生产质量管理规范》（GAP）的要求，必须对 GAP 实施过程留存纪录，为此，编写组根据相关要求，制作了大量表格，力求准确纪录 GAP 实施过程中的每一个细节，确保工作更加量化和细化。

第一节　生产企业及基地建设内容记录

1. 生产企业登记表

企业名称	中文			
	英文			
注册地址	中文		邮政编码	
	英文			
企业类型		资金来源		
组织形式				
成立时间		职工人数		技术人员比例
法定代表人		职务	职称	
企业负责人		职务	职称	
质量负责人		职务	职称	
联系人		电话		
传真		e-mail 地址		

记录人：　　　　　　　　　　　　　审核人：

2. 种植品种基本情况登记表

	中文名称	
实施品种	英文名称	
	拉丁学名	
	中文名称	
认证品种	英文名称	
	拉丁学名	

认证品种类别:植物药□　　　　　动物药□

标准依据及原植物来源（含拉丁学名）			
属何级科研项目			
种植历史		种植（养殖）规模	
区域或地点种植（养殖）			
种子种苗来源		种子种苗标准级别	
采收期		采收年限	
采收方法		贮藏条件	
是否采用传统加工方法			
药材包装材料类型和来源			
有无注册商标		有无申请原产地保护	
上年度产量		销售去向	
销售量		销售额	
国内年需求量		主要用于何种中成药	

主要出口哪些国家和地区（出口量）：

该品种在国内哪些地区还有种植（养殖），如有请注明具体地区和规模等相关情况	

肥料（饲料）种类		农药（添加剂）种类	
肥料（饲料）名称		农药（添加剂）名称	
主要检验仪器设备			

全部生产药材品种名称	产地（省、市、县）	年生产能力/kg	已取得药品GAP证书编号
备注			

记录人：　　　　　　　　　　　审核人：

填表说明如下。

① 本表填写应内容准确完整，字迹清晰，不得涂改。

② 种植区域或地点：填写详细的种植地点，地址详细到村，如有多处种植地点，应一一详细列出。

③ 生产规模：植物以亩为单位。

④ 种植历史：指该品种在当地的人工种植历史。单位为年。

⑤ 国内年需求量：以 kg 为单位，为预计量。如供出口，应同时注明年出口量。

⑥ 联系电话号码前标明所在地区长途电话区号。

3. 基地建设内容登记表

基地建设区域						
基地建设面积						
种源区块划分	数量、位置					
	面积					
办公楼	位置和面积					
加工场地	位置和面积					
记录人：			审核人：			

4. 中药材栽培情况登记表

药材名称(包括拉丁学名)			原产地及道地性		
药材生长发育适宜温度情况	中期		药材生长发育所需水分情况	中期	
	苗期			苗期	
	花期			花期	
光照的基本情况描述			土壤基本情况描述		
记录人			技术负责人		
备 注					

5. 基地生态环境因子情况记录表

生态因子	海拔	年降水量	7月均温	1月均温	土壤类型	日照时数	相对湿度
范围及适宜性分析							
权重状况分析							
记录人：			审核人：				

填表说明如下。

① 采样点数据的采集（通过文献查阅）。

② 生态因子的确定：选择药材分布集中的数个野生分布点做系统分析数据，从全国气候和土壤因子数据库中提取出药材分布点的生态因子数，并综合药材产地的生态条件极其生物学特性，确定药材适应区生态因子值。

③ 范围栏目填写全国适宜种植该药材品种的区域。

6. 基地生态环境保护检查表（__年__月）

检查内容	合格	不合格 （做好记录）	处理结果
基地是否采取有效措施,使生产基地生态环境质量不断得到改良			

检查内容	合格	不合格 （做好记录）	处理结果
基地及基地周边是否建有对环境产生污染的工厂、企业			
基地内所有可能对生态环境产生污染的操作、设施的建造是否在有关技术人员的指导下进行			
基地在田间生产中是否施用高残留农药以及会对基地生态环境产生污染的农药、化肥等			
基地内农户所产生的生活垃圾、污水是否对基地生态环境产生不利的影响			
基地内是否随意焚烧秸秆等植物残体			
是否在基地及基地水源附近倾倒、堆放、处理固体废物和排放工业废水、城镇生活污水、剧毒废液、含病原体废水；是否在农用水体中浸泡、清洗装贮过油类、农药、有病毒污染物的车辆和容器			
基地内若有对大气、土壤、灌溉水等产生污染的事件发生，是否及时向公司领导及相关政府部门报告，并得到及时处理			
是否按照GAP的要求定期对基地内的大气、土壤及灌溉水进行检测			
备注			

记录人： 年 月 日	责任人： 年 月 日

7. 基地大气环境质量监测登记表

根据中药材质量管理规范的要求，大气质量指标需检测总悬浮微粒（total suspended particle，TSP）、二氧化硫、氮氧化物和氟化物等指标，并要求符合 GB 3095—1996 环境空气质量二级标准，如下表所示：

（1）环境空气质量标准值（GB 3095—1996）

项　目	浓度限值								单位
	小时平均①		日平均②		年平均③		月平均④		
	一级	二级	一级	二级	一级	二级	一级	二级	
二氧化硫（SO_2）	0.15	0.50	0.05	0.15	0.02	0.06			mg·m^{-3}（标准状态）
总悬浮微粒（TSP）			0.12	0.30	0.08	0.20			mg·m^{-3}（标准状态）
氮氧化物（NO_x）	0.15	0.15	0.10	0.10	0.05	0.05			mg·m^{-3}（标准状态）
二氧化氮（NO_2）	0.12	0.12	0.08	0.08	0.04	0.04			mg·m^{-3}（标准状态）
一氧化碳（CO）	10.00	10.00	4.00	4.00					mg·m^{-3}（标准状态）
氟化物	20		7						μg·m^{-3}（标准状态）
							1.8		μg·(dm^2·d)$^{-1}$

① 1h平均指任何1h的平均浓度不许超过的限值。

② 日平均指任何1日的平均浓度不许超过的限值。

③ 指任何1年的日平均浓度不许超过的限值。

④ 指任何一月的日平均浓度不许超过的限值。

注：总悬浮微粒：指能悬浮在空气中，空气动力学当量直径≤100μm 的颗粒物。

氮氧化物：指空气中主要以一氧化氮和二氧化氮形式存在的氮的氧化物。

氟化物：以气态及颗粒态形式存在的无机氟化物。

说明：上述表格是国家标准值，企业可根据上表制作相应的记录表格；基地的大气环境质量监测登记表需每四年填写一次；表格中某些内容需到当地环境部门查阅。

（2）基地空气监测

测点位置	采样日期	次数	二氧化硫	二氧化氮	总悬浮颗粒物	分析编号
备　注						

记录人：

审核人：

年　　月　　日

年　　月　　日

（3）基地地表水监测记录表

采样位置及时间	水温	pH 值	化学需氧量	总磷	悬浮物	生物需氧量	分析编号

采样位置及时间	阳离子表面活性剂	挥发酚	总氮	硫化物	氟化物	全盐量	分析编号

采样位置及时间	总氰化物	六价铬	苯	甲苯	二甲苯	分析编号

采样位置及时间	氯化物	总铅	总镉	总铜	总锌	分析编号

记录人：

技术负责人：

（4）基地灌溉水质量监测登记表　中药材 GAP 生产基地应定期对农田灌溉水进行检测，原则上至少每年检测一次。监测项目有 pH 值、汞、镉、铅、砷、铬、氯化物、氟化物和氰化物等，并要求水源质量必须符合下表，即 GB 5084—92 农田灌溉水质标准。

项　　目		标准值/mg·L^{-1}
生化需氧量（BOD_5）	≤	80（水作）　150（旱作）
化学需氧量（COD_{Cr}）	≤	200（水作）　300（旱作）

续表

项　　目		标准值/mg·L^{-1}
悬浮物	≤	150（水作）　　200（旱作）
阴离子表面活性剂（LAS）	≤	5（水作）　　8（旱作）
凯氏氮	≤	12（水作）　　30（旱作）
总磷（以 P 计）	≤	5（水作）　　10（旱作）
水温/℃	≤	35
pH 值	≤	5.5～8.5
全盐量	≤	1000（非盐碱土地区）（水作）　　2000（盐碱土地区）（旱作）
总汞	≤	0.001
总镉	≤	0.005
总砷	≤	0.05（水作）　　0.1（旱作）
总铅	≤	0.1
总铜	≤	1.0
总锌	≤	2.0
总硒	≤	0.02
铬（六价）	≤	0.1
氯化物	≤	250
氟化物	≤	2.0（高氟区）　　3.0（一般地区）
氰化物	≤	0.5
石油类	≤	5.0（水作）　　10（旱作）
挥发酚	≤	1.0
苯	≤	2.5
硫化物	≤	1.0
三氯乙醛	≤	1.0（水作）　　0.5（旱作）
丙烯醛	≤	0.5
粪大肠菌群数	≤	10000 个·L^{-1}
蛔虫卵数	≤	2 个·L^{-1}

说明：农田灌溉水质标准记录即以上表为参考，企业可根据基地实际情况，参考上表制作相关记录表格，做好记录。

（5）GAP 基地天气情况记录表（上午：_____时）

日期	气温/℃		积温 /℃	相对湿度 /%	降雨量	降雨情况	天气情况	备注
	最高	最低						

记录人：

年　月　日

审核人：

年　月　日

注：1. 每周需要填写一张上述完整的表格留档备查。

2. 按照日期每天都应当做记录。

（6）GAP 基地土壤温度记录表（℃）

日期	土表温度	5cm 土温	10cm 土温	20cm 土温	平均土温	积温	备注

记录人：　　　　　　　　　　　　　审核人：

年　　月　　日　　　　　　　　　　　　　年　　月　　日

8. 种源生产基地区域划分管理表

区域划分目的			备注
实验区	繁育目的		
单株选育区	繁育目的		
混合株系选育区	繁育目的		
种姜提纯复壮选育区	繁育目的		
记录人：		技术负责人：	

9. 加工场地建设状况登记表

设施／时间	加工场地清洁状况	通风情况	防雨措施	防鼠措施	防虫措施	防禽畜设施
备　注						
记录人：			审核人：			

年　　月　　日　　　　　　　　　　　　　年　　月　　日

第二节　生产过程记录

1. 药用植物物种鉴定登记表

药材（中文名和学名）	正常种	变种	异种	品种
采集号				
采集人				
采集时间				
鉴定人				

续表

药材（中文名和学名）	正常种	变种	异种	品种
采集地点				
海拔				
生长环境				
性状				
株高				
入药部位				
根				
茎				
叶				
花				
果				

记录人：   审核人：

2. 种质资源保护管理表

保存原则		
保存方式		
贮藏条件控制	温度控制	
	湿度控制	
材料整理		

记录人：   责任人：

3. 生产情况登记表

育苗情况	育苗时间	
	育苗面积	
	育苗负责人	
播种情况	播种时间	
	播种面积	
	播种责任人	
移栽状况	移栽时间	
	移栽面积	
	移栽责任人	
采收	采收时间	
	采收数量	
	采收责任人	
清洗	清洗数量	
	清洗责任人	
熏蒸干燥	熏蒸干燥数量	
	熏蒸干燥责任人	
附图片		

记录人：   技术负责人：

4. 良种繁育基地建设状况登记表

基地建设 状况 ＼ 品种						
基地面积						
种植面积						
配套设施						

记录人：　　　　　　　　　　　　　　　审核人：

5. 药用植物良种选育登记表

选育内容 ＼ 选育品种						
选育种类						
配种情况						
良种繁育状况						
保护工作						

记录人：　　　　　　　　　　　　　　　负责人：

6. 良种繁育基地采收记录

地点和田块		采收日期	
天气		采收部位	
采收面积/亩		采收人数	
采收方法			
收获量			
存放地点			
记录人		审核人	
备注			

7. 选种与入库记录

品种		来源	
是否符合一、二级标准		批号	
选种记录人		审核人	
入库时间		货位号	
有效期至			
入库量	质量/kg		
	件数/包		
库存累计	质量/kg		
	件数/包		
记录人		审核人		

8. 种子出库质量检验报告

种子批号		检验日期	
领取人		领取量	
检验内容	净度/%		
	大小/个·kg^{-1}		
	外观		
	肉质		
	是否霉变		
	是否冻伤		
结果			
备注			
记录人		负责人	

9. 种子质量检验原始记录表

送检单位				产地		
作物名称				送检样品重/g		
品种名称						
净度分析	类别	重复	试样重	净种子	其他植物	杂质	各成分重
	全试样	—				
	增失差/%					
	其他植物种子				杂质种类	
	净度结果分析计算	净种子/%				
		其他植物种子/%				
		杂质/%				
千粒重测定	重复	1	2	3
	质量/g			
	误差/%			
	结果计算			
检验人		审核人	
记录人			

10. 种子质量检验结果报告表

送检单位		产地	
作物名称		品种名称	
送检样品重/g			
净度分析	净种子	其他植物种子	杂质
千粒重测定	千粒重/g		
种子生活力测定	种子生活力/%		

记录人： 　　　　　　审核人：

11. 播种记录表

播种时间					
种子来源					
播种田块编号					
播种面积					
播种人					
备注					
记录人					

12. 专用肥肥料配比表

成　分/%	含　量
总养分($N+P_2O_5+K_2O$)	
全氮	
全磷	
全钾	
有机质含量	
水分含量	
记录人：　　　　　　　　　　　年 月 日	技术负责人：　　　　　　　　　　年 月 日

13. 肥料使用记录

记录内容　肥料种类	施用时间	施用量	施用方法	备注
记录人：		审核人：		

14. 药材施肥记录

地点和田块		天气	
施肥时间		施肥面积	
肥料名称		生产厂家	
施肥量			
施肥方法			
备注			
记录人		技术负责人	

15. 药用植物营养特点分析表

药材名称	种子	中期	苗期	花期	果实期	药用部位	采收期
营养元素含量及其变化规律							
营养元素的累积特点							
营养元素与产量							
营养元素与质量							
药材的需肥量							
吸收营养的特点							

记录人：　　　　　　　　　　　　　　　审核人：

　　　　　　　　年 月 日　　　　　　　　　　　　　　　　　年 月 日

16. 肥料入库记录

名称		生产厂家	
入库时间		规　格	
送货人		验收结果	
数量	质量/kg		
	件数/包		
备注			
记录人		技术负责人	

17. 肥料出库记录

名称		货位号	
规格		供货批号	
生产厂家		有效期至	

年		发往何处	发出		库存		领物人
月	日		质量（　）	件（　）	质量（　）	件（　）	
备注							
记录人			技术负责人				

18. 灌溉（或排水）检查记录

检查时间		检查人	
检查项目			
检查依据			
检查结果			
备注			
负责人			

19. 田间生产检查记录

检查时间		检查人	
检查项目			
检查依据			
检查结果			
备注			
负责人			

20. 药用植物病虫害防治登记表

地点和田块		发病时间	
发病部位		症状	
发病程度		防治时间	
照片			
防治方法			
结果			
记录人		审核人	

21. 农药使用记录表

记录内容 / 农药名称	施用田块	施用时间	施用量	施用方法	备注
记录人					
负责人					

22. 农药入库记录

名称		入库时间	
规格		有效期至	
采购人		数量	
生产厂家			
备注			
记录人		审核人	

23. 农药出库记录

名称		出库时间	
规格		有效期至	
生产厂家		库存数量	
领取人		领用数量	
备注			
记录人		审核人	

24. GAP 基地药材采收记录表

采收日期		采收地点	
天气		采收部位	
采收面积		作业人数	
采收方法			
检验结果			
收获量		产量	
存放地点			
记录人		技术负责人	
备注			

25. 适宜采收时间（包括采收期、采收年限）的确定分析表

项目 \ 时间	二十年前	十年前	五年前	三年前	两年前	一年前
药材质量状况						
单位面积产量						
传统采收方法						
综合分析及结论						

记录人：　　　　　　　　　　　　技术负责人：

26. 药用部分的采收时间、采收量、鲜重记录表

药材名称 \ 记录内容	采收时间	采收量	鲜重记录	备注

记录人：　　　　　　　　　　　　技术负责人：

27. 生产地点采收时间和采收方法记录表

方法 \ 时间					

记录人：　　　　　　　　　　　　负责人：

28. 农具验收报告

验收日期		验收人	
验收项目	是否齐全		
	是否清洁		
	有无损坏		
验收结果			
备注			
负责人			

29. 道地药材传统加工方法和现代加工方法比较分析表

比较内容 药材	传统加工方法	现代加工方法

记录人：　　　　　　　　　　　　　技术负责人：

30. 药材鲜品清洗记录

日期		批号	
清洗方法			
清洗检验结果			
记录人		审核人	
备注			

31. 仓库熏蒸记录

仓库编号		熏蒸剂	
开始时间		结束时间	
操作人		仓库温度	
熏蒸方法			
备注			
记录人		审核人	

32. 加工——蒸煮记录

产地		批号	
质量/kg			
开始时间		结束时间	
蒸煮条件			
检验依据			
备注			
记录人：		负责人：	

33. 加工——干燥记录

产地		批号	
鲜重		干重	
开始时间		结束时间	
干燥条件			
检验依据			
备注			
记录人		技术负责人	

34. ___年___月 干燥过程记录

批号	第一次入房时间	第一次出房时间	第一次干燥温度	第二次入房时间	第二次出房时间	第二次干燥温度	第三次入房时间	第三次出房时间	第三次干燥温度	干重

记录人：　　　　　　　　　　　　技术负责人：

35. 加工——药用部分的加工、干燥、干燥减重记录表

记录内容 / 药材名称	初加工步骤			干燥	干燥减重

记录人：　　　　　　　　　　　　技术负责人：

第三节　药材贮藏养护和运输记录

1. 加工——鲜品堆放处清场记录

日期	场地是否符合要求	清场人

记录人：　　　　　　　　　　　　　　负责人：

2. GAP 基地库房温湿度记录表 （　年　月）

日期	气温/℃	相对湿度/%	备注

记录人：　　　　　　　　　　　　　　审核人：

3. 药材入库记录

入库时间		规格		
交货人		检验结论		
批号		有效期至		
生产厂家		数　量	质量（　）	
货位号			件数（　）	
备注				
记录人		技术负责人		

4. 药品存放处记录

日期	场地是否符合要求	记录人	负责人

记录人：　　　　　　　　　　　　　　负责人：

5. 药材养护记录

批号		数量	
养护时间		区域	
养护情况			
备注			
记录人		审核人	

6. 中药材养护措施记录

采取措施起止时间	养护异常情况说明	采取措施	养护结果
记录人：		审核人：	

7. 药材出库记录

名称			货位号			
规格			检验结论			
供货批号			有效期至			
生产厂家			数量	质量（　）		
编号				件数（　）		

年		发往何处	发出		库存		领物人
月	日		件数	质量	件数	质量	
备注							
记录人			技术负责人				

8. 编织袋出入库记录

名称		编织袋		规格		
年		来源去向	数量/条			经手人
月	日		入库	出库	库存	
备注						
记录人				审核人		

9. 药品日常检查记录

检查日期	品名	等级	规格	单位	检查数量	供货方	批号	产地	购进日期	养护员	处理意见

记录人：　　　　　　　　　　检查负责人：

10. 产品入库记录

生产批号	产地	品名	规格	等级	质量/kg	件数	入库人	入库时间	仓库保管员

记录人：　　　　　　　　　　负责人：

11. 产品出库记录

生产批号	产地	品名	规格	等级	质量/kg	件数	出库人	出库时间	仓库保管员

记录人：　　　　　　　　　　审核人：

12. 物料仓库危险品保管记录

日期	品名	供货单位	生产厂家	计量单位	数量		结存	领用人	存放地点	备注
					入	出				

记录人： 　　　　　　　　　　　　　　审核人：

13. 包装——批包装记录登记表

内容＼品名						
规格						
产地						
批号						
质量						
包装工号						
包装日期						
备注						

记录人： 　　　　　　　　　　　　　　审核人：

14. 包装材料审核验收登记表

审核内容＼审核日期							
清洁程度							
干燥状况							
是否受污染							
是否破损							
是否符合质量要求							
备注							

记录人： 　　　　　　　　　　　　　　审核人：

15. 每件药材包装记录表

内容＼品名及编号					
规格					
产地					
批号					
质量					
包装工号					
包装日期					

记录人： 　　　　　　　　　　　　　　审核人：

16. 包装——特殊药材包装注意事项登记表

包装内容＼特殊药品	易碎药材	有毒性药材	麻醉性药材	贵细药材	备注

记录人：　　　　　　　　　　　　　　　审核人：

17. 药材批量运输注意事项记录表

注意事项＼药材名称					
是否有毒					
是否容易串味					
是否有害					

记录人：　　　　　　　　　　　　　　　负责人：

18. 运载容器注意事项记录表

注意事项＼药材名称					
通气状况					
干燥程度					
防潮措施					

记录人：　　　　　　　　　　　　　　　负责人：

第四节　生产管理记录

1. 种植管理措施记录表

措施	时间	次数	效果描述	记录人	负责人	备注
整地						
育苗						
除草						
施肥						
灌溉						
整枝						
备注						

2. 生产指令管理表

生产指令范围		
指令单	签发人	
	内容	
配料单	签发人	
	内容	

生产指令范围			
生产记录	记录人		
	内容		
指令下达程序			

3. 生产过程进度管理表

良种繁育时间						
选地、整地时间						
播种时间						
田间管理时间安排						
采收时间						
加工时间						
贮藏						

记录人：　　　　　　　　　　　审核人：

4. 生产试验管理表

目的						
种植模式	设计人					
	操作人					
	质量负责人					
田间管理试验	设计人					
	操作人					
	质量负责人					
采收加工	设计人					
	操作人					
	质量负责人					
包装贮藏	设计人					
	操作人					
	质量负责人					

记录人：　　　　　　　　　　　负责人：

5. 生产记录管理表

目的			
繁育材料来源记录	记录时间		
	记录人或记录保存人		
生产技术记录	记录时间		
	记录人或记录保存人		
育苗记录	记录时间		
	记录人或记录保存人		

续表

目的		
移栽记录	记录时间	
	记录人或记录保存人	
肥料使用记录	记录时间	
	记录人或记录保存人	
农药记录	记录时间	
	记录人或记录保存人	
采收记录	记录时间	
	记录人或记录保存人	
气象记录	记录时间	
	记录人或记录保存人	
品质评价记录	记录时间	
	记录人或记录保存人	

6. 生产批号管理表

目的和范围	
分批原则	
批号编制方法	
批转记录	
批号管理人	

7. 生产过程标识管理表

目的		
田间标识	管理人	
原料标识	检验人	
初加工标识	确认人	
精加工标识	确认人	
包装成品标识	确认人	
综述		

8. 生产安全管理表

范围		
厂级安全	内容	
	责任人	
车间安全	内容	
	责任人	
班组安全	内容	
	责任人	
设备安全	内容	
	责任人	

范　围		
特种作业安全	内容	
	责任人	

第五节　质量管理和质量检验记录

1. 质量分析报告登记表

品名	批次	送检日期	检验日期	是否合格	负责人

记录人：　　　　　　　　　　　　　　　　　技术负责人：

2. 用水标准

实验室及生活用水水质记录的登记严格按国家有关规定做好记录，以下列出国家标准值供有关单位参考，记录表格请相关单位参考下述表格制作。

（1）分析实验室用水标准（GB 6682）

指　标　名　称			一　级	二　级	三　级
pH 值范围(25℃)			—	—	5.0～7.5
电导率(25℃)	$mS \cdot m^{-1}$	≤	0.01	0.1	0.5
	$\mu S \cdot cm^{-1}$	≤	0.1	1	5
比电阻(25℃)/MΩ·cm		>	10	1	0.2
可氧化物[以 O 计]/mg·L^{-1}			—	0.08	0.40
吸光度(254nm,1cm 光程)		≤	0.001	0.01	—
二氧化硅/mg·L^{-1}			0.02	0.05	—
蒸发残渣/mg·L^{-1}			—	1.0	2.0

（2）电子级超纯水中国国家标准（GB/T 11446.1—2013）

项目级别	比电阻(25℃)/MΩ·cm	硅 ≤ /$\mu g \cdot L^{-1}$	>1μm微粒数 < /个·mL^{-1}	细菌个数 < /个·mL^{-1}	铜 ≤ /$\mu g \cdot L^{-1}$	锌 ≤ /$\mu g \cdot L^{-1}$	镍 ≤ /$\mu g \cdot L^{-1}$	钠 ≤ /$\mu g \cdot L^{-1}$	钾 ≤ /$\mu g \cdot L^{-1}$	氯 ≤ /$\mu g \cdot L^{-1}$	硝酸根 ≤ /$\mu g \cdot L^{-1}$	磷酸根 ≤ /$\mu g \cdot L^{-1}$	硫酸根 ≤ /$\mu g \cdot L^{-1}$	总有机碳 ≤ /$\mu g \cdot L^{-1}$
EW-Ⅰ	18(95%的时间不低于 17)	2	0.1	0.001	0.2	0.2	0.1	0.5	0.5	1	1	1	1	20
EW-Ⅱ	15(95%的时间不低于 13)	10	5	0.1	1	1	1	2	2	1	1	1	1	100

（3）《中国药典》医药用水标准

① 纯化水标准

氨	$<0.3\times10^{-6}$
硝酸盐	$<0.06\times10^{-6}$
重金属	$<0.5\times10^{-6}$
电导率	$<2\mu S\cdot cm^{-1}$

② 注射水标准。

pH 值	$5.0\sim7.0$
氨	$<0.2\times10^{-6}$
硝酸盐	$<0.06\times10^{-6}$
细菌内毒素	$<0.25EU\cdot mL^{-1}$
重金属	$<0.5\times10^{-6}$

③ 锅炉给水质量标准。

炉型	锅炉过热蒸汽压力/MPa	电导率/$\mu S\cdot cm^{-1}$		硬度/$\mu mol\cdot L^{-1}$		溶解氧	铁		铜		钠	二氧化硅
						$\mu g\cdot L^{-1}$						
		标准值	期望值	标准值	标准值	标准值	标准值	期望值	标准值	期望值	标准值	期望值
汽包炉	$3.5\sim5.8$			$\leqslant2.0$	$\leqslant15$	$\leqslant50$	$\leqslant10$					应保证蒸汽中二氧化硅符合标准
	$5.9\sim12.6$			$\leqslant2.0$	$\leqslant7$	$\leqslant30$	$\leqslant5$					
	$12.7\sim15.6$	$\leqslant0.3$		$\leqslant1.0$	$\leqslant7$	$\leqslant20$	$\leqslant5$					
	$15.7\sim18.3$	$\leqslant0.3$	$\leqslant0.2$	约为0	$\leqslant7$	$\leqslant20$	$\leqslant5$					
直流炉	$5.9\sim18.3$	$\leqslant0.3$	$\leqslant0.2$	约为0	$\leqslant7$	$\leqslant10$	$\leqslant5$	$\leqslant3$	$\leqslant10$	$\leqslant5$	$\leqslant20$	$\leqslant20$
	$18.4\sim25$	$\leqslant0.2$	$\leqslant0.15$	约为0	$\leqslant7$	$\leqslant10$	$\leqslant5$	$\leqslant3$	$\leqslant5$		$\leqslant15$	$\leqslant10$

3. 生活饮用水水质标准（GB 5749—2006）

项 目		标 准
感官性状和一般化学指标	色度	色度不超过15度并不得呈现其他异色
	浑浊度	不超过3度,特殊情况不超过5度
	臭和味	不得有异臭、异味
	肉眼可见	不得含有
	pH 值	$6.5\sim8.5$
	总硬度(以碳酸钙计)	$450mg\cdot L^{-1}$
	铁	$0.3mg\cdot L^{-1}$
	锰	$0.1mg\cdot L^{-1}$
	铜	$1.0mg\cdot L^{-1}$
	锌	$1.0mg\cdot L^{-1}$
	挥发酚类(以苯酚计)	$0.002mg\cdot L^{-1}$
	阴离子合成洗涤剂	$0.3mg\cdot L^{-1}$
	硫酸盐	$250mg\cdot L^{-1}$
	氯化物	$250mg\cdot L^{-1}$
	溶解性总固体	$1000mg\cdot L^{-1}$

项　目		标　准
毒理学指标	氟化物	$1.0mg \cdot L^{-1}$
	氰化物	$0.05mg \cdot L^{-1}$
	砷	$0.05mg \cdot L^{-1}$
	硒	$0.01mg \cdot L^{-1}$
	汞	$0.001mg \cdot L^{-1}$
	镉	$0.01mg \cdot L^{-1}$
	铬（六价）	$0.05mg \cdot L^{-1}$
	铅	$0.05mg \cdot L^{-1}$
	银	$0.05mg \cdot L^{-1}$
	硝酸盐（以氮计）	$20mg \cdot L^{-1}$
	氯仿	$60\mu g \cdot L^{-1}$
	四氯化碳	$3\mu g \cdot L^{-1}$
	苯并(a)芘	$0.01\mu g \cdot L^{-1}$
	滴滴涕	$1\mu g \cdot L^{-1}$
	六六六	$5\mu g \cdot L^{-1}$
细菌学指标	细菌总数	100 个 $\cdot mL^{-1}$
	总细菌总数	3 个 $\cdot L^{-1}$
	游离余氯	在与水接触30min后应不低于$0.3mg \cdot L^{-1}$。集中式给水除出厂水应符合上述要求外，管网末梢水不应低于$0.05mg \cdot L^{-1}$
放射性指标	总 α 放射性	$0.1Bq \cdot L^{-1}$
	总 β 放射性	$1Bq \cdot L^{-1}$

注：水质情况记录表参考上述标准和格式制作。

4. 质量检验和复检登记表

送检时间	送检品名	送检批次	送检人	检验结果	是否合格	负责人	备注

记录人：　　　　　　　　　　年　　　月　　　日

第六节　其他记录

1. 物料管理——物料贮存记录

日期	品名	供货单位	生产厂家	计量单位	贮存数量	结存	领用人	存放地点	备　注

记录人：　　　　　　　　　　　　　　　审核人：

2. 物料发放记录

日期	品名	供货单位	生产厂家	计量单位	发放数量	经手人	备 注

记录人：　　　　　　　　　　　　　　审核人：

3. 物料放行审核管理登记表

签发人：　　　　　　　　通知日期：

品　名		批　号	
规　格		数　量	

检验结果：

备　注：

4. 物料使用记录

日期	品名	供货单位	生产厂家	计量单位	数　量		结存	使用人	备 注
					入	出			

记录人：　　　　　　　　　　　　　　审核人：

5. 易燃、易爆、易腐蚀物品领取表

物品名称	领取时间	领取人	负责人	备注

记录人：　　　　　　　　　　　　　　审核人：

6. 物料放行通知单

签发人：　　　　　　　　　　　　通知日期：

品　名		批　号	
规　格		数　量	

检验结果：

备　注：

7. 中间品放行通知单

签发人：　　　　　　　　　　　　通知日期：

品　名		批　号	
规　格		数　量	

检验结果：

备　注：

8. 成品放行通知单

签发人：　　　　　　　　　　　　通知日期：

品　名		批　号	
规　格		数　量	

检验结果：

备　注：

9. 质量检查记录

检查日期		检查人	
检查项目			
备注			
检查结果			
负责人		记录人	

10. 卫生管理记录表——办公区域卫生检查记录

检查时间		检查人	
桌椅摆放是否整齐			
地面墙面是否干净整洁			
办公区域布置是否合理			
工具是否按照企业规定摆放			
检查结果			
备注			
负责人			

11. 卫生管理记录表——实验室卫生检查记录

检查时间		检查人	
桌椅摆放是否整齐			
地面墙面是否干净整洁			
办公区域布置是否合理			
工具是否按照企业规定摆放			
检查结果			
备注			
负责人			

12. 卫生管理记录表——库房卫生检查记录

检查时间		检查人	
仓库设施是否符合国家标准			
地面墙面是否干净整洁			
是否有残留中药材			
工具是否按照企业规定摆放			
备注			
负责人			

13. 卫生管理记录表——留样观察记录表

品名	批次	色泽变化	是否吸潮结块	是否霉变	观察周期

记录人：　　　　　　　　　　　　　　审核人：

14. 人员和设备管理内容记录——生产技术人员管理登记表

姓名		贴照片处
性别		
籍贯		
体重		户口所在地	
出生日期		家庭电话	
职务		职称	
入公司时间		

毕业院校		专业		学历	
是否毕业		毕业时间		学位	
外语语种与等级		计算机等级			
教育经历(高中起)	时间		学校名称	专业	证书情况
专业技能	技能名称		等级	获取资格时间	证书	有效期

15. 人员和设备管理内容记录——质量管理部门主要人员登记表

姓名		贴照片处
性别		
籍贯		
体重		户口所在地	
出生日期		家庭电话	
职务		职称	
入公司时间		

毕业院校		专业		学历	
是否毕业		毕业时间		学位	
外语语种与等级		计算机等级			
教育经历(高中起)	时间		学校名称	专业	证书情况
专业技能	技能名称		等级	获取资格时间	证书	有效期

16. 人员和设备管理内容记录——生产员工登记表

姓名	性别	学历	工作时年限	健康状况	备注

记录人：　　　　　　　　　　　　负责人：

17. 人员和设备管理内容记录——质量管理部门场所登记表

质量管理部门场所名称	是否符合规范要求	负责人

记录人：　　　　　　　　　　年　　月　　日

注：质量管理部门包括实验室、检验室、检测室等场所。

18. 人员和设备管理内容记录——生产操作人员教育培训档案表

培训日期		培训地点	
主办单位及授课人			
培训内容			
学员姓名	生产知识考核	业务技能考核	考核结果

登记人：　　　　　　　　　　审核人：

19. 人员和设备管理内容记录——仪器和设备登记表

仪器设备名称	规格	型号	使用年限	养护记录	记录人	负责人

20. 人员和设备管理内容记录——计量仪器校验记录

No.

仪器名称		编　号		使用部门		校验部门	
校验项目							
校验方法							
校验周期							
年度计划校验日期							

校验记录：

日　　期	校验数据	修正值	校验者	下次校验日期	备　　注

记录人：　　　　　　　　　　负责人：

注：1. 计量仪器应定期校验。

2. 下次检验时间应明示于计量仪器明显位置。

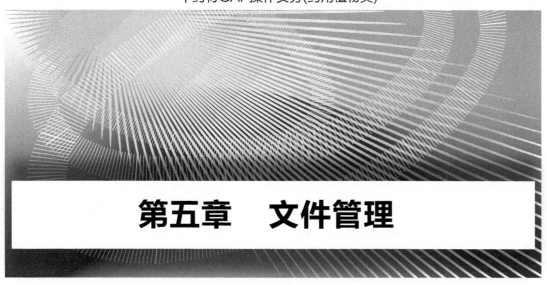

第五章　文件管理

第一节　GAP 文件的类型和要求

　　GAP 文件是指一切涉及中药材生产和管理的书面标准和实施的记录。值得强调的是，在 GAP 文件起草过程中，必须紧紧抓住药材质量这根主线。这是因为 GAP 涵盖内容广泛而复杂，涉及农学、中药学、环境学和管理学，是一个复杂的系统工程，而保证药材质量的稳定、可控始终是实施 GAP 的核心。

　　GAP 文件主要可分为以下几个类型：

　　类型一：阐明要求的文件，如规范、标准、规程规定、制度等。

　　类型二：阐明推荐建议的文件，如指南。

　　类型三：规定组织质量管理的文件，如质量手册。

　　类型四：阐明所取得结果或提供所完成活动证据的文件，如记录、凭证、报告等。

　　1. 类型一

　　有关阐明要求的文件，一般根据其性质区分为：技术标准（TS）、标准管理规程（SMP）、标准操作规程（SOP）。现分别简述如下。

　　（1）技术标准（TS）　是指在中药材生产的技术活动中，由国家、地方、行政及企业颁发和制定的技术性规范、准则、规定、办法、规格标准、规程和程序等书面要求。如《中华人民共和国药典》、国家标准（GB）、行业标准、企业产品质量标准、产品工艺规程等。

　　（2）标准管理规程（SMP）　是指企业为了行使生产计划、指挥、控制等管理职能，对每一项独立的管理过程所制订的书面标准及程序。如中药材种植各环节的管理规程，GAP 文件系统管理规程、员工上岗培训管理等一系列规程。

　　（3）标准操作规程（SOP）　是指企业内部对每一项独立的生产作业所制订的书面标准程序，或对岗位人员的工作范围、职责权限以及工作内容考核所规定的程序。如各种中药材的种植（养殖）、初加工类、各种标准操作规程等。

2. 类型四

阐明所取得结果或提供所完成活动证据的文件，一般分为记录、凭证、各种报告等。

（1）记录 记录应包括：种子、菌种和繁殖材料的来源；生产技术与过程；其他如生产操作记录、批生产记录、批包装记录、初加工记录、各种报表、产品留样检测记录、各种台账等。

需要指出的是所有原始记录、生产计划及执行情况、合同及协议书等均应存档，至少保存 5 年。档案资料应有专人保管。

（2）凭证 如表示物料、设备、环境等状态的单、证、牌以及各类证明文件等。如中药材成品仓库的合格、不合格状态标记牌等。

（3）报告 如中药材 GAP 认证申请报告、国家环保部门对中药材生产基地的环境评估报告、产品质量综合分析报告等。

3. 文件的相关性

GAP 体系的各种文件既按照性质及实施对象的不同而分类不同，又存在有机的密切联系。各类文件之间互相关联，如图 5-1 表示。

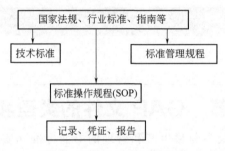

图 5-1 各类文件之间的关系

上述图 5-1 显示了国家法规、行业标准、指南等是制定企业技术标准、标准管理规程、标准操作规程的基础。在使用 TS、SMP、SOP 的过程中又产生各种记录、凭证与报告。

4. 文件的管理部门职责

由质量管理部门负责制订出文件管理的培训计划，并监督实施；由生产部门负责制订生产管理的文件；质量检验的文件包括相关的检验报告应由检验人员、质量检验部门负责人签章并存档。全部文件的立卷归档等工作由公司办公室统一布置，交由各部门管理。

第二节　GAP 文件设计、编制要求

一、 GAP 文件的设计要求

GAP 文件基本组成部分有：目的、责任人、规程、附件、记录等。所有文件的组成及格式应一致。

文件封面的设计因企业各异。但均应有：企业名称（标记）、文件分类（如管理规程、技术标准、操作规程）、文件名称，第一审核人、第二审核人及各自的审核日期、批准人及批准日期、生效日期，颁发、分发、接受部门及文件编号、总页数、分发编号等。

目的：一般用几句话，简要解释文件的基本内容及实施后期望达到的效果。在需要对文件的使用范围给予界定时，可在规程第一条加以说明。

责任人：指此份文件的使用部门、使用岗位或使用人。重大管理程序涉及许多部门时，应加上参与部门负责人及其主管领导。

规程：为文件的正文。

附件：一般为正文的补充，正文内容中易变或赘述复杂的细节，或与正文相关的技术、法规细节，一般可分离作为附件，按顺序号排列附文件后，能有利主文件的线条清晰、流畅。

记录：是证实行为按照文件所规定程序运作的证据，记录的设计亦应紧扣文件的内容，一般内容有记录编号、公司名称、记录名称、顺序号、操作人、操作地点［或工序操作日期、操作方法（简述）、操作结果、检查人员（本部门或质量管理人员）］、检查日期等。记录应设计成表格形式，应留有足够的填写空间并规定用黑色钢笔书写。

二、 GAP 文件的编制要求

1. 文件的编制应符合的原则

（1）系统性　GAP 文件系统要覆盖药材生产、质量管理的全过程及所有要素。所有生产、质量的管理或操作活动均应制订书面程序并纳入 GAP 文件系统。

（2）动态性　药材生产和质量管理是一个持续改进的动态过程，因此，文件应根据完善管理的需要及各种科学试验的结果而不断修订。

（3）适用性　应根据本企业的实际情况，按有效管理的要求制定出切实可行的文件，文件一定要具备可操作性。

（4）严密性　文件的书写应用词确切、简单易懂、要素齐全、量词规范，能量化的尽量量化。操作步骤或过程的描写一定要层次清楚。文件应有统一格式及反映文件系统内在联系的编号设计。应尽可能就文件系统的各种管理细节做出详细的规定，以保证文件制订的规范性。

（5）可追溯性　文件中的内容涵盖了所有要素，而记录反映了执行的过程，文件的归档要充分考虑可追溯性要求。目的一是使产品质量发现问题时，可根据记录分析事故原因加以改进，以避免质量问题的再次发生；目的二是为企业管理的持续改进奠定基础。

2. GAP 文件编制的内容

① 药用植物播种的时间、数量及面积；育苗、移栽以及肥料的种类、施用时间、施用量、施用方法；农药中包括杀虫剂、杀菌剂及除锈剂的种类、施用量、施用时间和方法。

② 药用部分的采收时间、采收量、鲜重和加工、干燥、干燥减重、运输、贮藏等。

③ 气象资料及小气候的记录等。

④ 药材的质量评价：药材性状及各项检测的记录。

⑤ 中药材生产管理文件的内容

主要有产品工艺操作规程、各生产环节的标准操作规程（SOP）、各种生产管理规程、岗位操作记录、批生产记录和批包装记录等，逐一介绍如下。

a. 产品技术规程的内容。产品技术规程的主要的内容提要如下：企业名称、生产操作规程名称及编号等；中药材品名、拉丁名等及其出处；品种鉴定方法；引用标准；环境要求及技术标准、监控方法；技术要求；种子（菌种、繁殖材料）的管理；中药材的种植（养殖）操作规程；中药材的初加工操作规程；中药材的仓贮管理要求；中药材包装管理要求；中药材运输管理要求；物料、半成品、成品质量要求及检验操作规程；相关文件目录；相关记录目录；变更记录。

注：可附其他附件等。

b. 生产操作规程的内容。生产操作规程是依据产品工艺操作规程起草的、每一生产环节的具体操作步骤的书面程序。一般设计一份"生产操作规程"应包含以下内容：企业名称、生产操作规程名称及编号等；适用范围及责任人；操作地点或环境；生产操作步骤及要点，要求；所需的设备、工器具名称、型号、使用方法及要求；所需物料（如农药、包装材料等）的配制方法及要求；附件名称及编号；附件记录名称及编号。

c. 岗位操作记录、批生产记录和批包装记录。岗位操作记录是指生产人员或质控人员，在按照标准操作规程（SOP）执行过程中产生的记录。记录设计时，可以表格形式将 SOP 内容即操作步骤逐条写入，以便对照操作要求进行检查或填写。应按照 SOP 要点设计，避免关键操作记录的遗漏，以充分体现操作过程的受控情况及记录的可追溯性。

"岗位操作记录"的主要内容提要：企业名称；记录编号、名称；产品名称、岗位名称（或部门名称）；操作地点（如种植地点、饲养地点、种植面积等）；操作日期和时间；本次操作投入的物料品名、批号、数量、浓度、质量情况及来源等（如农药、肥料、饲料等）；本岗位操作过程、生产条件要求及实际情况；场地、设备等清洁、清场情况；设备、工器具、仪器等运作、使用情况（如烘干机干燥温度、干燥时间等）；本岗位半成品（或成品）等质控内容及结果，质控人员姓名及报告单编号；特殊情况纪要及注释；操作人员、检察人员及岗位负责人姓名。

批生产、包装记录是指每批中药材在生产、包装过程中产生的各工序的记录。可全面反映产品工艺操作规程的执行情况，且具有生产数量及质量的可追溯性。应制定《批生产、包装记录管理规程》规范批生产、包装记录的管理。

种植类药材主要批生产、包装记录及内容提要（供参考）：种子、菌种和繁殖材料的发放记录；播种记录（如播种时间、播种数量、播种面积等）；育苗记录（如育苗高度、间苗日期、苗肥种类及施肥日期等）；移植记录（移植日期、气候、移苗行间距等）；灌溉记录（灌溉日期、次数、灌溉方法等）；施肥记录（肥料种类或品名、施用日期、数量、次数、方法等）；农药使用记录（农药品名、浓度、配制方法、喷洒日期、喷洒数量等）；中药材药用部分采收记录（采收日期、采收数量、单位产量）；干燥记录（干燥日期、干燥数量、干燥方法、干燥前后含水量等）；包装记录（包装日期、包装规格、包装材料、标签样张等）；药材质量检验记录；成品出库放行单。

⑥ 编制《批生产、包装记录管理规程》的内容提要：批生产、包装记录发放、汇总及审核程序；各种产品批生产、包装记录目录；批生产、包装记录格式（以记录形式）；批生产、包装记录保存方法。

⑦ 生产管理规程。指生产管理过程中，各种生产管理要求的书面程序。一般根据企业生产管理需要制订，如《批生产、包装记录管理规程》就是其中之一。

a. 质量监控及管理文件。企业中药材质量管理文件：主要有物料、中药材半成品、成品、环境（土壤、灌溉水）质量标准及其检验操程，各种质量管理规程，质量品种批档案，产品批档案，中药材生产批准文号的申请和批准文件，批质量管理、批检验记录等，逐一介绍如下。

物料、中药材半成品、成品、环境（土壤、灌溉水）质量标准及检验操作。

物料指如农药、肥料、饲料、包装材料等与中药材生产、质量相关的物资。

半成品如初加工前的中药材等。

成品指经过初加工并包装待销售的中药材。

质量标准及检验操作规程是企业检验、评价各种物料及中药材半成品、成品、环境的依据。其主要内容提要如下。

▲企业名称、文件名称及其编号。

▲品名、规格、性状、用途（若为中药材，还需有植物、动物的拉丁名及品种鉴定方法）。

▲制订标准参考资料及来源。

▲检测项目、标限值及检测方法。

▲取样方法。

▲贮存条件（温湿度、有效期限、密封要求等）和注意事项。

各种检验操作规程是指示质量检验人员实施检验步骤的书面程序。一般设计一份"检验操作规程"，应包含以下内容。

▲企业名称、文件名称及编号等。

▲适用范围及责任人。

▲操作地点（或环境）。

▲检验操作步骤及要点、要求。

▲所需的设备、工器具或仪器名称、型号、使用方法及要求。

▲所需物料（如试剂、样品等）配制方法及要求。

▲附件名称及编号（为 SOP 的补充，可不限份数，按附件顺序编号并附 SOP 后）。

▲操作记录名称及编号（可不限份数，按记录顺序编号并附 SOP 后）。

b. 品种批档案。品种批档案是指与相关批次中药材有关的种子（或繁殖材料、菌种）生产过程中，各种生产、质量记录的汇总。品种批档案的建立有利于中药材真伪、品种质量的评估及追溯查考。

品种批档案可由品种鉴定记录、批生产、包装记录、质量检验记录、种子发放记录或谱系登记表、后裔登记表等组成。

c. 产品批档案。产品批档案是指与每一批中药材质量有关的各种必要记录的汇总。产品批档案的建立有利于产品质量的评估以及追溯查考。

产品批档案可由批生产、包装记录，质量检验记录、成品销售记录等组成应设计《中药材品种批档案、产品批档案管理规程》，以规范中药材品种批档案、产品批档案管理方法。其内容提要如下。

▲企业名称、文件名称及其编号。

▲质量管理部门为产品批档案管理部门。

▲产品批档案组成目录（可形成附件）。

▲产品批档案封面及格式设计。

▲产品批档案汇总方法。

▲产品批档案审核程序及审核人职责。

▲产品批档案保存期限及销毁方法（各种生产记录应保存五年以上）。

d. 中药材生产批准文号的申请和批准文件。系经药品监督部门审查批准的中药材生产批准文号及其申报资料。

e. 批质量管理、批检验记录。批质量管理记录指中药材生产全过程各环节的质量管理记录。批检验记录指与生产相关物料主要有种子（或菌种、繁殖材料）、中间产品（如初加工前的验收入库）、成品药材的检验原始记录及报告单。亦包括主要的相关物料（如饲料等）的检验记录。应制定《批质量管理、批检验记录管理规程》来规范对批质量管理、批检验记录的管理。

ⓐ 批质量管理记录主要内容提要。

▲种子（菌种、繁殖材料等）发放质量管理记录。

▲田间种植（或养殖）质量管理记录。

▲初加工质量管理记录。

▲仓贮、运输等质量管理记录。

ⓑ 批检验记录主要内容提要。

▲送验单：品名、代码、批号、生产商（或供应商）的名称、送验人。

▲取样单：品名、代码、批号、取样件数、取样数量、取样人员及日期。

▲各种检验原始记录（检验项目、仪器名称、型号、标准限度及结果、检测日期、复核人员、复核日期等）。

▲检验报告书（检验项目、标准限度及检验结论、引用标准名称及编号、审查人员等）。

ⓒ 设计《批质量、批检验记录管理规程》的内容提要。

▲企业名称、文件名称及其编号。

▲批质量、批检验记录产生方法及其审核要求、责任人。

▲批质量、批检验记录目录。

▲批质量、批检验记录汇总格式。

▲批质量、批检验记录保存方法（保存部门、保存期限、责任人等）。

f. 质量管理规程。指质量管理过程中，各种质量管理要求的书面程序。根据企业质量管理需要制订。质量管理部门为了对中药材生产全过程进行质量监控，应制定有各种生产过程的现场质量管理规程，如《×××中药材种植（养殖）类质量监控管理规程》；对各种质量记录进行管理，如《批质量、批检验记录管理规程》；对环境进行质量监控，如《中药材生产基地环境监控管理规程》等。

第三节　文件管理制度

一、文件管理规程

1. 目的
建立文件管理规程，使文件管理工作制度化、规范化、科学化。

2. 范围
GAP 基地所有文件。

3. 职责
办公室文件管理员。

4. 内容

（1）总则

① 为使文件管理工作制度化、规范化、科学化，提高办文速度和发文质量，充分发挥文件在各项工作中的指导作用，根据公文的有关规定，结合公司实际，制定相应制度。

② 文件管理内容：上级党政机关、上级行业主管部门来文；同级单位来文；本单位上报下发的各种文件、资料。

③ 本单位的各类文件（党委和行政）统一由办公室归口管理。

（2）收文的管理

① 公文的签收。签收文件时，要检查收文单位或收件人姓名无误后再进行签收。
签收文件时，要对文件的份数、标题等内容逐份清查核对，如发现其中一项有误，应及

时报告主管领导。

签收文件应签写姓名并注明时间。

② 文件的登记编号：对收到的文件，要分类逐件在收文登记簿上详细登记。登记项目一般包括：收到日期、顺序编号、来文单位、发文字号、文件标题。参加各种会议带回的文件、材料，在传达、汇报结束后应交办公室保管，个人不得存放。

③ 文件的阅批与分转。凡正式文件应附上"文件处理传阅单"，由办公室主任根据文件内容和性质阅签后，由文书分送领导和承办部门阅办，重要文件或急件应立刻呈送领导（或分管领导）阅批后分送承办部门阅办。为避免文件积压误事，一般应在当天阅签完。

为加速文件运转，文书就在当天或第二天将文件送到领导和承办部门，如关系到两个以上部门，应按批示次序依次传阅，最迟不得超过两天（特殊情况例外）。

④ 文件的传阅。传阅文件应严格遵守传阅范围和详细规定，不得将有密级的文件带回家里阅读或随身携带到公共场所，也不得将文件转借其他人阅看。

阅读文件应抓紧时间，当天阅完后应在下班前将文件交给文书，阅批文件一般不得超过两天，阅后应签名以示负责，如有领导"批示"、"拟办意见"，办公室应责成有关部门和人员按文件所提要求和领导批示办理有关事宜。

文件阅完后，应交给文书，切忌横传。

（3）发文的管理

① 办公室负责文件的上报下发，各基层单位和部门一律不得自行向上、向下发送正式文件。

② 发文的范围：凡是以公司党政名义上报、下发的各种文件均属发文范围。

③ 发文的程序。

a. 各职能部门需要发文，应事先向办公室提出申请。

b. 办公室同意发文后，由职能部门草拟文稿。文稿拟就后，拟稿人应填附发文稿纸首页，详细写明文件标题、发送范围、印刷份数、拟稿单位与拟稿人。

c. 部门负责人核稿并签字。

d. 办公室文书对文稿内容、格式进行把关，确定分发或报送份数，办公室主任进行审核。

e. 文书将文稿送公司领导签发。

f. 经领导批准签发后的文稿交由文书统一编号送打字室打印。

g. 文件打印清样，应由核稿人校对，校对人员应在发文稿上签名。

h. 文件打完后，由文书向领导请示是否需要在公司网站公布，如果需要，则上传文件。

（4）文件的借阅和清退

① 文件的借阅。需要留用的文件，需要向办公室办理借阅手续，明确责任人借阅时间和归还时间。

借阅人必须做好保密工作，不得翻印和复印，不能转借他人，绝密文件在指定地点阅读。

② 文件的清退。文书应定期对事情已经办妥的本单位文件和上级要求限期清退的文件，进行收缴清退工作。如发现文件丢失，必须及时查明原因和责任者，并如实向领导报告。

清退时要加盖清退戳记，保存好《文件清退单》。

（5）文件的立卷归档

① 文件归档工作依照《档案法》和公司档案管理制度及时整理（立卷）、归档。

② 联合办理的文件，原件由主办机关整理（立卷）、归档，其他机关保存复制件和其他

形式的文件副本。

③ 存档时，要求把文件的批复、正本、底稿、主件、附件收集齐全，保持文件、材料的完整性。

④ 要坚持平时立卷与年终立卷归档相结合的原则，重要工作、重要会议形成的文件材料，要及时立卷归档。

（6）文件的销毁　对已不具备归档和存查价值的文件应填写《档案销毁清单》，经办公室主任审核批准后，可以销毁。销毁秘密文件应到指定场所，由两人以上监销，保证不丢失、不漏销。下发至各基层单位、部室的无密级文件由其自行销毁，并向办公室上报销毁清单。

对于违反文件管理制度并造成影响和损失的人员，视情节轻重，给予行政处罚和经济处罚，由办公室拿出具体处理意见，经领导批示后进行处罚。

（7）解释权归办公室。

二、管理文件编制规程

1. 目的

① 明确规定保证高质量产品的质量管理体系，提供各项标准规定。

② 行动可否进行以文字为准，避免纯口头方式产生错误的危险性。

③ 行为标准化以保证操作者收到有关指令后按标准规范执行。

④ 任何操作均有文字记录可查，可以对不良产品进行调查和跟踪，为追究责任、改进工作提供依据。

⑤ 对企业成员进行规范化培训，保持企业的联系，有助于质量标准体系认证工作的进行。促使企业实施规范化、科学化、法制化管理，促进企业向管理要效益。

2. 范围

文件编制。

3. 职责

生产部、质量部、办公室、销售部、物控部部长。

4. 内容

（1）在编写文件时应注意

① 文件应仔细地设计、制订、检查和分发，并应与《中华人民共和国药典》有关部分一致。

② 文件应由适合的授权人批准、签字，并注明日期，未经批准，文件不得更改。

③ 文件内容不应含糊，其标题、类别和目的应清楚地陈述；文件的排列应有一定顺序，并容易检查；复印应干净、字迹清晰。

④ 文件应定期检查，应防止废弃的旧文件被误用。

⑤ 要求填写数据的文件，在文件制作时应留有足够的空间便于填写清楚，易读和不易改动擦掉。

⑥ 对文件进行的任何改动均应有签字，并注明日期，改动处应保证能辨认原始资料，必要时应说明改动理由。

⑦ 在生产加工中采取的任何行为均应记录，以便追溯与产品生产有关的全部重要活动。

⑧ 在编制规范性管理文件时，要注意不能忽略企业内部两个部门之间工作衔接处的管理文件，因为在编写这些文件时，如不能站在全局的角度，考虑部门与部门之间的工作衔接，往往会出现工作盲点，也会忽略了这些规范化管理文件，给工作造成漏洞。

（2）管理文件系统内容

① 机构与人员管理文件系统。药品生产和质量管理的组织机构对保证药品生产过程受控至关重要，适应的组织机构及人员配备是保证药品质量的关键因素，各级人员的职责必须以文件形式明确规定，对人员的培训是实施规范化管理的重要环节，必须有详细的培训计划、内容、对象、方式、考核、总结、培训卡、上岗证等详细的制药企业培训管理规程、文件及记录。

② 厂房与设施管理文件系统。生产厂房与设施是实施规范化操作的先决条件，除在厂房建造时要使其布局、设计和建造有利于避免交叉污染、避免差错、便于清洁及日常维护，还要制订厂房管理及维修保养规程，消防规程，安全工作规程，停电处理规程，防鼠、灭虫管理规程，洁净室管理规程，人流、物流管理规程，洁净室监测、结果分析、评价规程，空调净化系统、清洁、维修保养规程，地漏处理等相关规程，管理制度和记录。

③ 设备管理文件系统。设备的设计和安装应有利于避免交叉污染、避免差错并便于清洁及日常维护。设备管理文件包括：设备现场管理规程，设备维修保养管理规程，设备技术档案管理规程，设备资料管理规程，制水设备运行监控标准操作规程，仪器、仪表、量具、衡器等校验规程及记录等。

④ 物料管理文件系统。物料管理系统应具有可追溯性，从原料批号可查到成品客户，从客户投诉可查到其原因与生产过程的偏差是否相关；物料有质量标准、标识（如代号、名称、批号等），并有有效期或贮存期的规定，不使用无标准物料；遵循"先进先出"原则，接近有效期的物料需及时复检，不使用超过有效期的物料。物料管理文件包括：供应商审计管理制度，物料采购管理制度，物料发放管理制度，物料贮存管理制度，原辅材料检验操作规程，危险品、易燃、易爆品管理制度，物料贮存复验管理制度及记录等，对重点物料如包装材料等要制定单项材料管理制度。

⑤ 卫生管理文件系统。卫生管理是防止和消除药品在生产过程中遭受污染的重要措施，卫生管理包括环境、人员、厂房、设备、仪器、物料、容器、清洁剂、洁具和工艺过程等各方面。生产企业应制定各方面卫生管理规程，确保药品生产全过程处于良好的卫生状态。

⑥ 验证文件系统。验证是证明任何程序、生产过程、设备、物料、活动或系统能达到预期结果的有文件证明的一系列活动。预期结果应当就是原则上的合格标准。

验证是企业定标及达标运行的基础。验证文件则是有效实施规范化操作的重要证据。已验证过的状态必须监控。验证的重点是空气净化系统、工艺用水系统、关键设备、主要原辅料的变更等。验证文件包括企业每年的验证计划、验证方案、验证设备、主要原辅料变更等。

⑦ 文件管理系统。实施规范化操作必须有良好的文件系统。文件系统能够避免信息由口头交流可能引起的差错，并保证生产和质量控制全过程的记录具有可追溯性。企业必须有质量标准、生产方法、生产指令、标准操作规程及其各种操作记录。记录同样属 GAP 文件的范围，中药材企业应当编制好文件管理、起草、修订、审核、批准、颁发、复印、过期文件收回、归档、文件分类、文件编号等管理文件。

⑧ 生产管理文件系统。生产过程的管理是产品生产的核心环节，产品生产必须严格遵循各种生产管理文件，以确保所生产产品的质量。基于生产管理的需要，生产管理文件的内容主要包括：产品生产工艺规程，岗位标准操作规程，批生产记录，生产记录管理制度，物料平衡管理规定，生产批号管理制度，生产现场管理制度，清场管理制度，菌毒种管理制度，生产指令管理制度，生产过程的复核制度，生产事故管理制度、不合格品报废处理制度等相关制度记录。

⑨ 质量管理文件系统。质量管理部门独立于生产管理部门，这是规范化操作的基本原则。质量管理包括取样、质量标准制订、质量检验、质量文件、物料或产品审核批准放行等方面的工作。质量管理文件的内容主要包括：物料、中间产品和成品的质量标准及其检验操作规程，产品的内控标准，产品检验的记录，标准品管理制度，生产现场质量监控操作规程，合格厂商审核规程，抽样管理规程，留样观察规程，原辅料、包装材料质量管理规程，中间产品（半成品）质量管理规程，成品质量管理规程，不合格品管理规程，稳定性试验管理规程，质量指标考核规程，产品质量档案管理规程，化学实验管理规程，动物实验管理规程，无菌实验管理规程，效价室管理规程，标准品（对照品）、滴定液、标准液和检定菌管理规程，试剂、试液管理规程，检验复核、复验规程，化学实验室安全操作规程，原辅料检验操作规程，中间产品、半成品、成品检验操作规程，质量事故矫正措施管理规定，检验事故管理规定等。同时还要制作生产过程进行质量监控的质量管理制度、操作规程及工作过程中的相应记录。

⑩ 产品销售与回收管理文件系统。药品销售与回收同样必须列入文件管理系统，使销售记录具有可追溯性，回收记录具有可查性，这样企业在面对可能出现的危机时，能追查并及时收回已售出的产品，产品退货、收回及处理应遵循经批准的程序。销售文件主要包括：药品销售记录，产品销售管理制度，退货管理规定，成品库管理制度，回收产品的文件主要是退回产品评价处理管理制度等相关规定及其相应记录。

⑪ 不良反应与用户投诉管理文件系统。企业必须制定用户投诉调查以及产品潜在质量问题查处的书面规定，应当建立迅速、有效从市场撤回有质量问题或怀疑有质量问题产品的系统，并指定专门人员负责产品质量的投诉和药品不良反应等的监察和报告，制定药品不良反应处理程序、不良反应报告制度、用户投诉管理制度等相关制度及记录。

⑫ 自检管理文件系统。自检是检查、评估企业是否符合 GAP 要求的手段，也是提高 GAP 实施水平的重要方法。企业要定期进行自检，自检中发现的缺陷项应制订整改计划进行整改，并制订自检规程、自检记录、自检报告、自检档案等文件。

三、文件分类与编码管理规程

1. 目的

建立企业 GAP 文件编制管理规程，用以规范企业 GAP 文件的编写及管理。

2. 范围

技术标准（TS）、管理准则（MS）、标准操作规程（SOP）。

3. 职责

总经理对企业实施本规程负责；科技质量部负责本规程实施的具体组织工作。

4. 内容

（1）编制原则　企业及各部门应以《中华人民共和国药品管理法》、《中药材生产质量管理规范》、《中华人民共和国药典》（2010 版一部）、《中华人民共和国国家标准》等为准则，企业实际情况为基础，确保中药材质量为目标，编制企业及本部门的 GAP 文件。

（2）编制要求

① 文件题目要明确，能清楚说明文件性质，各类文件应有便于识别其文本、类别的系统编码和日期。

② 文件语言应确切易懂，使用国家及医药行业有关法律、法规规定的规范用语及计量单位。

③ 数据可靠，逻辑性强。

④ 文件之间保持有机的联系，互不抵触。

⑤ 文件应按目的、范围、职责、内容四部分编写。

目的：指该文件编制的针对性、要解决的问题。

范围：指该文件涉及的管理空间。

职责：指实现目的所需人员及其责任。

内容：指该文件在所规定的范围内，为实现目的而设定的要求。

⑥ 管理文件应明确各项管理职能，不得遗漏，避免管理的"空档"对药品经营质量产生影响。

（3）文件类型

① 技术标准（TS）：GAP 工作中的相关技术、方法、工作标准等文件。

② 管理准则（MS）：开展 GAP 过程当中涉及的培训、卫生、文件、岗位等的管理办法与制度。

③ 标准操作规程（SOP）：中药材标准、检验标准及相关标准。

（4）文件编号

① 编号由英文缩写与阿拉伯数字组成。

② 文件编号为 AA/BB.CC-DD：

AA 表示文件类别，如 TS、MS、SOP；BB 表示文件所属范围（101，如：TS 中第 1 个文件夹中的第 01 文件夹）；CC 表示文档的序号，如：001 表示第 001 个 word 文档；DD 表示文件流水号。

四、文件格式管理规程

1. 目的

指该文件编制的针对性、要解决的问题。

2. 范围

指该文件涉及的管理空间。

3. 职责

指实现目的所需人员及其责任。

4. 内容

指该文件在所规定的范围内，为实现目的而设定的格式要求。

① 文件一律用 A4 纸编制。

② 页边距：上 2.7cm，下 2.5cm，左 2.5cm，右 2.5cm。

③ 页眉：1.75cm。

a. 左上角：中文标识的""，左靠齐。

b. 右上角：英文缩写标识的文件编号，如 MS/701.001-00，右靠齐。

c. 采用 5 号常规宋体字，标准字间距。

④ 页脚：1.75cm。

a. 左下角：为文件标题名称，左靠齐。

b. 右下角：中文和阿拉伯数字标识的页码编号，右靠齐。

c.5 号常规宋体字，标准字间距。

⑤ 表头：a. 第一行为"中药材技术服务有限公司"；b. 第二行为"文件格式管理规程"，居中，采用 3 号常规加粗宋体字，标准字间距，单倍行间距；c. 表头其余内容的要求同正文。

⑥ 正文：正文与表头间隔一行，采用小四号常规宋体字，标准字间距，1.5 倍行间距；

标题号用"Times New Roman"字体。

　⑦ 附件：附件以阿拉伯数字标注序号；附件不设表头。

　⑧ 文件自第二页开始不设表头，但要在页眉右角标明编号。

附：植物类中药材 GAP 生产管理、质量管理文件目录

一、企业标准

1.《中药材种子质量标准》

2.《中药材种苗质量标准》

3.《中药材种植基地生态环境质量标准》

4.《中药材种植基地肥料使用标准》

5.《中药材种植基地农药安全使用监控标准》

6.《中药材种植基地产地初加工用水质量标准》

7.《中药材药材质量标准》

8.《中药材种植基地基本质量标准》

二、中药材生产标准操作规程

1.《中药材 GAP 基地选择、确定标准操作规程》

2.《中药材物种鉴定标准操作规程》

3.《中药材生态环境质量监测标准操作规程》

4.《中药材种子质量检验标准操作规程》

5.《中药材种苗生产标准操作规程》

6.《中药材种苗移栽标准操作规程》

7.《中药材种苗质量检验标准操作规程》

8.《中药材田间管理标准操作规程》

9.《中药材半野生抚育标准操作规程》

10.《中药材施肥标准操作规程》

11.《中药材农家肥无公害处理标准操作规程》

12.《中药材 GAP 生产田间管理原始记录标准操作规程》

13.《中药材病虫害防治标准操作规程》

14.《中药材药材采收加工标准操作规程》

15.《中药材药材包装、运输、贮藏标准操作规程》

16.《中药材药材质量检测标准操作规程》

17.《中药材 GAP 生产文件档案的建立与管理标准操作规程》

18.《中药材 GAP 生产作业人员技术培训作业计划标准操作规程》

三、人员管理程序

1. 职工定期体检制度

2. 人员培训

3. 企业管理人员职责及相关制度

4. 基地生产人员管理制度

5. 进入车间人员管理程序

四、设备管理程序

1. 设备的使用与维护程序

2. 设备备件管理程序

3. 设备检修管理程序

4. 档案资料管理程序

5. 设备事故管理程序

6. 设备、材料、备件购买管理程序

7. 工具的管理程序

8. 设备编号规定

9. QC 仪器操作规程

10. 液相色谱仪操作规程

11. 752 紫外分光光度计操作规程

12. 分析天平操作规程

13. 架（托）盘天平使用操作规程

14. 烘箱操作规程

15. 烘房操作规程

16. 磅秤的使用方法

五、校验管理程序

1. 计量管理程序

2. 真空表压力表校验管理程序

3. 磅（台）秤校验程序

4. 分析天平校验程序

5. 玻璃棒式温度计校验程序

6. 紫外可见分光光度计校验规程

7. 液相色谱仪校验规程

8. 温度计校正标准及操作规程

六、产品管理程序

1. 成品的接收、贮存与发货

2. 产品退货和收回管理程序

3. 中药材不合格药材处理管理程序

七、验证管理程序（专指加工过程的）

1. 工艺验证

2. 安装确认程序

3. 运行确认程序

4. 性能确认程序

5. 清洁程序的验证

八、清洁管理程序

1. 防虫防鼠控制程序

2. 车间生产区环境清洁程序

3. 车间设备清洁程序

4. 取样瓶、取样器的清洁程序

5. 容量器皿洗涤标准及操作程序

6. 烘车、烘盘的清洁程序

7. 清洁间的清洁程序

8. 防止交叉污染的管理

9. 烘箱的清洁程序

九、质量管理程序

1. 成品质量管理程序

2. 成品的质量检验

3. 检验方法的验证管理

4. 物料复检程序

5. 化验室管理制度

6. 质量标签的管理

7. 状态标志管理程序

8. 取样程序

9. 质量人员培训

10. 微生物检验方法管理程序

11. 留样待查管理程序

12. 质量标准文件管理程序

13. 批号管理程序

14. 标准溶液管理程序

十、物料的管理程序

1. 物料的接收与贮存

2. 物料的发放和交付

3. 车间物料流动管理程序

4. 库房物料平衡管理程序

5. 包装材料的接收、检验和管理程序

6. 生产过程物料平衡的管理程序

7. 产品包装材料的管理程序

十一、文件管理程序

1. 公司经营计划及生产指令下达程序

2. 种类程序文件的控制

3. 批生产文件的收集和审批

4. 技术文件的起草、审核、使用及管理程序

5. 文件分类编码规定

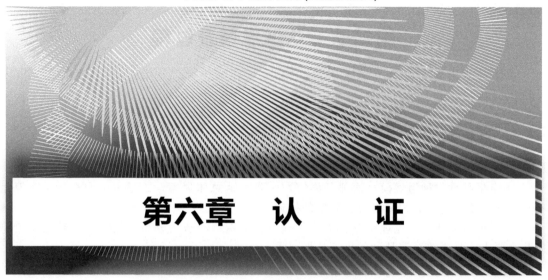

中药材GAP操作实务(药用植物类)

第六章　认　　证

第一节　认证程序

2003年9月19日，国家食品药品监督管理局印发了《中药材生产质量管理规范认证管理办法（试行）》和《中药材GAP认证检查评定标准（试行）》两个文件，随这两个文件一同下发的还有附件《中药材GAP认证申请表》。文件规定由国家食品药品监督管理局样品认证中心负责全国中药材GAP认证工作，各省、自治区、直辖市食品药品监督管理局负责其行政区域内中药材生产企业的GAP认证申报资料初审和通过认证后的日常监督管理工作。文件的附件确定了具体检查评定的细则。文件同时规定，认证工作的主要内容一是负责中药材GAP认证检查评定标准及相关文件的制定、修订工作；二是负责中药材GAP认证检查员的培训、考核和聘任等管理工作。

中药材GAP认证的主要目的是通过规范中药材生产过程中的各个环节，培育出质量稳定、安全、可靠的中药材，以保证中药材质量，为中药的标准化和现代化奠定物质及质量标准基础。

根据国家有关部门的规定，中药材生产企业进行GAP认证的程序如下。

① 申请中药材GAP认证的生产企业，在进行认证申报时需填写《中药材GAP认证申请表》，并按照上述两个文件的要求，向所在地省级食品药品监督管理局提交有关资料。

② 国家食品药品监督管理局对通过省级初审合格的认证资料在5日内进行形式审查。

③ 国家食品药品监督管理局认证中心在30个工作日内提出技术审查意见，制订现场检查方案，安排检查时间，检查组一般由3～5个检查员组成。

④ 检查组对企业实施中药材GAP的情况进行检查，一般在3～5d内完成。

⑤ 国家食品药品监督管理局认证中心在收到现场检查报告后20个工作日内进行技术审核，符合规定的，报国家食品药品监督管理局审批。

⑥ 审批通过后，国家药监局在官方网站发布 GAP 认证通过的公告，颁发 GAP 证书。

GAP 证书的有效期一般为 5 年。生产企业在中药材 GAP 证书有效期满 6 个月后，按照规定重新申请中药材 GAP 认证。

第二节　认证准备及过程

1. GAP 认证申报材料的准备

（1）营业执照（复印件）。

（2）申报品种基本情况

① 申报品种的种植（养殖）历史包括三部分内容，一是该品种的药用历史、分布区域，要有比较权威的古代典籍，如本经、别录等；二是人工种植历史；三是该品种在本地的种植历史，从何时开始，现在规模如何。

② 申报品种的种植规模：两部分内容，一是本地总体规模，二是本公司规模，若基地不止一处，要对每一处的规模都有分别的描述。

③ 产地生态环境：地理位置、水文、气象、土壤、动植物分布，是否符合检查标准中的几个要求，是否符合该品种的生长特性要求。

④ 品种来源及鉴定：要有两个以上植物分类学副教授以上专家的鉴定意见，要求鉴定人有所在单位的证明文件。需要注意的是药典和植物志中有的品种拉丁名不同，应在鉴定书中注明。

⑤ 种质来源：生产所用的种子、繁育材料的来源要有说明，并要有相应的记录，来源要与用于鉴定的植株有联系。

⑥ 野生资源分布情况和中药材动植物生长习性资料：这个内容比较重要，除非有充分的证据表明药材质量很好，否则一定要在原产地、主产地上找证据，最好是引用中国植物志或中药材普查的文献。

⑦ 良种繁育情况：这是 GAP 中比较重视的一点，这一点做得好很容易过，但这一点不可能很快有结论，但是要求开展这项工作，只要开展了、有一定的结论就可以，而且一定要有现场可看。

⑧ 适宜采收时间（采收年限、采收期）及确定依据：首先是文献记载的依据，另外要有有效成分含量等积累的动态变化数据，特别是采收期前后的变化情况和近成熟期的变化过程。这也是整个建设过程的一个重点。

⑨ 病虫害综合防治情况：全面的调查很关键，该品种常见的病虫害和本地常见的病虫害要有监测数据和防治记录。最好是很少发生或者很轻，不用农药最好，若需要，农药也要是绿色食品标准的。

⑩ 中药材质量控制及评价情况：先要有国家标准，其次是企业标准和对近三年来每一处基地每一批产品的质量情况有一个统计。

（3）中药材生产企业概况

① 组织形式及组织机构图。

② 部门职责：向 GMP 学习。

③ 运营机制。

④ 人员结构。

⑤ 企业负责人背景资料：最好有农学或药学背景。

⑥ 生产和质量部门负责人背景资料：要注意的是几个关键部门人员的学历和专业。

⑦ 人员培训情况：很关键的内容之一，要有完整的记录。

（4）种植流程图及关键技术控制点

① 种植流程图。

② 种植管理。

③ 生产加工流程图。

④ 关键技术控制点：这一部分关键是研究过程。

（5）种植区域布置图

① 基地位置示意图。

② 基地分布说明：说明每一处基地的条件，关键是重金属、水文、气象等。

（6）种植地点选择依据及标准　要与植物的生物特性相适应，还有就是大气、土壤、水质和重金属。

（7）相关第三方出具的检测报告

① 环境监测报告。

② 品种来源鉴定报告：鉴定报告的复印件和鉴定人的资格证明（所在单位的证明）。

③ 中药材重金属农残检测报告。

注：产地生态环境检测报告要有资质的单位开具，还有就是频率要符合要求，这个报告在基地建设前就应该有一个初步的，如果没有做，引用当地数据也是可以的。

（8）药材质量状况

① 法定质量标准。

② 企业内控质量标准。

③ 取样方法。

④ 质量检测报告书：有市级以上药检所的报告，最好是连续三年，每年三批，另外要包括所有基地的数据。

⑤ 历年来质量控制及检测情况。含近三到四年来所有产品的批质量检验报告单。

注：中药材法定及企业内控质量标准包括质量标准依据和起草说明以及历年来质量控制及检测情况（报告书样本及数据汇总表）。

（9）中药材生产管理、质量管理文件目录。

（10）企业实施中药材 GAP 自查情况总结资料。

（11）注意事项

① 所有资料应用 A4 纸打印并标明资料的目录及页码。

② 中药材 GAP 认证申请表填写应内容准确、完整，并与申报资料相符，字迹清晰，不得涂改、复印；单独分开，不能装订在申报资料内。

③ 所有图纸均不用施工图，仅用平面布局图，图纸最好彩打，色泽鲜明，并标明功能间名称。

④ 所有资料收集整理好后按目录装订成册。

⑤ 迎检前的准备工作。认证企业在认证检查组到达前，必须将应检资料集中管理，并按检查项目相对应的部分进行分类归口，做到线条清晰，应对自如。申请认证的所有资料应用 A4 纸打印并标明资料的目录及页码；除此之外，还应注意以下问题。

a. 中药材 GAP 认证申请表填写应内容准确、完整，并与申报资料相符，字迹清晰，不得涂改、复印。

b. 所有图纸均不用施工图，仅用平面布局图，图纸最好彩打，色泽鲜明，并标明功能间名称，而且需要单独分开，不能装订在申报资料内。

c. 所有资料收集整理好后按目录装订成册。

2. 自检自查

（1）全面深入学习、领会 GAP。

① 根据认证要求，生产企业应当组织员工全面深入地学习 GAP 规范，对与申报范围有关的 GAP 全部内容和细节，要求所有员工都要做到了如指掌，不能有任何疏漏。在学习过程中，要认真把握好 GAP 的主要脉络：一是管理规程、标准、SOP 体系与实际操作（包括对实物和文件的操作）；二是所有行为及其结果可控、可追踪；三是中间过程与最终结果符合国家有关规定（标准、规定、规范等）。在此基础上，达到全体员工均要深刻领会 GAP 的实质，并统一认识的目的。

② 仔细把握、理解、领会相应申报范围的所有材料，GAP 认证检查条款植物药材一般认证检查项目有 78 项，其中关键项目 15 项，一般项目 63 项，要组织企业管理人员和员工结合实际问题逐项、逐条、逐步理解。在理解把握认证检查项目时，可以自行设计问题，多提几个为什么。

③ 学习沟通技巧非常必要，申报企业对所有受检人员进行沟通技巧训练非常必要。如果受到提问甚至追问时，受检岗位人员一是要弄清检查员提出的是什么问题，不能答非所问；二是了解这个问题在标准、制度和规程中是如何规定的；三是自己是否按规程在实施操作；现场出现的问题是今天才突然出现还是平时就解决过的，是如何解决的。对这些问题平时多思多练，就能掌握沟通的技巧。

（2）按 GAP 规范及认证检查标准要求严格组织自查 要严格对照认证检查标准条款进行逐条、逐项自检自查，及时发现存在的不足，进行改进。特别是对认证条款中所有带 ＊号的关键项目，要实行滤网式检查，不得有任何马虎、疏漏。

3. 现场检查

根据各方接待检查的情况反馈来看，GAP 认证现场检查通常为 3d 时间，在程序检查上一般是按照先硬件后软件的顺序。简单地说，就是检查人员先检查种植区现场周围环境，初加工现场设施、设备、仓贮设施，质量控制实验室等硬件；其后检查机构再就人员培训、检验、文件管理等软件内容与生产企业的有关人员面谈。现场检查情况是 GAP 认证检查中最重要的内容，经过数据统计和分析发现在 104 项认证现场检查评定标准中，对现场条件做出评判的就有 53 项。结合诸多通过现场认证检查企业的实际，我们认为，认证企业应为接受现场检查做好精心准备，考虑好相关细节，但主要是做好以下三个方面的工作：一是真实全面反映生产基地的基本面貌，质量控制点应设置状态标志和指示牌，集中并合理布局核心示范区；二是加工、包装及仓贮条件要与生产规模相适应；药材加工应分区，包装符合《中国药典》对药材品种的规定，仓贮按 GAP 管理，满足温湿度、养护条件要求；三是质量管理和检验体系健全，人员职责明确，企业运行规范。基地的所有仪器与设备、试验贮存、药材指标、留样观察、微生物限度检定等场所均按 GAP 规范布局和管理。

通过调查和反馈发现，认证检查组三天的检查时间一般都是这样安排的，到达基地的第一天，检查组首先是召开检查组和基地公司双方的首次会议，会议主要内容为：①由基地公司向检查组简要汇报公司中药材 GAP 实施情况；②由检查组确认认证范围，宣读检查记录；③检查组介绍检查要求和注意事项。其次是检查组对种植区现场周围环境的检查，包括仓贮设施、设备；初加工现场及设施、设备；质量控制实验室等所有与 GAP 实施有关的现场检查。

检查组第二天的工作主要是就软件建设的内容与有关人员面谈。软件建设的内容主要包括：机构设置与人员配备、培训情况；生产设备、检测仪器的管理、验证或检验等。

第三天，检查组会展开综合评定并撰写检查报告；根据检查情况举行检查结果通报会：检查组宣读现场检查报告。

（1）检查项目 植物类药材检查项目为 78 项，其中关键项目 15 项，一般项目 63 项，这些都可以在《中药材 GAP 认证检查评定标准（试行）》中找到，这里就不再赘述。

（2）检查组成员及分工

① 国家药监局认证中心组成的检查组一般由 3～5 人组成，具体来说，是由认证中心一人，中心从北京有关单位抽调一至两人，从基地所在省份的大学或中医药研究机构抽调一至两人组成，由 1 名专家任检查组长。

② 检查组人员分工。组长主要负责产地生态环境、种质和繁殖材料及质量管理方面的检查；其他有关专家主要负责药用植物栽培管理、文件管理、采收与初加工、包装、运输与贮藏、机构与人员、培训情况及设备方面的检查。

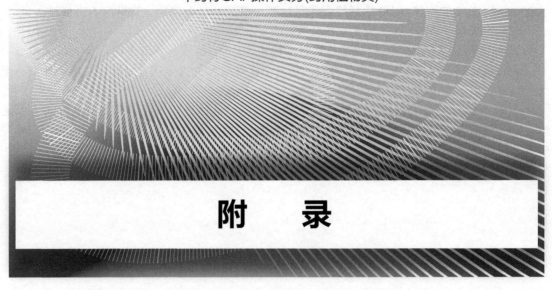

附 录

附录一　中药材生产质量管理规范（试行）

第一章　总　　则

第一条　为规范中药材生产,保证中药材质量，促进中药标准化、现代化，制定本规范。

第二条　本规范是中药材生产和质量管理的基本准则，适用于中药材生产企业（以下简称生产企业）生产中药材（含植物、动物药）的全过程。

第三条　生产企业应运用规范化管理和质量监控手段，保护野生药材资源和生态环境，坚持"最大持续产量"原则，实现资源的可持续利用。

第二章　产地生态环境

第四条　生产企业应按中药材产地适宜性优化原则，因地制宜，合理布局。

第五条　中药材产地的环境应符合国家相应标准：

空气应符合大气环境质量二级标准；土壤应符合土壤质量二级标准；灌溉水应符合农田灌溉水质量标准；药用动物饮用水应符合生活饮用水质量标准。

第六条　药用动物养殖企业应满足动物种群对生态因子的需求及与生活、繁殖等相适应的条件。

第三章　种质和繁殖材料

第七条　对养殖、栽培或野生采集的药用动植物，应准确鉴定其物种，包括亚种、变种或品种，记录其中文名及学名。

第八条　种子、菌种和繁殖材料在生产、贮运过程中应实行检验和检疫制度以保证质量和防止病虫害及杂草的传播；防止伪劣种子、菌种和繁殖材料的交易与传播。

第九条　应按动物习性进行药用动物的引种及驯化。捕捉和运输时应避免动物机体和精神损伤。引种动物必须严格检疫，并进行一定时间的隔离、观察。

第十条　加强中药材良种选育、配种工作，建立良种繁育基地，保护药用动植物种质资源。

第四章　栽培与养殖管理

第一节　药用植物栽培管理

第十一条　根据药用植物生长发育要求，确定栽培适宜区域，并制定相应的种植规程。

第十二条　根据药用植物的营养特点及土壤的供肥能力，确定施肥种类、时间和数量，施用肥料的种类以有机肥为主，根据不同药用植物物种生长发育的需要有限度地使用化学肥料。

第十三条　允许施用经充分腐熟达到无害化卫生标准的农家肥。禁止施用城市生活垃圾、工业垃圾及医院垃圾和粪便。

第十四条　根据药用植物不同生长发育时期的需水规律及气候条件、土壤水分状况，适时、合理灌溉和排水，保持土壤的良好通气条件。

第十五条　根据药用植物生长发育特性和不同的药用部位，加强田间管理，及时采取打顶、摘蕾、整枝修剪、覆盖遮荫等栽培措施，调控植株生长发育，提高药材产量，保持质量稳定。

第十六条　药用植物病虫害的防治应采取综合防治策略。如必须施用农药时，应按照《中华人民共和国农药管理条例》的规定，采用最小有效剂量并选用高效、低毒、低残留农药，以降低农药残留和重金属污染，保护生态环境。

第二节　药用动物养殖管理

第十七条　根据药用动物生存环境、食性、行为特点及对环境的适应能力等，确定相应的养殖方式和方法，制定相应的养殖规程和管理制度。

第十八条　根据药用动物的季节活动、昼夜活动规律及不同生长周期和生理特点，科学配制饲料，定时定量投喂。适时适量地补充精料、维生素、矿物质及其他必要的添加剂，不得添加激素、类激素等添加剂。饲料及添加剂应无污染。

第十九条　药用动物养殖应视季节、气温、通气等情况，确定给水的时间及次数。草食动物应尽可能通过多食青绿多汁的饲料补充水分。

第二十条　根据药用动物栖息、行为等特性，建造具有一定空间的固定场所及必要的安全设施。

第二十一条　养殖环境应保持清洁卫生，建立消毒制度，并选用适当消毒剂对动物的生活场所、设备等进行定期消毒。加强对进入养殖场所人员的管理。

第二十二条　药用动物的疫病防治，应以预防为主，定期接种疫苗。

第二十三条　合理划分养殖区，对群饲药用动物要有适当密度。发现患病动物，应及时隔离。传染病患动物应处死，火化或深埋。

第二十四条　根据养殖计划和育种需要，确定动物群的组成与结构，适时周转。

第二十五条　禁止将中毒、感染疫病的药用动物加工成中药材。

第五章　采收与初加工

第二十六条　野生或半野生药用动植物的采集应坚持"最大持续产量"原则，应有计划地进行野生抚育、轮采与封育，以利生物的繁衍与资源的更新。

第二十七条 根据产品质量及植物单位面积产量或动物养殖数量，并参考传统采收经验等因素确定适宜的采收时间（包括采收期、采收年限）和方法。

第二十八条 采收机械、器具应保持清洁、无污染，存放在无虫鼠害和禽畜的干燥场所。

第二十九条 采收及初加工过程中应尽可能排除非药用部分及异物，特别是杂草及有毒物质，剔除破损、腐烂变质的部分。

第三十条 药用部分采收后，经过拣选、清洗、切制或修整等适宜的加工，需干燥的应采用适宜的方法和技术迅速干燥，并控制温度和湿度，使中药材不受污染，有效成分不被破坏。

第三十一条 鲜用药材可采用冷藏、砂藏、罐贮、生物保鲜等适宜的保鲜方法，尽可能不使用保鲜剂和防腐剂。如必须使用时，应符合国家对食品添加剂的有关规定。

第三十二条 加工场地应清洁、通风，具有遮阳、防雨和防鼠、虫及禽畜的设施。

第三十三条 道地药材应按传统方法进行加工。如有改动，应提供充分试验数据，不得影响药材质量。

第六章　包装、运输与贮藏

第三十四条 包装前应检查并清除劣质品及异物。包装应按标准操作规程操作，并有批包装记录，其内容应包括品名、规格、产地、批号、重量、包装工号、包装日期等。

第三十五条 所使用的包装材料应清洁、干燥、无污染、无破损，并符合药材质量要求。

第三十六条 在每件药材包装上，应注明品名、规格、产地、批号、包装日期、生产单位，并附有质量合格的标志。

第三十七条 易破碎的药材应使用坚固的箱盒包装；毒性、麻醉性、贵细药材应使用特殊包装，并应贴上相应的标记。

第三十八条 药材批量运输时，不应与其他有毒、有害、易串味物质混装。运载容器应具有较好的通气性，以保持干燥，并应有防潮措施。

第三十九条 药材仓库应通风、干燥、避光，必要时安装空调及除湿设备，并具有防鼠、虫、禽畜的措施。地面应整洁、无缝隙、易清洁。

药材应存放在货架上，与墙壁保持足够距离，防止虫蛀、霉变、腐烂、泛油等现象发生，并定期检查。

在应用传统贮藏方法的同时，应注意选用现代贮藏保管新技术、新设备。

第七章　质量管理

第四十条 生产企业应设质量管理部门，负责中药材生产全过程的监督管理和质量监控，并应配备与药材生产规模、品种检验要求相适应的人员、场所、仪器和设备。

第四十一条 质量管理部门的主要职责：

（一）负责环境监测、卫生管理；

（二）负责生产资料、包装材料及药材的检验，并出具检验报告；

（三）负责制订培训计划，并监督实施；

（四）负责制订和管理质量文件，并对生产、包装、检验等各种原始记录进行管理。

第四十二条 药材包装前，质量检验部门应对每批药材，按中药材国家标准或经审核批准的中药材标准进行检验。检验项目应至少包括药材性状与鉴别、杂质、水分、灰分与酸不溶性灰分、浸出物、指标性成分或有效成分含量。农药残留量、重金属及微生物限度均应符合国家标准和有关规定。

第四十三条 检验报告应由检验人员、质量检验部门负责人签章。检验报告应存档。

第四十四条 不合格的中药材不得出场和销售。

第八章　人员和设备

第四十五条 生产企业的技术负责人应有药学或农学、畜牧学等相关专业的大专以上学历，并有药材生产实践经验。

第四十六条 质量管理部门负责人应有大专以上学历，并有药材质量管理经验。

第四十七条 从事中药材生产的人员均应具有基本的中药学、农学或畜牧学常识，并经生产技术、安全及卫生学知识培训。从事田间工作的人员应熟悉栽培技术，特别是农药的施用及防护技术；从事养殖的人员应熟悉养殖技术。

第四十八条 从事加工、包装、检验人员应定期进行健康检查，患有传染病、皮肤病或外伤性疾病等不得从事直接接触药材的工作。生产企业应配备专人负责环境卫生及个人卫生检查。

第四十九条 对从事中药材生产的有关人员应定期培训与考核。

第五十条 中药材产地应设厕所或盥洗室，排出物不应对环境及产品造成污染。

第五十一条 生产企业生产和检验用的仪器、仪表、量具、衡器等其适用范围和精密度应符合生产和检验的要求，有明显的状态标志，并定期校验。

第九章　文件管理

第五十二条 生产企业应有生产管理、质量管理等标准操作规程。

第五十三条 每种中药材的生产全过程均应详细记录，必要时可附照片或图像。记录应包括：

（一）种子、菌种和繁殖材料的来源；

（二）生产技术与过程。

1. 药用植物播种的时间、数量及面积；育苗、移栽以及肥料的种类、施用时间、施用量、施用方法；农药中包括杀虫剂、杀菌剂及除莠剂的种类、施用量、施用时间和方法等。

2. 药用动物养殖日志、周转计划、选配种记录、产仔或产卵记录、病例病志、死亡报告书、死亡登记表、检免疫统计表、饲料配合表、饲料消耗记录、谱系登记表、后裔鉴定表等。

3. 药用部分的采收时间、采收量、鲜重和加工、干燥、干燥减重、运输、贮藏等。

4. 气象资料及小气候的记录等。

5. 药材的质量评价：药材性状及各项检测的记录。

第五十四条 所有原始记录、生产计划及执行情况、合同及协议书等均应存档，至少保存 5 年。档案资料应有专人保管。

第十章　附　　则

第五十五条 本规范所用术语。

（一）中药材　指药用植物、动物的药用部分采收后经产地初加工形成的原料药材。

（二）中药材生产企业　指具有一定规模、按一定程序进行药用植物栽培或动物养殖、药材初加工、包装、贮存等生产过程的单位。

（三）最大持续产量　即不危害生态环境，可持续生产（采收）的最大产量。

（四）地道药材　传统中药材中具有特定的种质、特定的产区或特定的生产技术和加工方法所生产的中药材。

（五）种子、菌种和繁殖材料　植物（含菌物）可供繁殖用的器官、组织、细胞等，菌物的菌丝、子实体等；动物的种物、仔、卵等。

（六）病虫害综合防治　从生物与环境整体观点出发，本着预防为主的指导思想和安全、有效、经济、简便的原则，因地制宜，合理运用生物的、农业的、化学的方法及其他有效生态手段，把病虫的危害控制在经济阈值以下，以达到提高经济效益和生态效益之目的。

（七）半野生药用动植物　指野生或逸为野生的药用动植物辅以适当人工抚育和中耕、除草、施肥或喂料等管理的动植物种群。

第五十六条　本规范由国家药品监督管理局负责解释。

第五十七条　本规范自 2002 年 6 月 1 日起施行。

附录二　中药材 GAP 认证检查评定标准（试行）

1. 根据《中药材生产质量管理规范（试行）》（简称中药材 GAP），制定本认证检查评定标准。

2. 中药材 GAP 认证检查项目共 104 项，其中关键项目（条款号前加"＊"）19 项，一般项目 85 项。

关键项目不合格则称为严重缺陷，一般项目不合格则称为一般缺陷。

3. 根据申请认证品种确定相应的检查项目。

4. 结果评定：

项　目		结　果
严重缺陷	一般缺陷	
0	≤20％	通过 GAP 认证
0	＞20％	不通过 GAP 认证
≥1	0	

条　款	检 查 内 容
0301	生产企业是否对申报品种制定了保护野生药材资源、生态环境和持续利用的实施方案
＊0401	生产企业是否按产地适宜性优化原则，因地制宜，合理布局，选定和建立生产区域，种植区域的环境生态条件是否与动植物生物学和生态学特性相对应
0501	中药材产地空气是否符合国家大气环境质量二级标准
＊0502	中药材产地土壤是否符合国家土壤质量二级标准
0503	应根据种植品种生产周期确定土壤质量检测周期，一般每 4 年检测一次
＊0504	中药材灌溉水是否符合国家农田灌溉水质量标准
0505	应定期对灌溉水进行检测，至少每年检测一次
＊0506	药用动物饮用水是否符合生活饮用水质量标准
0507	饮用水至少每年检测一次
0601	药用动物养殖是否满足动物种群对生态因子的需求及与生活、繁殖等相适应的条件

条　款	检　查　内　容
*0701	对养殖、栽培或野生采集的药用动植物,是否准确鉴定其物种(包括亚种、变种或品种、中文名及学名等)
0801	种子种苗、菌种等繁殖材料是否制定检验及检疫制度,在生产、贮运过程中是否进行检验及检疫,并出具报告书
0802	是否有防止伪劣种子种苗、菌种等繁殖材料的交易与传播的管理制度和有效措施
0803	是否根据具体品种情况制定药用植物种子种苗、菌种等繁殖材料的生产管理制度和操作规程
0901	是否按动物习性进行药用动物的引种及驯化
0902	在捕捉和运输动物时,是否有防止、预防或避免动物机体和精神损伤的有效措施及方法
0903	引种动物是否由检疫机构检疫,并出具检疫报告书。引种动物是否进行一定时间的隔离、观察
*1001	是否进行中药材良种选育、配种工作,是否建立与生产规模相适应的良种繁育场所
*1101	是否根据药用植物生长发育要求制定相应的种植规程
1201	是否根据药用植物的营养特点及土壤的供肥能力,制定并实施施肥的标准操作规程(包括施肥种类、时间、方法和数量)
1202	施用肥料的种类是否以有机肥为主。若需使用化学肥料,是否制定有限度使用的岗位操作法或标准操作规程
1301	施用农家肥是否充分腐熟达到无害化卫生标准
*1302	禁止施用城市生活垃圾、工业垃圾及医院垃圾和粪便
1401	是否制定药用植物合理灌溉和排水的管理制度及标准操作规程,适时、合理灌溉和排水,保持土壤的良好通气条件
1501	是否根据药用植物不同生长发育特性和不同药用部位,制定药用植物田间管理制度及标准操作规程,加强田间管理,及时采取打顶、摘蕾、整枝修剪、覆盖遮荫等栽培措施,调控植株生长发育,提高药材产量,保持质量稳定
*1601	药用植物病虫害的防治是否采取综合防治策略
*1602	药用植物如必须施用农药时,是否按照《中华人民共和国农药管理条例》的规定,采用最小有效剂量并选用高效、低毒、低残留农药,以降低农药残留和重金属污染,保护生态环境
*1701	是否根据药用动物生存环境、食性、行为特点及对环境的适应能力等,确定与药用动物相适应的养殖方式和方法
1702	是否制定药用动物的养殖规程和管理制度
1801	是否根据药用动物的季节活动、昼夜活动规律及不同生长周期和生理特点,科学配制饲料,制定药用动物定时定量投喂的标准操作规程
1802	药用动物是否适时适量地补充精料、维生素、矿物质及其他必要的添加剂
*1803	药用动物饲料不得添加激素、类激素等添加剂
1804	药用动物饲料及添加剂应无污染
1901	药用动物养殖是否根据季节、气温、通气等情况,确定给水的时间和次数
1902	草食动物是否尽可能通过多食青绿多汁的饲料补充水分
2001	是否根据药用动物栖息、行为等特性,建造具有一定空间的固定场所及必要的安全设施
2101	药用动物养殖环境是否保持清洁卫生
2102	是否建立消毒制度,并选用适当消毒剂对动物的生活场所、设备等进行定期消毒
2103	是否建立对出入养殖场所人员的管理制度
2201	是否建立药用动物疫病预防措施,定期接种疫苗
2301	是否合理划分养殖区,对群饲药用动物要有适当密度
2302	发现患病动物,是否及时隔离

条　款	检　查　内　容
2303	传染病患动物是否及时处死后，火化或深埋
2401	是否根据养殖计划和育种需要，确定动物群的组成与结构，适时周转
*2501	禁止将中毒、感染疫病及不明原因死亡的药用动物加工成中药材
2601	野生或半野生药用动植物的采集是否坚持"最大持续产量"原则，是否有计划地进行野生抚育、轮采与封育
*2701	是否根据产品质量及植物单位面积产量或动物养殖数量，并参考传统采收经验等因素确定适宜的采收时间（包括采收期、采收年限）
2702	是否根据产品质量及植物单位面积产量或动物养殖数量，并参考传统采收经验等因素确定适宜的采收方法
2801	采收机械、器具是否保持清洁、无污染，是否存放在无虫鼠害和禽畜的清洁干燥场所
2901	采收及初加工过程中是否排除非药用部分及异物，特别是杂草及有毒物质，剔除破损、腐烂变质的部分
3001	药用部分采收后，是否按规定进行拣选、清洗、切制或修整等适宜的加工
3002	需干燥的中药材采收后，是否及时采用适宜的方法和技术进行干燥，控制湿度和温度，保证中药材不受污染、有效成分不被破坏
3101	鲜用中药材是否采用适宜的保鲜方法。如必须使用保鲜剂和防腐剂时，是否符合国家对食品添加剂的有关规定
3201	加工场地周围环境是否有污染源，是否清洁、通风，是否有满足中药材加工的必要设施，是否有遮阳、防雨、防鼠、防尘、防虫、防禽畜措施
3301	地道药材是否按传统方法进行初加工。如有改动，是否提供充分试验数据，证明其不影响中药材质量
3401	包装是否按标准操作规程操作
3402	包装前是否再次检查并清除劣质品及异物
3403	包装是否有批包装记录，其内容应包括品名、规格、产地、批号、重量、包装工号、包装日期等
3501	所使用的包装材料是否清洁、干燥、无污染、无破损，并符合中药材质量要求
3601	在每件中药材包装上，是否注明品名、规格、产地、批号、包装日期、生产单位、采收日期、贮藏条件、注意事项，并附有质量合格的标志
3701	易破碎的中药材是否装在坚固的箱盒内
*3702	毒性中药材、按麻醉药品管理的中药材是否使用特殊包装，是否有明显的规定标记
3801	中药材批量运输时，是否与其他有毒、有害、易串味物质混装
3802	运载容器是否具有较好的通气性，并有防潮措施
3901	是否制订仓贮养护规程和管理制度
3902	中药材仓库是否保持清洁和通风、干燥、避光、防霉变。温度、湿度是否符合贮存要求并具有防鼠、虫、禽畜的措施
3903	中药材仓库地面是否整洁、无缝隙、易清洁
3904	中药材存放是否与墙壁、地面保持足够距离，是否有虫蛀、霉变、腐烂、泛油等现象发生，并定期检查
3905	应用传统贮藏方法的同时，是否注意选用现代贮藏保管新技术、新设备。
*4001	生产企业是否设有质量管理部门，负责中药材生产全过程的监督管理和质量监控
4002	是否配备与中药材生产规模、品种检验要求相适应的人员
4003	是否配备与中药材生产规模、品种检验要求相适应的场所、仪器和设备
4101	质量管理部门是否履行环境监测、卫生管理的职责
4102	质量管理部门是否履行对生产资料、包装材料及中药材的检验，并出具检验报告书
4103	质量管理部门是否履行制定培训计划并监督实施的职责

条　款	检　查　内　容
4104	质量管理部门是否履行制订和管理质量文件,并对生产、包装、检验、留样等各种原始记录进行管理的职责
*4201	中药材包装前,质量检验部门是否对每批中药材,按国家标准或经审核批准的中药材标准进行检验
4202	检验项目至少包括中药材性状与鉴别、杂质、水分、灰分与酸不溶性灰分、浸出物、指标性成分或有效成分含量
*4203	中药材农药残留量、微生物限度、重金属含量等是否符合国家标准和有关规定
4204	是否制定有采样标准操作规程
4205	是否设立留样观察室,并按规定进行留样
4301	检验报告是否由检验人员、质量检验部门负责人签章并存档
*4401	不合格的中药材不得出场和销售
4501	生产企业的技术负责人是否有相关专业的大专以上学历,并有中药材生产实践经验
4601	质量管理部门负责人是否有相关专业大专以上学历,并有中药材质量管理经验
4701	从事中药材生产的人员是否具有基本的中药学、农学、林学或畜牧学常识,并经生产技术、安全及卫生学知识培训
4702	从事田间工作的人员是否熟悉栽培技术,特别是准确掌握农药的施用及防护技术
4703	从事养殖的人员是否熟悉养殖技术
4801	从事加工、包装、检验、仓贮管理人员是否定期进行健康检查,至少每年一次。患有传染病、皮肤病或外伤性疾病等的人员不得从事直接接触中药材的工作
4802	是否配备专人负责环境卫生及个人卫生检查
4901	对从事中药材生产的有关人员是否定期培训与考核
5001	中药材产地是否设有厕所或盥洗室,排出物是否对环境及产品造成污染
5101	生产和检验用的仪器、仪表、量具、衡器等其适用范围和精密度是否符合生产和检验的要求
5102	检验用的仪器、仪表、量具、衡器等是否有明显的状态标志,并定期校验
5201	生产管理、质量管理等标准操作规程是否完整合理
5301	每种中药材的生产全过程均是否详细记录,必要时可附照片或图像
5302	记录是否包括种子、菌种和繁殖材料的来源
5303	记录是否包括药用植物的播种时间、数量及面积;育苗、移栽以及肥料的种类、施用时间、施用量、施用方法;农药(包括杀虫剂、杀菌剂及除莠剂)的种类、施用量、施用时间和方法等
5304	记录是否包括药用动物养殖日志、周转计划、选配种记录、产仔或产卵记录、病例病志、死亡报告书、死亡登记表、检免疫统计表、饲料配合表、饲料消耗记录、谱系登记表、后裔鉴定表等
5305	记录是否包括药用部分的采收时间、采收量、鲜重和加工、干燥、干燥减重、运输、贮藏等
5306	记录是否包括气象资料及小气候等
5307	记录是否包括中药材的质量评价(中药材性状及各项检测)
5401	所有原始记录、生产计划及执行情况、合同及协议书等是否存档,至少保存至采收或初加工后 5 年
5402	档案资料是否有专人保管

附录三　中药材生产质量管理规范认证管理办法(试行)

第一条　根据《药品管理法》及《药品管理法实施条例》的有关规定,为加强中药材生产的监督管理,规范《中药材生产质量管理规范（试行）》（英文名称为 Good Agricultural

Practice for Chinese Crude Drugs，简称中药材 GAP）认证工作，制定本办法。

第二条 国家食品药品监督管理局负责全国中药材 GAP 认证工作；负责中药材 GAP 认证检查评定标准及相关文件的制定、修订工作；负责中药材 GAP 认证检查员的培训、考核和聘任等管理工作。

国家食品药品监督管理局药品认证管理中心（以下简称"局认证中心"）承担中药材 GAP 认证的具体工作。

第三条 省、自治区、直辖市食品药品监督管理局（药品监督管理局）负责本行政区域内中药材生产企业的 GAP 认证申报资料初审和通过中药材 GAP 认证企业的日常监督管理工作。

第四条 申请中药材 GAP 认证的中药材生产企业，其申报的品种至少完成一个生产周期。申报时需填写《中药材 GAP 认证申请表》（一式两份），并向所在省、自治区、直辖市食品药品监督管理局（药品监督管理局）提交以下资料：

（一）营业执照（复印件）；

（二）申报品种的种植（养殖）历史和规模、产地生态环境、品种来源及鉴定、种质来源、野生资源分布情况和中药材动植物生长习性资料、良种繁育情况、适宜采收时间（采收年限、采收期）及确定依据、病虫害综合防治情况、中药材质量控制及评价情况等；

（三）中药材生产企业概况，包括组织形式并附组织机构图（注明各部门名称及职责）、运营机制、人员结构，企业负责人、生产和质量部门负责人背景资料（包括专业、学历和经历）、人员培训情况等；

（四）种植（养殖）流程图及关键技术控制点；

（五）种植（养殖）区域布置图（标明规模、产量、范围）；

（六）种植（养殖）地点选择依据及标准；

（七）产地生态环境检测报告（包括土壤、灌溉水、大气环境）、品种来源鉴定报告、法定及企业内控质量标准（包括质量标准依据及起草说明）、取样方法及质量检测报告书，历年来质量控制及检测情况；

（八）中药材生产管理、质量管理文件目录；

（九）企业实施中药材 GAP 自查情况总结资料。

第五条 省、自治区、直辖市食品药品监督管理局（药品监督管理局）应当自收到中药材 GAP 认证申报资料之日起 40 个工作日内提出初审意见。符合规定的，将初审意见及认证资料转报国家食品药品监督管理局。

第六条 国家食品药品监督管理局组织对初审合格的中药材 GAP 认证资料进行形式审查，必要时可请专家论证，审查工作时限为 5 个工作日（若需组织专家论证，可延长至 30 个工作日）。符合要求的予以受理并转局认证中心。

第七条 局认证中心在收到申请资料后 30 个工作日内提出技术审查意见，制定现场检查方案。检查方案的内容包括日程安排、检查项目、检查组成员及分工等，如需核实的问题应列入检查范围。现场检查时间一般安排在该品种的采收期，时间一般为 3～5d，必要时可适当延长。

第八条 检查组成员的选派遵循本行政区域内回避原则，一般由 3～5 名检查员组成。根据检查工作需要，可临时聘任有关专家担任检查员。

第九条 省、自治区、直辖市食品药品监督管理局（药品监督管理局）可选派 1 名负责中药材生产监督管理的人员作为观察员，联络、协调检查有关事宜。

第十条 现场检查首次会议应确认检查品种，落实检查日程，宣布检查纪律和注意事项，确定企业的检查陪同人员。检查陪同人员必须是企业负责人或中药材生产、质量管理部门负责人，熟悉中药材生产全过程，并能够解答检查组提出的有关问题。

第十一条　检查组必须严格按照预定的现场检查方案对企业实施中药材 GAP 的情况进行检查。对检查发现的缺陷项目如实记录，必要时应予取证。检查中如需企业提供的资料，企业应及时提供。

第十二条　现场检查结束后，由检查组长组织检查组讨论做出综合评定意见，形成书面报告。综合评定期间，被检查企业人员应予回避。

第十三条　现场检查报告须检查组全体人员签字，并附缺陷项目、检查员记录、有异议问题的意见及相关证据资料。

第十四条　现场检查末次会议应现场宣布综合评定意见。被检查企业可安排有关人员参加。企业如对评定意见及检查发现的缺陷项目有不同意见，可做适当解释、说明。检查组对企业提出的合理意见应予采纳。

第十五条　检查中发现的缺陷项目，须经检查组全体人员和被检查企业负责人签字，双方各执一份。如有不能达成共识的问题，检查组须做好记录，经检查组全体成员和被检查企业负责人签字，双方各执一份。

第十六条　现场检查报告、缺陷项目表、每个检查员现场检查记录和原始评价及相关资料应在检查工作结束后 5 个工作日内报送局认证中心。

第十七条　局认证中心在收到现场检查报告后 20 个工作日内进行技术审核，符合规定的，报国家食品药品监督管理局审批。符合《中药材生产质量管理规范》的，颁发《中药材GAP 证书》并予以公告。

第十八条　对经现场检查不符合中药材 GAP 认证标准的，不予通过中药材 GAP 认证，由局认证中心向被检查企业发认证不合格通知书。

第十九条　认证不合格企业再次申请中药材 GAP 认证的，以及取得中药材 GAP 证书后改变种植（养殖）区域（地点）或扩大规模等，应按本办法第四条规定办理。

第二十条　《中药材 GAP 证书》有效期一般为 5 年。生产企业应在《中药材 GAP 证书》有限期满前 6 个月，按本办法第四条的规定重新申请中药材 GAP 认证。

第二十一条　《中药材 GAP 证书》由国家食品药品监督管理局统一印制，应当载明证书编号、企业名称、法定代表人、企业负责人、注册地址、种植（养殖）区域（地点）、认证品种、种植（养殖）规模、发证机关、发证日期、有效期限等项目。

第二十二条　中药材 GAP 认证检查员须具备下列条件：

（一）遵纪守法、廉洁正派、坚持原则、实事求是；

（二）熟悉和掌握国家药品监督管理相关的法律、法规和方针政策；

（三）具有中药学相关专业大学以上学历或中级以上职称，并具有 5 年以上从事中药材研究、监督管理、生产质量管理相关工作实践经验；

（四）能够正确理解中药材 GAP 的原则，准确掌握中药 GAP 认证检查标准；

（五）身体状况能胜任现场检查工作，无传染性疾病；

（六）能服从选派，积极参加中药材 GAP 认证现场检查工作。

第二十三条　中药材 GAP 认证检查员应经所在单位推荐，填写《国家中药材 GAP 认证检查员推荐表》，由省级食品药品监督管理局（药品监督管理局）签署意见后报国家食品药品监督管理局进行资格认定。

第二十四条　国家食品药品监督管理局负责对中药材 GAP 认证检查员进行年审，不合格的予以解聘。

第二十五条 中药材 GAP 认证检查员受国家食品药品监督管理局的委派，承担对生产企业的中药材 GAP 认证现场检查、跟踪检查等工作。

第二十六条 中药材 GAP 认证检查员必须加强自身修养和知识更新，不断提高中药材 GAP 认证检查的业务知识和政策水平。

第二十七条 中药材 GAP 认证检查员必须遵守中药材 GAP 认证检查员守则和现场检查纪律。对违反有关规定的，予以批评教育，情节严重的，取消中药材 GAP 认证检查员资格。

第二十八条 国家食品药品监督管理局负责组织对取得《中药材 GAP 证书》的企业，根据品种生长特点确定检查频次和重点进行跟踪检查。

第二十九条 在《中药材 GAP 证书》有效期内，省、自治区、直辖市食品药品监督管理局（药品监督管理局）负责每年对企业跟踪检查一次，跟踪检查情况应及时报国家食品药品监督管理局。

第三十条 取得《中药材 GAP 证书》的企业，如发生重大质量问题或者未按照中药材 GAP 组织生产的，国家食品药品监督管理局将予以警告，并责令改正；情节严重的，将吊销其《中药材 GAP 证书》。

第三十一条 取得《中药材 GAP 证书》的中药材生产企业，如发现申报过程采取弄虚作假骗取证书的，或以非认证企业生产的中药材冒充认证企业生产的中药材销售和使用等严重问题的，一经核实，国家食品药品监督管理局将吊销其《中药材 GAP 证书》。

第三十二条 中药材生产企业《中药材 GAP 证书》登记事项发生变更的，应在事项发生变更之日起 30 日内，向国家食品药品监督管理局申请办理变更手续，国家食品药品监督管理局应在 15 个工作日内作出相应变更。

第三十三条 中药材生产企业终止生产中药材或者关闭的，由国家食品药品监督管理局收回《中药材 GAP 证书》。

第三十四条 申请中药材 GAP 认证的中药材生产企业应按照有关规定缴纳认证费用。未按规定缴纳认证费用的，中止认证或收回《中药材 GAP 证书》。

第三十五条 本办法由国家食品药品监督管理局负责解释。

第三十六条 本办法自 2003 年 11 月 1 日起施行。

参 考 文 献

[1] 李敏, 李校堃. 中药材 GAP 实施与认证 [M]. 北京: 中国医药科技出版社, 2006: 56-72.

[2] 李敏, 李校堃. 中药材质量与控制 [M]. 北京: 中国医药科技出版社, 2006: 34-43.

[3] 严振. 广东中药材 GAP 实施指南 [M]. 广州: 羊城晚报出版社, 2003: 76-84.

[4] 厉秀昀. GAP 认证坚持方向逐步完善 [N]. 中国中医药报, 2004-11-3.

[5] 任德权, 周荣汉. 中药材生产质量管理规范 (GAP) 实施指南 [M]. 北京: 中国农业出版社, 2003: 45-88.

[6] 国家药典委员会. 中国药典 I 部 [S]. 北京: 化学工业出版社, 2005: 78-82.

[7] 周荣汉, 夏少杰. GAP——中药材生产的必由之路——兼给食品药品监督管理局的建议 [C]. 全国第 8 届天然药物资源研讨会论文集, 2008: 62-92.

[8] 刘德军. 中药材综合开发技术与利用 [M]. 北京: 中国中医药出版社, 1998: 12-24.

[9] 韩静, 姜程曦. 中药材 GAP 实施的必要性及现存的问题 [J]. 北方园艺, 2010 (3): 178-181.

[10] 李建军, 李军芳, 李景原, 孙华. 河南省中药材 GAP 实施中的问题及对策 [J]. 河南农业科学, 2010 (12): 140-143.

[11] 蒋传中, 王占国. 关于我国中药材生产基地与中药材生产的思考 [J]. 中国药事, 2013, 27 (7): 646-658.

[12] 黄璐琦, 吕冬梅, 郭兰萍, 周荣汉, 戴汝为. 中药材 GAP 实施的复杂系统论——生产基地的选建: 生态、文化和经济 [J]. 现代中药研究与实践, 2003, 17 (6): 8-11.

[13] 姜程曦, 熊伟, 陶正明, 王晓慧, 刘敏, 李校堃. 瑞安陶山温郁金规范化种植基地适宜性研究 [J]. 安徽农业科学, 2010, 38 (4): 1807-1810.

[14] 陈东鸿, 等. GAP 认证中基地环境的评价 [J]. 海峡药学, 2006, 18 (6): 195-196.

[15] 周莹. 中药材 GAP 基地建设生态环境探究 [J]. 中药研究与信息, 2005, 7 (6): 28-30.

[16] 马小军, 邹健强, 肖小河, 等. 我国药材基地建设的运营机制及关键技术 [J]. 中国中药杂志, 2000, 25 (11): 643-647.

[17] 张明, 陈敏. 试论中药材生产基地建设及其运作模式 [J]. 中国中药杂志, 2000, 25 (增刊): 18.

[18] 张明, 钟国跃, 马开森, 等. 试论我国药材生产基地建设的运营模式 [J]. 世界科学技术-中医药现代化, 2003, 5 (3): 65-68.

[19] 张绍君. 中药材 GAP 基地运行模式的初步探讨 [J]. 现代中药研究与实践, 2003, 17 (6): 12-14.

[20] 蒋传中. GAP 基地建设存在的问题、对策及建议 [C]. 全国第 8 届天然药物资源学术研讨会论文集, 2008: 169-174.

[21] 熊伟, 洪涛, 史俊卿, 姜程曦. 温郁金种质资源圃的设计与建设 [J]. 北方园艺, 2011 (8): 74-76.

[22] 蔺海明. 中药材 GAP 及其基地建设中的若干问题 [J]. 甘肃农业科技, 2003 (1): 54-56.

[23] 许炫玉. 对中药材 GAP 基地及其产品的几点认识 [C]. 全国第 5 届天然药物资源学术研讨会论文集, 2002: 116-118.

[24] 王书林. 中药材 GAP 概论 [M]. 北京: 化学工业出版社, 2004: 53-88.

[25] 卢进, 张玉方, 杨明宏, 王斌. 中药材 GAP 标准制订的战略和思路 [C]. 全国第 5 届天然药物资源学术研讨会论文集, 2002: 90-92.

[26] 赵守训, 刘静涵, 叶文才, 殷志琦, 汪豪, 杭秉茜. 道地药材、中药材生产质量管理规范 (GAP) 与中药材身份证 [C]. 全国第 8 届天然药物资源学术研讨会论文集, 2008: 4-5.

[27] 张喜锋, 蒋传中. 实施中药材 GAP 贵在持之以恒 [C]. 全国第 8 届天然药物资源学术研讨会论文集, 2008: 298-300.

[28] 孟祥才, 王喜军, 都晓伟. 中药材 GAP 研究与实施的整体观 [J]. 现代中药研究与实践, 2005, 19 (1): 18-22.

[29] 刘亚明, 牛欣. 我国中药材 GAP 种植的特点及问题 [J]. 山西中医学院学报, 2002, 3 (1): 46-48.

[30] 李敏. 中药材规范化生产与管理 (GAP) 方法及技术 [M]. 北京: 中国医药科技出版社, 2005: 24-54.

[31] 刘爽. 实施中药材 GAP 的意义. 中药研究与信息, 2005, 7 (9): 39-40.

[32] 徐翔, 龚瑛. 发达国家中药质量标准和我国的中药现代化 [J]. 上海中医药杂志, 2006, 40 (3): 50-51.

[33] 王书林. 中药材 GAP 技术 [M]. 北京: 化学工业出版社, 2004: 46-59.

[34] 王进旗, 张艾, 刘阳林, 等. 实施 GAP 中药材规范化种植的对策和建议 [J]. 世界科学技术: 中医药现代化, 2005, 7 (4): 74-77, 60.

[35] 崔红华, 邱夏. 中药质量标准现代化研究发展趋势 [J]. 中国中医药信息杂志, 2007, 14 (6): 6-7.

[36] 徐良. 中国名贵药材规范化栽培与产业化开发新技术 [M]. 北京: 中国协和医科大学出版社, 2001: 44-52.

[37] 范俊安. 充分认识中药材生产全面实施 GAP 的紧迫性 [J]. 中国药业，2004，13（2）：15-16.

[38] 马新换，吕培霖，李成义，等. 中药材 GAP 实施过程中存在的问题探讨 [J]. 中国现代中药，2006，8（10）：36-37，44.

[39] 魏建和，陈士林，郭巧生. 中国实施 GAP 现状及发展探析 [J]. 中药研究与信息，2004，6（9）：4-8.

[40] 黄娅. 中药材规范化生产及 GAP 认证发展现状 [J]. 亚太传统医药，2006（3）：42-45.

[41] 陈东鸿. 中药材 GAP 认证中应注意的问题 [J]. 海峡药学，2007，19（4）：101-103.

[42] 刘爽. 中药材生产企业如何应对 GAP 实施与认证申请 [J]. 中药材，2006，29（1）：82-85.

[43] 李影，周荣汉，许炫卫，吴加伦，孙静芸，陈菁瑛. 我国中药材 GAP 存在的问题及改进建议 [C]. 全国第 9 届天然药物资源学术研讨会论文集，2010：204-208.

[44] 王兴仁，冯玉良，李甲富. 连翘 GAP 规范化栽培技术 [J]. 陕西林业科技，2009（1）：128-130.

[45] 黄琳. 山茱萸 GAP 标准操作规程 [J]. 安徽农业科学，2010，38（28）：15618-15620.

[46] 石志刚，王华，焦恩宁，李润淮，安巍，李云翔，王文华. 宁夏枸杞规范化种植（GAP）基地管理 [J]. 现代中药研究与实践，2003，17（3）：7-8.

[47] 蔡少青，李胜华. 常用中药材品种整理和质量研究 [M]. 北京：北京医科大学出版社，2001：22-35.

[48] 刘合刚. 药用植物优质高效栽培技术 [M]. 北京：中国医药科技出版社，2001：55-60.

[49] 郭巧生. 最新常用中药材栽培技术 [M]. 北京：中国农业出版社，2000.

[50] 孔令武，孙海峰. 现代实用中药栽培养殖技术 [M]. 北京：人民卫生出版社，2000：44-53.

[51] 赵永华. 中草药栽培与生态环境保护 [M]. 北京：化学工业出版社，2001：82-102.

[52] 李文华. 生态农业——中国可持续农业的理论与实践 [M]. 北京：化学工业出版社，2003：34-45.

[53] 国家药典委员会. 中华人民共和国药典（2005 年版一部）[M]. 北京：化学工业出版社，2005.

[54] 中药与植物药国际高级论坛论文集. 杭州，2001. 10.

[55] 武维华. 植物生理学 [M]. 北京：科学出版社，2004：22-42.

[56] 陈康，李敏. 中药材种植技术 [M]. 北京：中国医药科技出版社，2006：44-57.

[57] 陈士林，黄林芳，陈君，杨美华，钱忠直，陆建伟. 无公害中药材生产关键技术研究 [J]. 世界科学技术：中医药现代化，2011，13（3）：436-444.

[58] 白朴. 农作物的栽培环境 [M]. 北京：中国环境科学出版社，2003：33-53.

[59] 江西中医学院. 药用植物栽培学 [M]. 上海：上海科学技术出版社，1980：56-68.

[60] 肖培根. 新编中药志（第一卷）[M]. 北京：化学工业出版社，2002：5-12.

[61] 赵杨景. 药用植物营养与施肥技术 [M]. 北京：中国农业出版社，2002：104-117.

[62] 蒋传中. GAP 丹参生产过程的控制及质量评价 [C]. 中国药学会学术年会，2004：24-27.

[63] 李洪军，王干. 中药材的最佳采收期 [J]. 吉林农业，2004（4）：26-27.

[64] 陈军，孔繁琴，曹彦明. 微生物肥料——MI 生物肥 [J]. 吉林农业，2004（4）：26-27.

[65] 蒋传中. 丹参 GAP 基地的持续改进 [C]. 海峡两岸暨 CSNR 全国第 10 届中药及天然药物资源学术研讨会，2012：262-266.

[66] 孙素荣，陈小静. 浅析园林植物病虫害特点及生态控制策略 [J]. 城市建设理论研究，2013（14）.

[67] 宋加录，张玉芹. 天水核桃常见病害的防治 [J]. 中国林副特产. 2005（3）：57-58.

[68] 蒋传中，王影，王占国，林向军. 丹参 GAP 基地的持续改进 [J]. 中国药事，2012，26（3）：264-267.

[69] 周嵩煜，严赟. 高效液相色谱法测定蛤蚧定喘丸中黄芩苷的含量分析 [J]. 中药研究与信息，2004（2）：38-39.

[70] 言实. 中药材种子播前的处理方法 [J]. 北京农业，2002（2）：16.

[71] 李伊嘉. 中草药种子的播前处理方法 [J]. 林业科技通讯，2000（4）：15.

[72] 江农. 幼龄银杏园高效间种模式 [J]. 合作经济与科技，2001（3）：28.

[73] 谢静思. GMP、GSP 与需求链管理相结合的研究与应用 [D]. 南昌：南昌大学，2007.

[74] 张红实. GMP、GSP 与 SCM 相结合的理论研究与系统分析 [D]. 成都：四川大学，2004.

[75] 建斌. 中药材的初加工及贮藏保鲜技术 [J]. 农业科技与信息，2001（12）：30.

[76] 建斌. 中药材的初加工及贮藏保鲜 [J]. 云南农业，2002（9）：21.

[77] 布日额. 蒙药材姜黄本草考证 [J]. 中药材，2007，30（2）：239-240.

[78] 杨滨. 浅谈消防系统运行管理 [J]. 城市建设理论研究，2013（2）：66.

[79] 岳东山. 医药物流中心规划与设计的研究 [D]. 武汉：武汉理工大学，2004：46-47.

[80] 谭小红. 建立第三方物流企业可行性研究 [D]. 武汉：华中科技大学，2006：36-38.

[81] 吕冬梅. 肉制品物流养护的对策 [J]. 科技信息，2010（1）：921.

[82] 杨辉. 加强实验室的计量器具的档案管理 [J]. 上海计量测试, 2008 (5): 50.

[83] 郑晓宇. 公司项目管理中的管理信息系统建设研究 [D]. 广州: 中山大学, 2008: 54-55.

[84] 钟秀琴. 浅谈对于化验室化学试剂的管理 [J]. 中国石油和化工标准与质量, 2013 (13): 30.

[85] 张万鹏. 基于工作流技术采办管理平台的设计与实施 [D]. 北京: 北京邮电大学, 2009: 45-48.

[86] 贾艳丽. 医院财务出纳人员应具备的基本素质 [J]. 延安大学学报: 医学科学版, 2007, 5 (3): 78-79.

[87] 向华. 西安旗电子公司人才招聘方案 [D]. 西安: 西北大学, 2010: 35-39.

[88] 汪洋. 公司绩效管理研究 [D]. 长沙: 中南大学, 2009: 54-56.

[89] 张志健. 学院辅导员绩效考核体系构建 [D]. 成都: 西南交通大学, 2009: 28-36.

[90] 曹锐. 高校科技企业的发展与管理 [J]. 经济导刊, 2010 (7): 58-59.

[91] 杨守成. 不定形耐火材料生产车间的管理策略 [C]. 2011全国不定形耐火材料学术会议论文集, 2011: 521-528.

[92] 覃惠芳. 制冷与冷藏技术专业压力容器安全操作的教学探讨 [J]. 商丘职业技术学院学报, 2009, 2 (8): 53-55.

[93] 李传涛. 基于状态预测的设备管理功能模块设计与实现 [D]. 郑州: 郑州大学, 2011: 57-72.

[94] 王静. 完善实验设备的管理和使用提高实验教学水平 [J]. 实验室科学, 2008 (5): 174.

[95] 赵倩. 纳米 Ag/ZnO 的表面疏水改性及在抗菌 PVC 中的应用研究 [D]. 青岛: 青岛科技大学, 2013: 34-36.

[96] 国文砚. 谈产品质量监督检验的作用及检验步骤 [J]. 科技致富向导, 2014 (02): 215.

[97] 徐立新. 建筑给水系统水质污染控制研究 [D]. 重庆: 重庆大学, 2001: 46-48.

[98] 张松斌. 中职《化验室组织与管理》体验式学习模式初探 [J]. 职业时空, 2012 (5): 104-107.

[99] 江锦红. 雷公藤 GAP 栽培示范基地建设初探 [C]. 第四次全国雷公藤学术会议, 2004: 12-125.

[100] 刘军民. 沉香（白木香）药材规范化种植（GAP）研究 [D]. 广州: 广州中医药大学, 2005: 24-28.

[101] 周睿. 中药材 GAP 综合信息管理系统的初步研究 [D]. 成都: 成都中医药大学, 2008: 48-55.

[102] 刘佳. 浅谈电气设备的维护与管理 [J]. 城市建设理论研究, 2012 (24): 62.

[103] 庄跃章. 浅谈物业管理中的消防安全管理 [J]. 科技创新导报, 2013 (17): 191.

[104] 李长林. 农村实用计算法 [J]. 吉林农业, 2002 (3): 15.

[105] 张卉. 乌拉尔甘草 cDNA 文库的构建及 EST 分析 [D]. 北京: 北京中医药大学, 2007: 66-68.

[106] 李爱民. 北方枸杞扦插繁殖技术 [J]. 特种经济动植物, 2004 (3): 27.

[107] 冯杰. 中药材种子的播前处理方法 [J]. 农业科技与信息, 2006 (6): 32.

[108] 孙晓光, 等. 中药包装贮藏和中药煎剂 [J]. 中国现代药物应用, 2010, 4 (17): 147.

[109] 白军峰. 陕南中药产业发展存在问题及解决途径 [D]. 西安: 西北大学, 2010: 37-39.

[110] 朱才熙. 中药材贮藏要点 [J]. 农村新技术, 2003 (7): 40.

[111] 宗望. 根茎类农作物保鲜技巧 [J]. 农村新技术, 2003 (7): 40.

[112] 董岩. 药用植物病虫害的农业防治方法 [J]. 中国林副特产, 1996 (1): 26.

[113] 李宝岩. 五味子资源调查与品质评价 [D]. 沈阳: 辽宁中医药大学, 2008: 54-56.

[114] 邢书东, 等. 滥用有毒中药危害多 [J]. 中国民间疗法, 2004, 12 (7): 12-13.

[115] 张晓菊. 实验教学用毒性中药的监管现状及对策分析 [J]. 北方药学, 2011, 8 (3): 83-84.

[116] 孙宏, 雪梅. 中药材的贮藏方法 [J]. 科技致富向导, 1999 (1): 40.

[117] 陈凤英. 浅谈医院中药饮片的贮存保管 [J]. 中国民族民间医药, 2010 (11): 231.

[118] 继光. 甜酱莴笋的加工制作 [J]. 四川农业科技, 2001 (1): 29.

[119] 胡永建, 等. 对医院药剂科如何管理毒性中药饮片的探讨 [C]. 全国毒性中药饮片学术研讨会材料, 2011: 223-225.

[120] 刘佩沂. 《广东地产药材研究》中易混有毒中药材的对比研究 [J]. 时珍国医国药, 2012, 23 (6): 1570-1571.

[121] 汪敬生. 桃的腐变及预防 [J]. 四川农业科技, 2001 (1): 29.

[122] 后旭青. 谈毒麻中药饮片的合理使用 [J]. 甘肃中医学院学报, 2012, 29 (6): 70-71.

[123] 李水福. 有关中药毒性的讨论 [J]. 现代中药研究与实践, 2004, 18 (3): 62-64.

[124] 马春成. 当归四逆改良方的肾毒性实验研究及中药毒性初探 [D]. 贵阳: 贵阳中医学院, 2008: 36-41.

[125] 宋业强. 白癜风中医文献与方药证治规律研究 [D]. 济南: 山东中医药大学. 2007: 47-54.

[126] 王玉庆. 盛夏期药材防病须知 [J]. 山西农业, 2001 (7): 37.

[127] 李红念, 梅全喜. 对《中国药典》2010年版毒性中药品种的探讨 [J]. 时珍国医国药, 2012, 23 (2): 435-439.

[128] 高小梅. 辨析中药毒性合理使用 "毒药" [J]. 内蒙古中医, 2010 (8): 48-49.

[129] 冯秀玲, 李卫东, 彪伟, 等. 丙泊酚加瑞芬太尼全凭静脉麻醉与异氟醚吸入麻醉在腹腔镜手术中的对比观察 [J]. 卫生职业教育, 2008 (23): 122-123.

[130] 张广平，叶祖光. 有毒中药的"毒性"与毒性分级 [J]. 世界中医药，2014，9（2）：175-177.

[131] 黄马羊. 浅谈糖皮质激素类药的应用 [J]. 内蒙古中医药，2010（8）47-48.

[132] 王琳，杨洪青，李海丽. 中药毒副作用之我见 [J]. 卫生职业教育，2008（23）：123-124.

[133] 梁远进. 中药经营行政监管的问题与对策研究 [D]. 广州：中山大学，2009：36-45.

[134] 李丽霞，李智勇. 正确处理中药材监管工作中的几个关系 [J]. 中国药事，2004，18（9）：530-531.

[135] 杨茂春，杨哲. 中药安全性评价与监护方法的探讨 [J]. 中国药物警戒，2007，4（1）：30-34.

[136] 邱健珉，董芳，仲晓宁，覃正碧. 中药材及其饮片不良事件原因分析及风险管理探讨 [J]. 中国药物警戒，2008，5（2）：97-100.

[137] 李君. 山茱萸采收加工储藏共性技术研究与 HPLC 指纹图谱研究 [D]. 郑州：河南中医学院，2008：47-55.

[138] 闫东霞，赵凤贤，周月凤. 无公害中草药病虫害综合防治技术 [J]. 现代农业科技，2009（22）：171-177.

[139] 闫孟红. 具有生物防治作用的辣椒内生细菌及根面细菌的分离、筛选和初步鉴定 [D]. 北京：首都师范大学，2004：38-53.

[140] 赵润怀，等. 中药材产地加工现代干燥技术的应用及中药材产地加工方法的科学评价和选择 [C]. 海峡两岸暨CSNR 全国第 10 届中药及天然药物资源学术研讨会，2012-08-14：169-175.

[141] 王淑宁，吕保田. 浅谈北方中药材种植应该把握的环节 [J]. 科学种养，2013（11）：23.

[142] 余晟岚，覃伟. 从整体观论中药的疗效 [J]. 中国药业，2007，16（8）：54-56.

[143] 栗爽. 不同生产因素对五味子品质影响及抗疲劳作用的研究 [D]. 沈阳：辽宁中医药大学，2009：26-47.

[144] 马秀璟，等. 浅谈中药新药工艺研究及其对质量控制的意义 [J]. 解放军药学学报，2008，24（6）：557-559.

[145] 林天行. 辽宁省五味子有害生物鉴定及风险分析 [D]. 沈阳：沈阳农业大学，2007：48-62.

[146] 余才遇. 浅论中药包装现状及趋势 [J]. 铜陵职业技术学院学报，2010（1）：37-38.

[147] 张怡，王雪美. 沙地柏扦插育苗 [J]. 林业实用技术，2003（5）：29.

[148] 杨明宏，卢进. 土壤环境质量与中药材 GAP [J]. 中国中药杂志，2001（26）：514-516.

[149] 田正明. 中药材 GAP 生产必须重视土壤环境质量 [J]. 甘肃农业，2006（08）：165.

[150] 汤建才，陈建业. 土壤理化性质与乌头植物有效成分的相关性研究 [J]. 西南师范大学学报：自然科学版，2011，36（1）：166-172.

[151] 王磊. 依据 EurepGAP 标准对南方红豆杉进行环境主要指标评价的研究 [D]. 哈尔滨：东北林业大学，2007：48-56.

[152] 郭德顺. 中药材种子播前处理 6 法 [J]. 河北农业科技，2003（11）：4.

[153] 付金娥，马小军，何秉忠，韦树根. 提高中药质量要从种子种苗标准化做起 [C]. 第六届中国标准化论坛，2009：37-39.

[154] 张乐森. 棉田冬耕好处多 [J]. 河北农业科技，2003（11）：4.

[155] 朱广凯. 药种播前巧处理防病壮苗增效益 [J]. 农村新技术，2012（04）：5.

[156] 黄燕. 医药物流质量管理 [D]. 上海：复旦大学，2007：36-42.

[157] 王峰. 医院药品的储藏与库存管理 [C]. 基层医学论坛，2012：1051-1052.

[158] 梁钰华. 药库管理心得体会 [J]. 临床合理用药杂志，2011（5）：146.

[159] 戴文丽. 医改新形势下临床药师的职责 [J]. 临床合理用药杂志，2011（5）：145.

[160] 董建明. 浅谈中药材质量对中医发展的影响 [J]. 西部中医药，2008，21（s1）：87.

[161] 许尔青. 供应链环境下 H 公司物流成本控制 [D]. 南宁：广西大学，2007：46-58.

[162] 张迎秋. 山东 LS 公司药品批发质量风险管理研究 [D]. 济南：山东大学，2013：25-36.

[163] 林祥. 浅析影响中药质量的因素 [J]. 科技信息，2011（25）：423-424.

[164] 梁瑞琼，等. 中医药知识产权保护的策略与方法（二）[J]. 中国医药导报. 2007，4（4）：84-87.

[165] 张敏，等. 改进中药材生产和流通模式探讨 [J]. 中国药房，2005，16（24）：1852-1853.

[166] 范春芳. 少数民族药产业科学发展的路径研究 [D]. 北京：中央民族大学，2010：46-68.

[167] 陈士林，等. 中国中药资源可持续发展体系构建 [J]. 中国中药杂志，2005，30（15）：1141-1145.

[168] 李跃宇. 企业资源标识方法研究 [D]. 成都：四川大学，2007：38-47.

[169] 颜洪. 药品包装的安全性设计研究 [D]. 株洲：湖南工业大学，2012：16-25.

[170] 吴志刚，陶正明，冷春鸿，姜程曦. 温郁金本草考证 [J]. 中药材，2009，32（3）：455-456

[171] 王晓慧，汤晓闯，杨恩秀，姜程曦，董建勇，黄志锋. 随机扩增多态性 DNA 标记技术及其在药用植物研究中的应用 [J]. 时珍国医国药，2009，20（3）：618-620.

[172] 何文斐，姜程曦. 根际促生菌改善温莪术连作障碍初探 [J]. 农业灾害研究，2013，3（1）：51-52.

[173] 刘祥亮，周晓雷，何文斐，唐欣昀，姜程曦. 温莪术根际亲和性高效促生菌的筛选和初步鉴定 [J]. 中国农业科技导报，2012，14 (4)：121-127.

[174] 汤晓闰，王晓慧，梁广，姜程曦，肖建，李校堃. 温郁金 ISSR-PCR 反应体系的建立及条件优化 [J]. 安徽农业科学，2008，36 (22)：9413-9415.

[175] 王晓慧，汤晓闰，杨恩秀，姜程曦，李敏，李校堃. 温郁金 RAPD-PCR 反应体系建立及条件优化 [J]. 北方园艺，2008 (4)：226-229.

[176] 沈其荣. 土壤肥料学通论 [M]. 北京：高等教育出版社，2003.

[177] 耿继光. 生物农药应用指南 [M]. 安徽：安徽科学技术出版社，2004.

[178] 万树青. 生物农药及使用技术 [M]. 北京：金盾出版社，2003.

[179] 高微微. 常用中草药病虫害防治手册 [M]. 北京：中药农业出版社，2004.

[180] 陈兴福. 浅谈解决中药材农药残留量超标的措施 [J]. 中药研究与信息，2002，4 (5)：30-32.

[181] 陈仕江. 中国人工种植药用植物病虫害及其防治 [J]. 重庆中草药研究，2001，(43)：14-22.

[182] 肖培根，杨世林. 药用动植物种养加工技术 [M]. 北京：中国中医药出版社，2001.

[183] 王晓慧，姜程曦，魏雯雯，曹玉军，李校堃. 不同方法萃取温莪术中挥发油的比较研究 [J]. 北方园艺，2011 (17)：194-195.

[184] 姜程曦，王晓慧，赵秋月，李校堃. 温莪术贮藏过程中质量稳定性研究 [J]. 北方园艺，2009 (11)：208-211.

[185] 周成明，张成文. 80 种常用中草药栽培提取营销 [M]. 北京：中国农业出版社，2003.

[186] 中国质协 QC 小组工作委员会. 中国质量管理小组活动的现状与发展（之一）回顾篇 [J]. 中国质量，2003 (2)：53-54.

[187] 中国标准研究中心. 中华人民共和国国家标准质量管理体系业绩改进指南 GB/T 19004—2000 [J]，世界标准信息，2005：27-67.

[188] 刘斓. 论现代企业的设备维护 [J]. 甘肃科技，2010，26 (19)：105-107.

[189] 刘治平. 加强机械设备管理提高设备经营效益 [J]. 中国高新技术企业，2009，(19)：104-105.

[190] 程真何. 加强目标成本管理提高企业经济效益 [J]. 市场周刊：理论研究，2009，(2)：60-61.

[191] 丁立汉. 试析目前设备管理状况及发展趋势 [J]. 设备管理与维修，2004，(11)：12-13.

[192] 朱利红，李大权. 加强财务管理提高企业经济效益的途径探讨 [J]. 中国水运：理论版，2007，5 (12)：161-162.

[193] 杨亦. 设备管理信息系统的研究与开发 [M]. 南京：南京大学出版社，2004：36-45.

[194] 杨亦. 设备管理信息系统的研究与开发 [D]. 南京：南京大学，2004：9-11.

[195] 李品. 制药企业 GMP 文件编制探讨. 中国自然医学杂志，2006，8 (2)：145-146.

[196] 高文华. 科学解决基层医院档案管理工作中的问题 [J]. 中国科技信息，2013 (15)：153-159.

[197] 乌云格日勒，等. 浅谈如何做好动物疫病监测档案工作 [J]. 新疆畜牧业，2011 (s1)：33-34.

[198] 丁小凤. 浅析档案管理工作的与时俱进 [J]. 医学前沿，2013 (25)：62-64.

[199] 陈攻. 漫话"新立卷、老立卷" [J]. 档案与建设. 2008 (4)：22-23.

[200] 卿辉. ISDNPKI 密码机的设计和实现 [D]. 成都：电子科技大学，2001：32-41.

[201] 陈弘. 泰康人寿西安分公司团险部执行力研究 [D]. 西安：西北大学，2005：41-49.

[202] 马跃. 基层单位环境保护档案管理工作要点探讨 [J]. 海峡科学，2009 (6)：83-84.

[203] 邹颖. 清镇市司法局电子政务系统的研究与设计 [D]. 厦门：厦门大学，2012：28-36.

[204] 张小丽. 论新形势下如何做好企业档案管理工作 [J]. 办公室业务，2012 (21)：39-45.

[205] 邹朝秀. 工程建设项目内业资料管理之我见. 中国科技博览，2011 (11)：34.

[206] 龙艳. 浅析档案管理中的公文归档 [J]. 东方企业文化，2013 (24)：171-172.

[207] 赵鸥. 论企业档案现代化管理 [J]. 西南民族大学学报：自然科学版，2012，38 (2)：312-314.

[208] 蒋传中，卫新荣，赵雪蓉. 如何做好植物药材 GAP 认证的准备工作 [J]. 中药研究与信息，2004 (4)：17-20.

[209] 陈东鸿. 中药材 GAP 认证中应注意的问题 [J]. 海峡药学，2007，19 (04)：101-102.

[210] 楚生辉，李校堃，李敏，谭毅，刘敏. 温莪术 GAP 实施及认证的问题探讨 [J]. 中华中医药学刊，2007，25 (07)：1511-1512.

[211] 吴新敏. 对发展医药连锁会员制的思考 [J]. 海峡药学，2007，19 (07)：103-104.

[212] 王文全. 植物类中药材 GAP 认证技术体系的探讨 [J]. 世界科学技术：中医药现代化，2004 (4)：68-71.